Reproductive Endocrinology & Infertility

Handbook for Clinicians

생식내분비 & 불임

Dan I. Lebovic • John David Gordon • Robert N. Taylor 지음

한승수 • 김동호 • 이은주 • 이상훈 옮김

1st Edition

군자출판사

생식내분비 & 불임

Reproductive Endocrinology and Infertility: Handbook for Clinicians

첫째판 1쇄 인쇄 | 2010년 3월 5일
첫째판 1쇄 발행 | 2010년 3월 15일

지 은 이 Dan I. Lebovic ; John David Gordon ; Robert N. Taylor
옮 긴 이 한승수, 김동호, 이은주, 이상훈
발 행 인 장주연
편집디자인 강미란
표지디자인 이지선
발 행 처 군자출판사
등 록 제 4-139호(1991. 6. 24)

본 사 (110-717) 서울특별시 종로구 인의동 112-1 동원회관 BD 6층
Tel. (02) 762-9194/5 Fax. (02) 764-0209
대구지점 Tel. (053) 428-2748 Fax. (053) 428-2749
광주지점 Tel. (062) 228-0252 Fax. (062) 228-0251
부산지점 Tel. (051) 893-8989 Fax. (051) 893-8986

www.koonja.co.kr

* 파본은 교환하여 드립니다.
* 검인은 옮긴이와의 합의로 생략합니다.

ISBN 978-89-6278-219-6

정가 28,000원

머리말

현재 우리나라에서 산부인과는 특히 어려운 상황에 처해 있습니다.. 과거에 비해 우리나라도 저 출산 및 불임 부부의 증가는 개인의 문제가 아닌 사회 국가적인 문제로 대두되고 있는 상황입니다. 이러한 상황에서도 산부인과 분야 특히 내분비 생식생리 분야는 괄목할만한 발전을 거듭하고 있습니다.

우리나라에서는 최초로 1987년 서울대학교병원 산부인과 문신용 교수팀에서 시험관 아기탄생을 계기로 매해 엄청난 발전을 거듭하였습니다. 그럼에도 불구하고 국내에 생식내분비에 관해 출간된 한국어판 소형 가이드북이 없는 상황에 군자출판사에서 소책자의 번역 기획은 생식내분비 분야에 많은 참고가 도움이 되리라 생각합니다. 특히 임상을 공부하는 전공의 뿐 아니라, 임상 실습하는 의과대학 학생, 개원하신 의사 선생님께도 가까이 참고하시며 환자 보시기에 편하고 유익하리라 생각합니다.

이 책을 번역하면서 내용에 가능한 충실히 번역하였으며, 번역 시 내용 이해가 어려운 부분들 특히 도표나 그림의 설명은 원문 그대로 사용하였습니다.

이 책의 장점은 임상에서 쉽게 접할 수 있는 모든 질환의 특징과 서로의 질환들과 여러 각도로 충분히 비교함으로써 임상질환 진단과 치료에 매우 유익하게 활용할 수 있으리라 생각합니다.

방대한 중요 논문과 자료를 활용하였으며, 임상시험의 결과 및 처치 사항들을 여러 형식의 차트, 테이블, 도표, 그래프 형식으로 요약하고 있어 유용하게 내용의 흐름을 집어 볼 수 있으며, 또한 쉽게 임상에 활용할 수 있으리라 생각됩니다.

아무쪼록 이 책이 어려운 상황에서도 열심히 근무하시는 전공의 선생님, 개원의 선생님, 임상의 모든 선생님 그리고 의학의 꿈을 펼치려는 의과대학 학생들 모두에게 조그마한 도움이 되었으면 합니다.

마지막으로 교정에 도움을 준 중앙대학교병원 산부인과 한승수 교수, 김동호 교수, 이은주 교수, 이은실 교수, 2009년도 중앙대학교 의과대학 3학년 산부인과 실습학생들 그리고 어려운 상황에서도 출간을 위해 노력해주신 군자출판사 여러 관계자 분들에게 감사드립니다.

2010년 3월

중앙대학교 산부인과

한승수, 김동호, 이은주, 이상훈

목 차

1. 성적 분화: 생식샘의 분화

발생학

- Bipotential: 생식샘과 외부생식기관 (비뇨생식굴; 두 음순음낭팽창; 생식 결절)
- Unipotential: 내부생식기관 (wolffian and müllerian ducts)

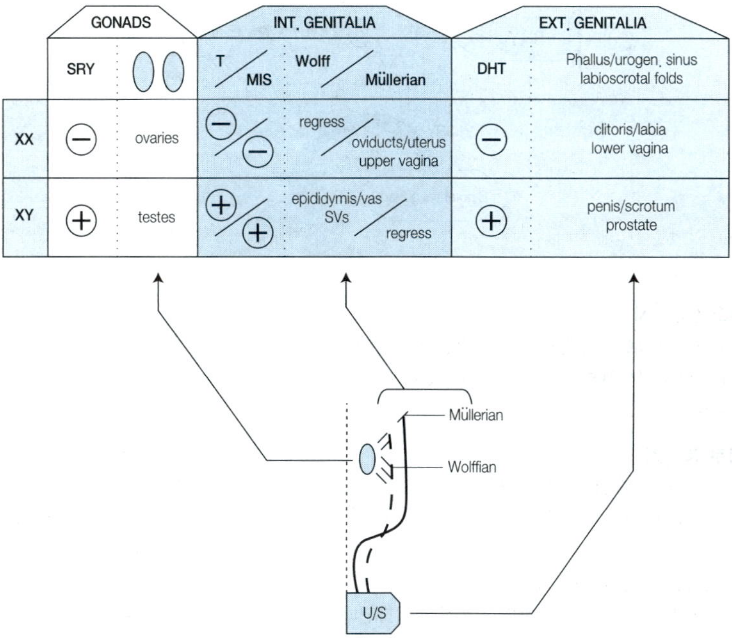

생식샘

- 고환은 Y 염색체가 있으면 형성된다 (46,XY).
- 난소는 Y 염색체가 없고, X 염색체가 있으면 형성된다 (46,XX).
- 생식샘의 발달은 임신 5~6주에 시작된다.

고환 결정인자

- Y 염색체 상의 성결정 부위 (SRY)는 고환 결정에 관련된 유전자이다 (Y 염색체의 단완).

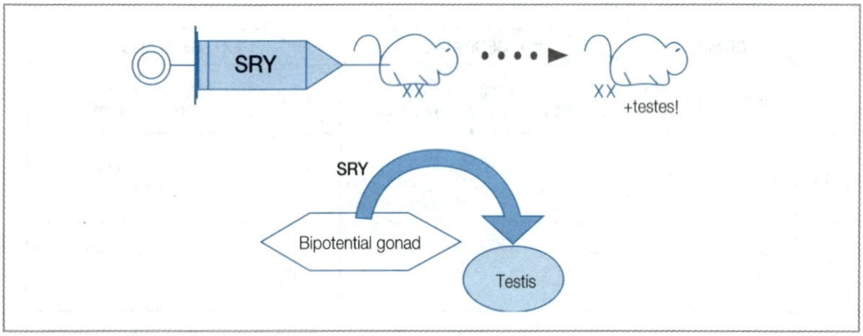

난소 결정인자

- SRY가 발현되지 않는 경우 난소는 발달한다 (XX 염색체 존재 시).
- 2nd X 염색체는 난소 유지에 요구된다.
- 상염색체 유전자

내부 생식기

- Wolffian ducts: 고환에서 분비되는 테스토스테론에 의존 → 부고환/정관/정낭 (내부 생식기)
- MIS (müllerian관 억제물질): 세르토리 세포 (Sertoli cell)에 의해 생성 (항암 물질로 작용 가능)
- müllerian관 (MIS가 없는 경우) → 나팔관/자궁/질 상부 (내부 생식기)
- müllerian과 wolffian 발달은 동시에 시작된다.; 테스토스테론과 MIS의 존재 여부에 의존하여 같은 부위에서 발달된다.

외부 생식기

- 여성의 외부 생식기는 디하이드로테스토스테론 (DHT)이 없는 경우에 발달한다.
- DHT 는 임신 7~8주부터 출생 때까지 충분한 양이 생산된다.
- 사람융모성성선자극호르몬 (hCG)는 레이디이 세포 (Leydig cell)를 자극한다.→ ↑T
- 외부생식기의 여성화는 대략 14주에 완성된다.
- 외부생식기의 남성화는 대략 16주에 완성된다.
- 테스토스테론, insulin-like 3 리간드, 수용체 (Lgr8)는 고환의 하강을 매개한다.

성적 분화의 세가지 측면

1. 생식샘의 분화
2. 생식기의 분화
3. 행동의 분화

■ 성 주체성

- 남성 또는 여성으로의 정체성
- $2\frac{1}{2}$세에 성립된다.
- 외부생식기에 근거한 사회적 암시의 내면화에 의해 유도된다.
  - 5α-환원 효소 (5αR) 결핍, 또는 17β-수산화스테로이드 탈수소효소 (17βHSD) 결핍을 나타내는 환자는 사춘기에 여성에서 남성으로 성 주체성이 변할 가능성이 있다. 따라서 뇌의 성분화에는 호르몬의 역할이 있다고 할 수 있다.

■ 성욕

- 테스토스테론에 의한 성적 욕구
- 에스트라디올에 의한 친밀

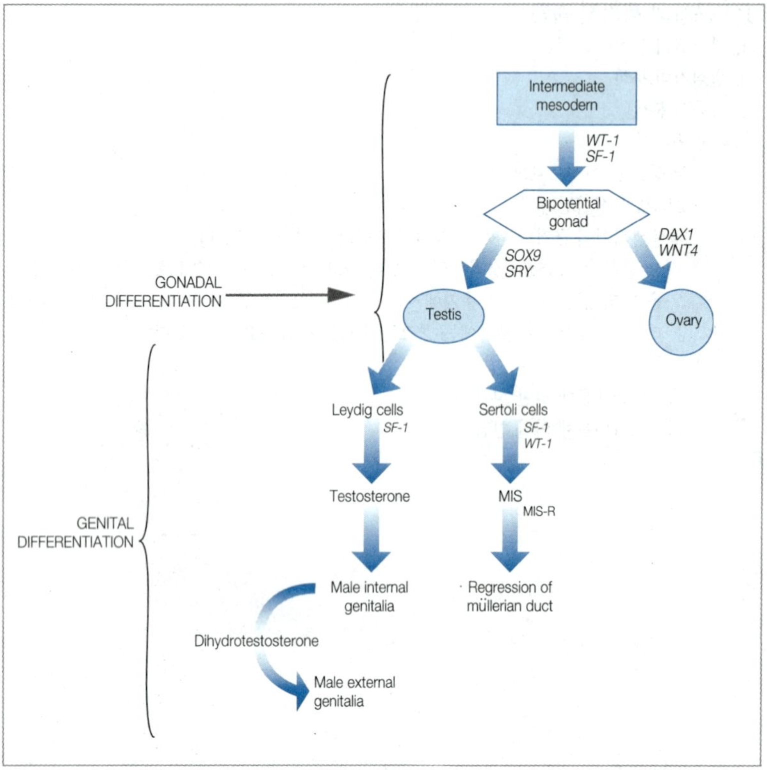

남성을 결정하는 요소들. HOX, homeobox 전사인자; MIS, müllerian관 억제물질 유전자; MIS-R, MIS-수용체; SF-1, 스테로이드형성 요소 1; SOX9, SR homeobox 유전자 (상염색체에 존재); SRY, Y 염색체내의 성결정구역, Y염색체내의 "고환결정 요소"; WT1, 윌름즈 종양 1

SEXUAL DIFFERENTIATION TIMELINE

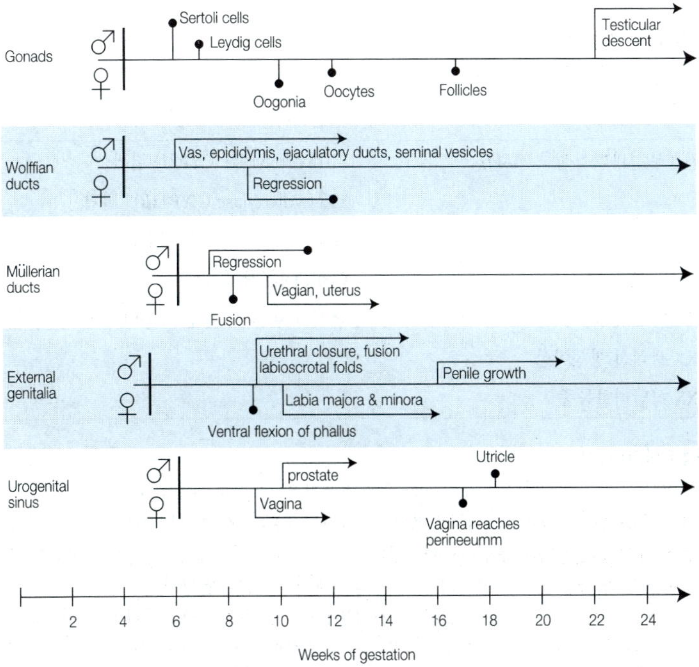

비정상적 성적 분화

46,XX: 남성화된 여성

- 46,XX에서의 비정상적 성적 분화

	결손 부위
선천성부신과다형성증 (CAH)	21-hydroxylase (CYP21) 결핍 11β-hydroxylase (CYP11β1) 결핍 3β-hydroxysteroid 탈수소효소 (3βHSDII) 결핍
모체 안드로겐 과다	남성화 부신, 또는 난소 종양
46,XX 생식선 형성이상	
46,XX 참남녀한몸증	

선천성부신과다형성증 (CAH)

- 생식샘은 난소로 발달한다. müllerian관은 존재하고, wolffian관은 퇴화한다.
- 21-hydroxylase (CYP21) 결핍: 선천성부신과다형성증의 90%; 알도스테론의 분비가 감소된 염류 소실성 선천성부신과다형성증; 성적 모호성의 가장 흔한 원인이며, 내분비적 신생아 사망의 가장 흔한 원인이기도 하다. 상염색체 열성, 6p 염색체
- 11β-hydroxylase (CYP11β1) 결핍: 선천성부신과다형성증의 5%; 과량의 corticosterone과 11-deoxycorticosterone 분비로 인한 고혈압성 형태의 부신과다형성증
- 3β-hydroxysteroid 탈수소효소 (3βHSDII) 결핍: 가장 드문 형태; 염류 소실성.
- 비정상적인 성적 분화 메카니즘: ↓Cortisol → ↑부신피질자극호르몬 (ACTH) → ↑부신안드로겐 → 외부 생식기의 남성화 (비뇨생식 주름의 융합, 음핵 비대), 정상 난소, 정상 müllerian관
- 부신 피질은 12주까지 기능이 없는데 반해, 내부 생식기 분화는 10주에 이미 완성되므로, 외부 생식기만 영향을 받는다.

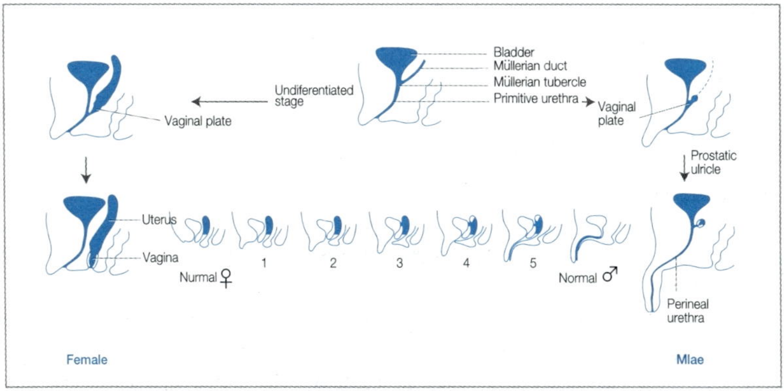

비뇨생식굴과 외부 생식기의 정상과 비정상적인 분화 (단면). 정상 여성과 남성의 해부 구조. 여러 단계의 여성의 남성화 정도를 나타내는 도해 (Prader가 발달시킨 척도에 의해 등급화 되었다.). 남성화된 여성에서 외부생식기가 완벽하게 남성화되었어도 자궁은 유지된다.

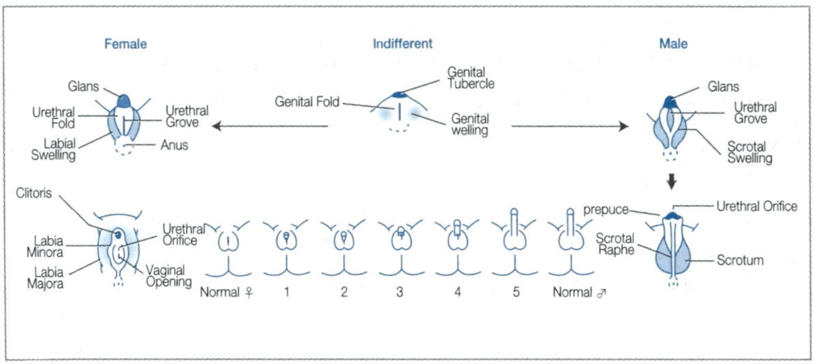

외부 생식기의 정상과 비정상적인 분화 (외형).

- 치료하지 않은 선천성부신과다형성증
  - 2~4세에 음모 발달, 그 후 겨드랑이털, 체모/수염 발달
  - 조기 골단 폐쇄
  - 남성적 체형
  - 여드름, 깊은 목소리, 일차적 무월경, 불임

모체 안드로겐 과다

- 모체의 안드로겐성 물질의 섭취
  - 태반은 합성 안드로겐을 에스트로겐으로 방향화 시킬 수 없다.
- 안드로겐 생성 신생물
  - 태반은 테스토스테론을 에스트로겐으로 방향화 할 수 있다. 따라서 여자태아가 남성화되는 것을 막을 수 있다.
  - 황체종은 DHT를 분비하고 태반은 이것을 방향화 할 수 없다. 여자태아의 남성화가 이뤄진다.
  - 치료: 비정상적인 외부생식기의 수술적 교정

46,XX: 참남녀한몸증

- 고환관과 난포를 모두 가지고 있다 (분리되어 있거나, 난소고환 (ovotestis)로 함께 있다.).
- 46,XX가 가장 흔한 핵형이다. 46,XY, mosaic45,XO/46,XY 핵형 역시 가능하긴 하다.
- 병인론: 설명하기 어렵다.
- 생식샘에 따라 같은 쪽 내부생식기가 결정된다.
- 외부 생식기는 생식샘의 고환 부분에서 분비되는 테스토스테론의 양에 따라, 자궁내에서 다양한 정도로 남성화가 이뤄진다.

46,XX: 생식선 형성이상

- 여성으로 표현되나, 사춘기가 형성되지 않는다.
- 45,XO와 유사하게 생식샘자극호르몬은 상승되어 있으며, 생식샘끈 (streak gonads)을 나타낸다.
- 다중 선천성 기형이 없다는 점에서 45,XO와 다르다.

46,XY: 불완전 남성화된 남성

- 46,XY 에서의 비정상적인 성적 분화

	결손 위치
완전/부분 생식샘 형성이상	SRY, SF-1, SOX9, DMRT1/DMRT2, DAX-1, WnT4
안드로겐 불감 증후군	안드로겐 수용체
완전	
부분	
5α-환원효소 결핍	5α-환원효소-2
레이디이 세포 (Leydig cell) 저형성 (세르토리 세포 증후군)	LHRH, GnRH 수용체, LH, LH 수용체
비정상 Leydig 세포 기능	StAR, CYP11A, 3βHSDII, CYP17, 17βHSDIII
Müllerian관의 지속	MIS 또는 MIS 수용체 I ,II
46,XY 참남녀한몸증	SRY
모체의 에스트로겐 , 프로게스틴 섭취	

GnRH, gonadotropin-releasing hormone; LH, luteinizing hormone; MIS, müllerian 억제물질

생식샘 형성이상: 완전, 부분 결핍

- 몇몇 전사요소의 유전자 변형은 생식샘이 고환으로 분화되는 것을 막으며, 완전 생식샘 형성 이상 (Swyer 증후군, SRY 결손)을 초래하거나, 부분 생식샘 형성이상을 초래한다.
  - 주의: müllerian 계통이 존재해야 한다. 반면, Swyer증후군 환자는 LH 수용체 비활성 유전자에 변이가 있는 XY 일 수도 있다 (레이디이 세포 저형성증으로 알려져 있다.). 만약, 환자가 후자라면, 생식샘은 제거할 필요가 있으나, 이런 환자의 경우, 어렵기 때문에 비뇨기과의 도움이 이로울 수 있다.
- 감소된 레이디이 세포와 세르토리 세포 발달의 분지
  - 완전: 테스토스테론이 없으며, 따라서 세르토리 세포와 MIS가 없기 때문에, 여성의 외부 생식기와 müllerian관이 존재한다.
  - 부분: 고환의 안드로겐과 MIS가 감소되어 외부 생식기의 부분적 남성화, wolffian관의 부분적 발달이 일어난다.

안드로겐 불감 증후군

완전 안드로겐 불감 증후군

- Xq 염색체의 중심절 근처에 위치한 AR 유전자의 X 연관 열성 돌연변이
- 발생율: 60,000명 중 1명
- 복부 또는 서혜부에 위치한 양측 고환; 끝이 잘 보이지 않는 질이 있는 여성 외부 생식기 ; 테스토스테론에 대한 반응에 결함이 있어 wolffian관의 발달이 없으며, 정상적인 양의 MIS가 있기 때문에 müllerian관의 발달도 없다.; 음모나 겨드랑털도 없다.
- 여성의 2차 성징이 있는 사춘기 시기가 지나 여성화가 일어난 후 (18세가 지난 후), 생식샘절제술을 한다.

부분 안드로겐 불감 증후군 (Reifenstein's 증후군)

- 남성의 성기로 발달이 있으나 모호한 외부 생식기; 정상 범주의 테스토스테론과 디하이드로테스토스테론, 상승된 LH 농도
- 여성형 유방을 가진 부분적인 남성화가 일어나는 사춘기
- 부분 안드로겐 불감 증후군인 경우, 사춘기 전에 (남성화를 막는 유방의 발달은 일어난 후) 고환 절제술이 시행되어야 한다.
- 주의: 17-케토스테로이드 환원효소 결핍은 안드로겐불감증후군과 임상양상이 유사하다. (안드로겐불감증후군은 혈청 안드로겐 양은 정상이다.)

5α-환원효소 결핍

- 5αR (5α-환원효소-2) 결핍 = huevos a los doce (12세때의 계란들: 이 경우, 계란은 고환을 의미한다.)
- 상염색체 열성, 염색체 2p
- ↓테스토스테론의 디하이드로테스토스테론 (더 강력한 테스토스테론)으로의 전환. 태아 발달 시에 외부 생식기가 덜 남성화된다. 반면, 테스토스테론에 영향을 받는 wolffian관은 정상적으로 발달된다.
- 사춘기 →↑ 5αR-2 (충분한 DHT와 사춘기 남성화-음경 성장, 근육량 증가, 목소리의 변화를 유도하는 호르몬)
- 가성 질 (pseudovagina)
- 성인에서는 발기, 회음부 요도에서 정상적인 정자를 사정

레이디이 세포 (Leydig cell) 형성저하증

- 세르토리 세포 증후군
- GnRH, GnRH 수용체, LH, LH 수용체 유전자 변이

레이디이 세포 (Leydig cell) 기능 이상

- 레이디이 세포 (Leydig cell)에서 테스토스테론의 생합성에 필요한 효소에 돌연변이가 생김
  - ↓스테로이드형성 급성 조절 단백질 (StAR) 또는 CYP11A → 생식샘이나 부신 기원의 스테로이드가 없다. = 지질 부신 과다 형성
    - · 여성의 외부 생식기
    - · ↓ 부신 스테로이드 → 출생 시 부신성 위기
  - ↓ 3βHSD II II → 5 스테로이드 (프레그네놀론, 17-하이드록시프레그네놀론, 디하이드로에피안드로스테론)가 △4 스테로이드 (프로게스테론, 17-하이드록시프록시프로게스테론, 안드로스테디온)으로 대사되는 것을 못한다.
    - · 보통, 생식샘과 부신 밖에서 다른 유전자가 3βHSDII 효소를 보상할 수 있다. 그래서 여자 태아는 약간 남성화되며, 남자 태아는 출생 시에 현저하게 남성화가 덜 된다.
    - · ↓코티솔과 알도스테론 감소로 인한 염류소실
    - · 선천성부신과다형성증에서 다뤄진다.
  - ↓CYP17 → 19-C 스테로이드 (안드로겐), 18-C 스테로이드 (에스트로겐), 코티솔 부족
    - · 출생 시 부신성 위기
    - · 45,XY에서 여성의 외부 생식기
    - · 주의: 17, 20 desmolase 결핍증은 안드로겐과 에스트로겐 분비를 보상한다. 따라서 46,XY인 경우 부신 이상이 없으며, 여성형 생식기를 가지게 된다 (알도스테론과 코티솔 형성은 보존).
  - ↓ 17βHSDIII → 안드로스테네디온이 테스토스테론으로 전화되지 못한다.
    - · 태아 발달 동안 안드로겐 작용이 부족
    - · 보통, 부분적 효소의 이상이 생겨 출생 시 모호한 생식기를 가진다.
    - · 고환이 제거되지 않았다면, 사춘기에 현저한 남성화가 일어난다. 이것은 몇몇 17β HSD 유전자가 출생 시보다 사춘기 시에 더 활성화되기 때문이다.

Müllerian관의 지속: 서혜부 자궁류

- 탈장 복구 시에 감지된다 (자궁과 나팔관의 잔여물은 탈장 주머니에서 발견된다.).
- MIS 또는 MIS 수용체의 돌연변이로 발생 가능
- 정상 고환 기능과 남성화된 외부 생식기

46,XY: 참남녀한몸증

- 뚜렷한 정세관과 난포를 가지고 있다.
- Wolffian관 발달과 남성화 정도는 고환의 레이디이 세포 (Leydig cell)의 기능 정도에 따라 결정된다.
- müllerian관의 발달은 세르토리 세포의 MIS 생성 정도에 의해 결정된다.

비정상적인 성 염색체 구성

- 6장의 터너 증후군과, 32장의 유전자 검사 참조
- 특정 성 염색체 구성과 관련된 비정상적 성적 분화 (외부 생식기)

Female
45,X (Turner syndrome) and variants
 47,XXX("super female")
 46,XYP_ or 46,Xi (Y9)
 45,X/46,XY
Ambiguous
 46,XX/46,XY
 Triploidy 69,XXY/69,XYY
Male
 47,XXY (Klinefelter's syndrome)
 47,XYY
 46,XX males

Source: Adapted from Migeon CJ, Wisniewski AB. Human sex differentiation and its abnormalities. Best Pract Res Clin Obstet Gynaecol 17(1):1,2003.

45,X: 터너 증후군

- 난모세포가 없으며, 이차적으로 난모세포 폐쇄를 증가시킨다. 그러나 생식세포 형성 실패를 야기하지는 않는다.; Müllerian관 계통은 정상 (MIS 결핍) , 작은 여성 외부 생식기
- 발생률: 5,000명 출생 중 1명
- 병인론: 부계 또는 모계 감수분열 비분리: 생존한 45,X의 80%가 부계 성 염색체가 없다.
- 이런 환자의 반 가량은 45,X 핵형을 가지며, 나머지 반은 다양한 핵형을 가진다.
- 이차적 성 발달이 실패한다.
- ↓에스트로겐, 안드로겐; ↑FSH, LH
- ↑당뇨병, 갑상선 질환, 본태성 고혈압의 상대적 위험도
- 적은 목덜미털선, 물갈퀴목, 방패모양 가슴, 대동맥 협착, 심실중격 결손, 신장 이상, 착색된 모반, 림프부종, 저형성된 손톱, 위눈꺼풀의 처짐, 뒤집히고 확장된 유두, 자가면역 질환, 고혈압 등

46,XY_p- or 46,Xi (Y_9)

- SRY유전자는 Y염색체의 단완 (p) 끝에 위치한다.; 그것이 결손 되면 완벽 생식선 발육부전이 생기는데 이는 여성외부생식기와 müllerian duct 발달은 있으나 wolffian duct는 없는 것을 특징으로 한다.

47,XXY: 정세관 형성이상 (클라인펠터 증후군)

- 47,XXY 또는 46,XY/XXY 또는 46XnY
- 안드로겐 결핍
- 고환에서 흡인된 정자를 세포내 주입함으로써(ICSI를 시행함으로써), 수정은 가능하다.

여성 생식기의 다른 이상

처녀막 막힘증

- 질수증 또는 수자궁질증의 결과
- 치료: 십자형의 수술적 제거

가로질중격

- 발생률: 80,000명 여성 중 1명
- 대개 질의 위 1/3과 아래 2/3의 결합부위
- 질수증/수자궁질증
- 치료: 점막재문합 및 중격의 제거

세로질중격

- 빈도: 0.2~0.5/1,000명 출생
- 치료: 수술적 절단

질폐쇄

- 비뇨생식굴의 먼쪽 질 형성의 실패
- 치료: 자궁, 경부, 나팔관이 있다면 수술, 그렇지 않다면 자궁적출술 필요

Müllerian 형성이상 또는 저형성

- 자궁 몸통, 경부, 질 상부가 없다.
- 치료: 수술 또는 질 확대 및 비수술적 치료

불완전 Müllerian 융합

- 자궁단각, 자궁양각, 중복자궁, 자궁중격
- 자궁외 임신이 높은 확률로 진단된다. 일측성 신장 무형성과 관련 있다.

Diethylstilbestrol 관련 이상

- 편평상피 화생과 질샘증이 가장 호발
- 질과 경부의 투명 세포 샘암종은 드물다.
- T-모양 자궁내막강; 자궁 수축; 하부 자궁 목 부위가 둥글게 확장

분화

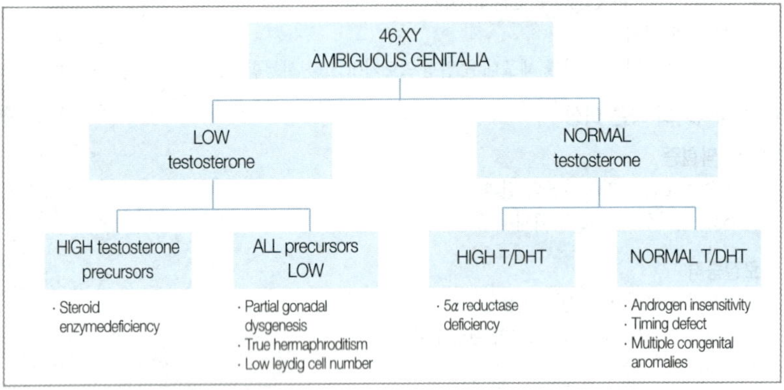

- 검사실 검사
  - 핵형 (결손증후군; 46,XY; 46,XX/46,XY; 46,XX)
  - 고환의 호르몬 표지자들:
    - 3~4개월 때, T≥20 ng/dL; MIS≥10 ng/mL
    - 아동기 후기, hCG 자극 검사 → T≥20 ng/dL
  - T 전구물질:
    - 안드로스텐디온, 17-OHP, 17-하이드록시프레그네놀론
    - 선천성 부신과다증후군은 오전의 17-OHP로 확인될 수 있다.
      <2 ng/mL → 비선천성 부신과다증후군이 아니다.
      2~4 ng/mL → ACTH 검사
      >4 ng/mL → 비선천성 부신과다증후군
  - 5α환원효소 결핍을 배제하기 위한 hCG 투약 전 그리고/혹은 후에 말초 혈액에서 비정상적으로 높은 T/DHT 비
  - fluorescence in situ hybridization (FISH)를 통해 SRY 유전자를 찾아내는 것은 아이의 유전적 성을 찾는 믿을 만한 방법이다.
- 그 이상의 생식기 평가:
  - hCG 5일간 근육주사: 효소 전구물질/생산물질 가치 평가로 안드로겐 효소 부족을 찾는다.
  - 생식기결절에 단기코스의 테스토스테론 연고 도포: 안드로겐 수용체의 수행능력 체크
  - 안드로겐 수용체 연구를 위한 생식기 피부 생검을 보낸다.
- 유전자 추출을 위한 혈액/섬유모세포와 유전자 소식자를 사용한 분석

치료 계획

- 46,XX: 대개 선천선 부신과다증
  - 성장과 생식력 가능
    - 하이드로콜티손 (Solu-Cortef)을 하루에 세 번 복용하는 것은 소화 과정 때문에 평상시 분비률의 두배로 된다.
    - 플루드로콜티손 (Florinef) (9α-fluroro-cortsol acetate), 0.05~0.15 mg 하루에 4번 경구 복용
    - 과도한 안드로겐을 억제
    - 17-OHP를 500과 1,000 ng/dL사이로, 안드로스테네디온을 10~50 ng/dL로 유지
    - 매년 이중에너지 엑스선 흡수계측법 (DXA)
    - 스타디오메터와 골연령 측정으로 성장률 모니터
    - 부신절제술 가능
    - 음경 축소 수술은 영아에서는 피해야만한다. 그리고 질성형술은 청소년기나 그 이후까지 기다려야만 한다.
- 46,XY
  - 여성 생식기: 남성화의 완전한 결핍
    (완전 안드로겐 불감 증후군 (CAIS), Swyer 증후군, T 생합성 완전 결핍)
  - 가능한 질연장술을 제외하고 미용적 외음부 수술은 안한다.
  - 여성 성 양육이 권장
  - 자궁이 존재한다면 여성으로의 성적 특성, 골보존과 월경을 위한 에스트로겐 치료
    - 생식샘절제술?

생식샘암에 주의: 생식샘암은 XY 생식샘 발생장애를 가진 사람의 30%에서 발견되고 특히 H-Y 항체 양선 환자에서 빈번 (55%)하다. 이것들은 거의 항상 생식샘모세포종이나 미분화세포종이다. 신생물은 완전 안드로겐 불강 증후군 환자에서 일어나지만 드물게 부분 안드로겐 불감 증후군이나 5α환원효소 결핍환자에서도 일어난다. 완전 안드로겐 불감 증후군에서는 악성 종양의 위험이 25세 전에는 적다.; 25세 이후에 위험은 대략 2~5%이다 (Verp와 Simpson, 1987).

이상	생식샘	생산된 T?	사춘기?	30세 전에 생식샘 절제술?
Swyer 증후군	발생장애	없음	없음	시행
황체화 호르몬 수용체 불활성 돌연변이	고환	없음	없음	시행
안드로겐 불감증	고환	있음	안드로겐 불감 정도에 좌우	시행

- 모호한 생식기관
  - 불완전한 남성화와 신장된 음경이 <1.9 cm이라면 여성 성 양육이 권장된다. (에스트로겐 치료와 함께)
  - 좀 더 남성화된 영아는 5α환원효소 결핍이나 17βHSD 결핍인 경우를 제외하고 T 치료를 하며 남성으로 길러지게 된다.

요약

SRY　MIS+T　T→DHT

	SRY	MIS	T	Gonads	INT	EXT	
XX	−	−	−	♀	♀	♀	
XY	+	+	−	♂	♂	♂	
XO, Turner syndrome	−	−	−	undiff	♀	♀	
Swyer' s	−	−	−	dysgen	♀	♀	Gonadectomy
XY-LH-R inact	+	+	−	♂	undiff	♀	Gonadectomy
AI	+	+	+	♂	mild♂	♀	Gonadectomy after puberty
XY; 5αR def	+	+	+	♂	♂	♀	Hevos a lis doce
Müllerian Agen	−	−	−	♀	undiff	♀	♀T levels; no gonadectomy

2. 사춘기

정의

- 사춘기는 생물학적, 생리적 발달의 과정으로 처음으로 생식 능력이 획득되는 시기
- 진행
  - 유방 돌출 → 음모 → 최대 성장 지점 → 초경 → 배란

시기를 결정하는 요인

- 유전적 요인 (평균적으로 초경의 시작이 일란성 쌍둥이는 2.2달, 이란성 쌍둥이는 8.2달로 차이가 난다.) (McDonough, 1998)
- 인종 (미국 흑인 소녀는 백인 소녀보다 1.0~1.5년 빠르다.) (Herman-Giddens et al., 1997)
- 영양상태 (중도 비만에서는 빠르고 영양실조에서는 지연된다.)
- 전신 상태
- 지역 (도시, 적도에 가까운 지역, 낮은 고도에서는 시골, 적도에서 먼 지역, 높은 고도에서보다 빠르다.)
- 빛에 대한 노출 (맹인이 정상인보다 빠르다.)
- 정신 상태
- 몇몇 병적 상태는 사춘기의 시기에 직간접적으로 영향을 주어 정규분포를 이루게 한다.

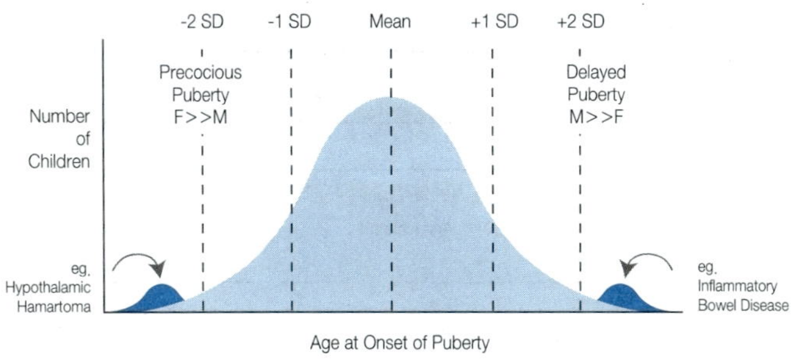

F, female; M, male; SD, standard deviation.(Palmert and Boepple, 2001).

사춘기 동안의 생리적 변화

- 유방 돌출부터 초경까지 필요한 시간은 대략 2~3년이다.
  - 성장 가속
  - 유방 돌출
  - 음모와 액모 발달 (부신사춘기)
  - 최대 성장 속도
  - 초경
  - 배란 (초경 후 대략 1~3년에 주기의 반에 배란) (McDonough, 1998)
- 부신사춘기는 유방 돌출보다 먼저 일어날 수 있다.
  - 아프리카 소녀에서 우세한 경향 (McDonough, 1998)
- 사춘기 결과가 나타나는 평균 나이

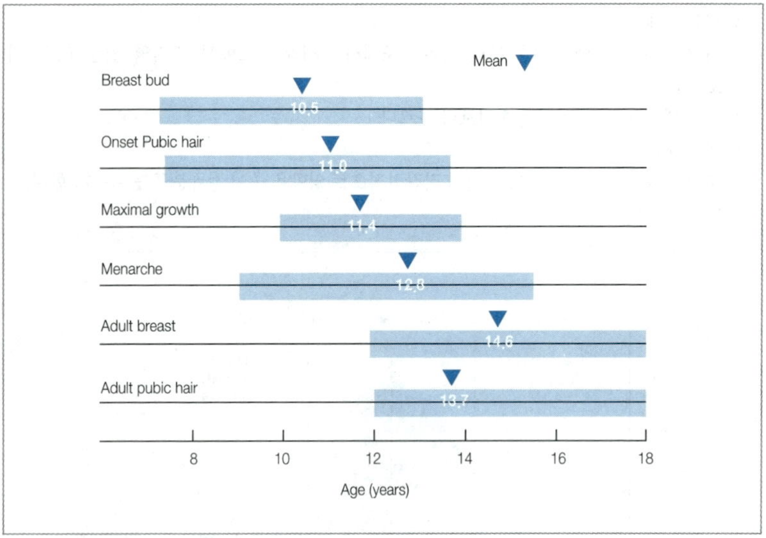

- 타나 단계
  - 1969년에 만들어짐
  - 낮은 사회경제적 지위의 192명의 영국 어린이들의 코호트에 기초

분류	설명
유방발달	
B1	사춘기 전: 유두만 돌출
B2	유방 및 유두의 돌기
B3	유방과 유륜이 단일윤곽으로 계속 증대
B4	유륜에 의한 2번째 융기
B5	유방과 유륜의 단일윤곽
음모발달	
PH1	사춘기 전: 음모는 없음
PH2	치모가 보임
PH3	치모가 불두덩까지 확대
PH4	조금 가쪽으로 확대
PH5	역삼각형 모양으로 안쪽 넓적다리까지 좀 더 확대

B 유방 (Breast); PH 음모 (Pelvic Hair).

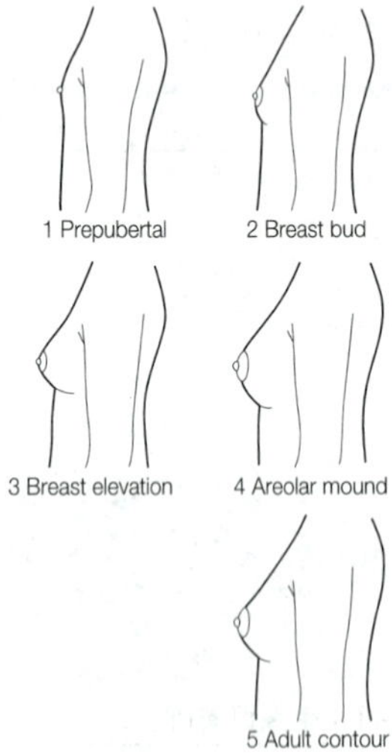

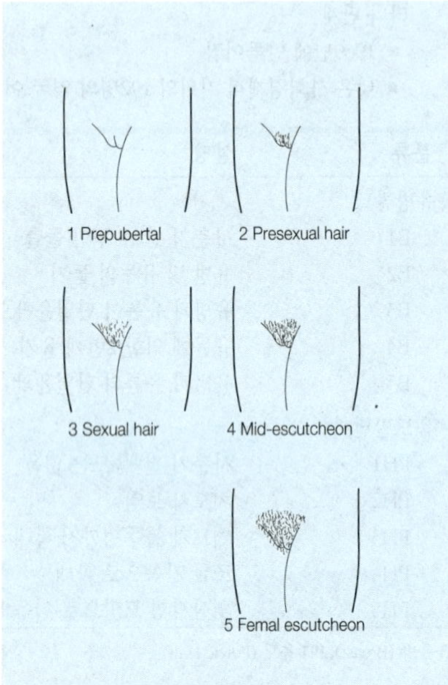

사춘기 간격	평균±표준편차 (년)
B2부터 최대 성장 속도	1.0±0.8
B2부터 초경	2.3±1.0
B2-PH5	3.1±1.0
B2-B5 (사춘기의 평균 기간)	4.5±2.0

B 유방 (Breast); PH 음모 (Pelvic Hair).

사춘기 기전

- 사춘기 초반에는, 낮은 에스트라디올 (E_2)에 대한 음성 작용에 의해서 고나도스타틴의 감수성이 떨어진다.
- 사춘기 후반에는, 양성 E_2 피드백의 성숙 → 황체형성호르몬 (LH) 급상승
- 여포자극호르몬 (FSH)와 LH의 기본 수치가 생식샘자극호르몬분비호르몬 맥박빈도보다는 맥박 폭 상승으로 인해 사춘기 내내 상승
- 생식샘자극호르몬 수치는 출생 전과 출생 후 동안 상승 (Delemarre van de Waal, 2002):

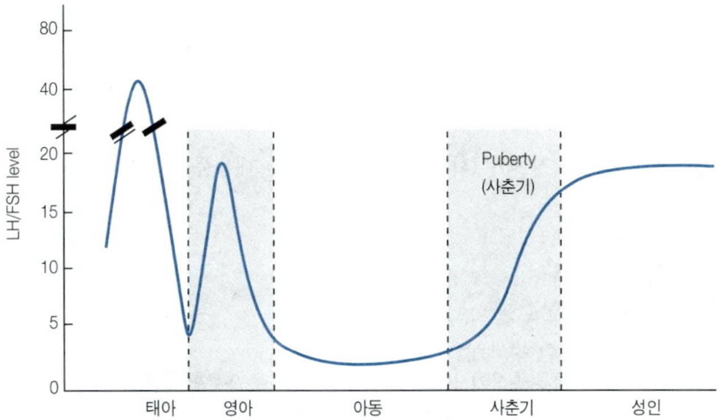

사춘기 발달의 이상

지연 혹은 중단된 사춘기

- 정상 발달의 변이가 크기 때문에 정의하기 어렵다 (대부분의 소녀들은 13세에 사춘기 시작; 평균 초경 나이는 16세).

성선기능정상 (에스트로겐 정상[26%][Reindollar et al., 1981])

- 중간콩팥곁관무발생이나 Mayer-Rokitansky-Kuster-Hauser 신드롬 (14%)
  - 생식선형성부전증 다음으로 원발성 무월경의 두 번째로 흔한 원인
  - 무월경을 제외하고 사춘기 발달은 정상 (난소 존재)
  - 11~50%는 골격계 이상이 있다 (척추측만증, 단지증, 이지증).
  - 30%정도는 한쪽성 콩팥무발생증이나 하나의 골반신이 있다.
  - 진단: 정상 음모 (안드로겐 불감성 증후군과의 감별), 초음파상에서 자궁의 부재와 난소의 존재
  - 치료: 상담, 새로운 질 생성 (확장이나 수술을 통해), 대용품을 통한 성기능 보조 가능
  - 핵형: 46,XX
- 질 중격 (3%)
- 처녀막막힘증 (0.5%)
- 안드로겐 불감성 증후군 (1%)
  - 원인: 수용체 부재, 수용체 부족, 수용체후 부족
  - 완전: 고환, 여성 외부생식기, blind vaginal pouch, 중간콩팥곁관 유도체 부재
  - 불완전: 위의 특징 외에 음핵 확장, 음순음낭융합
  - 진단: 음모, 남성 테스토스테론 수치의 부재나 현저한 감소 (중간콩팥곁관무발생과의 감별), 핵형
  - 치료: 유방 발달 후 성선절제술, 에스트로겐 보충 요법 (ERT)
  - 핵형 46,XY
  - 부적당한 양성 피드백 (7%): 체질상 지연

성선기능저하 에스트로겐저하성 (25%)

- 고성선자극호르몬성 성선부전증 (FSH>30 mIU/mL) (13%)
  - 터너증후군 (45,X 혹은 섞임증)
    - 출생 시 림프부종, 단신, 물갈퀴 목, 반점과 심장/콩팥/골격계/대동맥 문제, 난소선의 이차난모세포 감소
    - 핵형, 완전한 신체검사, 갑상선 기능 검사 (TFTs), 당, 간기능검사, 정맥신우조영사진 (IVP)나 신장 초음파를 검사

· 치료: 신장을 위해 성장호르몬 (GH), 에스트로겐 (폐경 후 용량의 2배까지 점차적으로 증가); 나중에 프로게스틴; 상담

- 순수 생식선형성부전증
  - · 46,XX
    - 특발성
    - FSH와 LH 수용체 돌연변이
    - StAR, CYP17 (선천성 부신과형성증[CAH]), CYP19 돌연변이
  - · 46,XY
    - Swyer 증후군: 성연관 Y (SRY)의 점돌연변이나 SRY의 결손
      이차성징 사라짐, 정상 (혹은 평균이상) 신장, 정상이나 유아의 여성생식기
    - 윌름즈종양 억제 유전자 (WT1) 돌연변이
      성선기능저하증, 신경병증, 윌름즈종양
    - 굴지 이형성 (SOX9 유전자), SF-1, DAX1, 레이디이 세포형성 저하증
  - · 처치: 에스트로겐, XY일 경우 성선절제술 (20~30%에서 생식샘 종양 발생 위험)
  - · 최후에 기준점의 부족 때문에 기술적으로 어려운 수술이 되므로 반드시 Swyer 증후군 (-SRY)와 LH 수용체 돌연변이는 구분해야 한다.

● 저성선자극호르몬성 성선부전증 (LH, FSH<5 mIU/mL) (12%)

- 생리적 혹은 체질적 지연이 제일 흔하지만 다른 원인과 감별이 중요하다.
- 계속된 영양부족: 위장관 흡수장애, 신경성 식욕부진, 운동 과다
- 내분비 장애: 갑상선기능저하증, 쿠싱병 혹은 증후군, 선천성 부신과형성증, 고프로락틴 혈증
- 시상하부-뇌하수체 병인
  - · Kallmann 증후군 (무비증, 생식샘기능저하증)
    - 시상하부에 GnRH 신경원의 부재
    - 치료: 호르몬 요법 (경구피임제)
    - 수정 치료: 생식샘자극호르몬 혹은 박동성 GnRH
  - · 뇌하수체 부전
  - · 뇌하수체 종양
    - 두개인두종
      징후: 두통, 시야변화, 성장 장애, 지연사춘기
      치료: 수술, 방사선치료

Precocious puberty

- 조발사춘기로 진단된 80명의 소녀들의 분포

진단	%
조기 성모발생증	46
조기 유방돌출	11
진성 조발사춘기	11
조기 유방 발달	11
유아의 음모	6
조기 월경	6
사춘기 아님	6

source: Adapted from Kaplowitz P. Clinical characteristics of 104 children referred for evaluation of precocious puverty. J Clin Endocrinol Metab 89 (8):3644, 2004

- 대부분의 타너 단계 2 유방 혹은 음모 환자들은 호르몬 연구나 뼈나이 측정 없이 역사, 신체 검진, 성장 차트로 성장이 정상인지 알 수 있다 (Kaplowitz, 2004).

정의

- 전통적인 정의: 유방돌출은 8세 이전, 음모 발달은 9세 이전
- 새로운 정의 (Kaplowitz and Oberfield, 1999)
  - 음모 발달이나 유방 돌출이 7세 이전 (백인 소녀) 혹은 6세 이전 (미국 흑인 소녀)
  - 7세 이후 (백인) 혹은 6세 이후 (미국 흑인)에 다음 증상이 있을 때:
    - · 사춘기의 빠른 진행
    - · 중추신경계 (CNS) 소견: 두통, 신경 증상, 간질
    - · 가족이나 소녀의 정서적 건강에 영향을 주는 사춘기 진행

중추성, 진성 조발사춘기

- GnRH에 의해 자극된 조발사춘기 (GnRH 의존성)
- 특발성이 가장 흔하다.
- CNS 종양, 감염, 선천적 기형, 상처, 청소년 원발성 갑상선기능저하증, Russell-Silver 증후군

말초성 조발사춘기

- GnRH 비의존성
- 말초성 조발 사춘기는 GnRH 의존성 조발사춘기가 치료되지 않은 채로 남은 결과인 것 같다.

동성적 조발사춘기

- 난소낭종
- McCune-Albright 증후군
    - G 단백질의 α 아단위의 돌연변이 (호르몬 부재로 인한 호르몬 수용체 활성); 독성 다결절 갑상샘종, 뇌하수체 거인증, 쿠싱 증후군, 다골성 섬유성 골이형성증, 담갈색 색소 반점
    - testolactone으로 치료 (acromatase 저해제)
- 종양 (부신 혹은 생식샘); 조발사춘기 소녀중 11%가 난소 종양이 있다.
- 외인성 호르몬 (약, 음식)

이성적 조발사춘기

- 안드로겐의 사춘기전 생산으로 음모발달, 부신사춘기, 골격계 성숙
- CAH:
    - 21-Hydroxylase 부족 (남성화, 염분 소모, 비표준)
    - 3β-Hydroxysteroid dehydrogenase (표준, 비표준)
- 외인성 안드로겐 주사
- 안드로겐 분비 종양 (예: 부신남성화종양)

가성 조발사춘기

- 조기 유방돌출
    - 조기 유방 발달
    - 정상 뼈나이
    - 진성 조발사춘기와 감별위해 추적
- 조기 음모 발달
    - 조기 음모 혹은 액모 출현 (다낭성 난소 증후군 전구물?)
    - 미국흑인 소녀에게 흔히 나타남
    - 다른 효소의 부족으로 이차적으로 안드로겐이 과다 분비 되어 나타나는 것으로 생각된다.

평가

- 뼈나이 측정 (중추성 조발사춘기나 난소 질병이 있는 경우 성장이나 뼈나이 증가가 흔하다.)
- 높은 기본, GnRH에 의해 자극된 혈청 LH 농도=생식샘자극호르몬 의존성 조발사춘기

치료

- 불완전 사춘기:
    - 조기 유방발달 혹은 부신사춘기 → 재검

- GnRH와 생식샘자극호르몬 비의존성 조발 사춘기:
  - 부신 혹은 난소의 종양 → 수술
  - McCune-Albright 증후군 → testolactone (acromatase 저해제)
- 중추성 조발사춘기:
  - GnRH 작용제에 의한 뇌하수체-성선 억제 ± 성장이 느릴 경우 성장호르몬
    - · 이차 성징 후퇴
    - · 월경 중지
  - 뼈성장 지연

3. 소아 청소년 부인과

소아 부인과

신체 검사

- 체중과 신장 → 적당한 성장 평가
- 유방 검사 → Tanner staging (제2장 사춘기 도표참고)
- 외부생식기

검사	기록
자세	개구리다리, 무릎 가슴 자세 (만약 숨을 깊게 쉰다면 사실 자궁경부를 보고 있는 것), 엄마가 함께 검사 책상에 있거나 엄마 무릎에 있게함
음모	Tanner staging (제2장 사춘기 도표 참고)
음핵	정상은 ~3 mm×3 mm
에스트로겐화 징후	초경전 어린이의 점막 조직은 얇고 붉음
회음부	위생상태 관찰
처녀막의 유형	초승달 혹은 뒤 테, 고리, 술이달린, 과잉, 막힘, 극소 뚫림, 체모양, 사이막
처녀막 구멍 크기	정상 한계치는 나이당 1 mm, 측정 방법은 논쟁중; 표준 → 무릎 가슴 자세에서 음순 부분 측정
질	질을 더 자세히 볼 필요가 있으면 마취상태에서 관찰; 질경검사, 배양, 생검을 가능하게 함

- 직장복부 촉진:
  - 이물질이나 골반 덩어리 감별이 필요
  - 보통, 자궁경부의 작은 부분만 촉진 가능; 난소는 촉진 불가
  - 직장에서 손가락을 빼면서 질에서 분비물이 나오는지 본다.

외음질 병변

음문질염

음문질염 감수성의 원인

- 해부학적 (질의 세균 집락↑):
  - 지방과 음모의 부족
  - 얇은 음문 피부
  - 질 점막: 위축, 중성 pH
  - 항문에 근접
- 위생:
  - 손씻기 부족
  - 배뇨, 배변 후에 부적절한 음문 세척
  - 자극적인 물질 사용(예: 비누, 거품 목욕, 모래, 먼지)
- 이물질
- 달라붙는 옷, 자극적인 물질에 의한 상처
- 섹스 중독

비특이적인 감염

- 감염의 약 50%; 배양에서 정상 비뇨생식 무리

특이적인 감염

- 호흡기, 위장관 병원체가 대부분

경고

- 위장관 병원체(Shigella, Yersinia)는 혈성분비물이 나올 수 있다.
- Candida: 항생제 사용 후, 인슐린 의존성 당뇨, 면역억제 상태 외에는 사춘기 전에 드물다.
- 성매개질환(STDs), herpes simplex virus, human papilloma virus(HPV), Trichomonas:
  - 출생 시 감염 가능
  - gonorrhea, chlamydia 감별 위해 반드시 배양(DNA 탐지자 말고)
- 세균질증: 보통 분비물과 연관이 없지만 중독자나 무증상 어린이에서는 연관이 있을 수 있다.

검사실 검사

- 분비물이 없고 약간의 점액/홍반 → 위생 교육
- 지속적 분비물 분비 → wet prep, Gram's stain, 배양
- 항문주위 소양증 → 요충 검사 위해 tape test

치료

특이적인 질염

- 원인 미생물 찾기

비특이적인 질염

- 초기: 위생 (흰색 면 속옷, 앞에서 뒤로 닦기, 다리 벌리고 소변보기), 좌욕, 비누와 거품 목욕 피하기.
- 2~3주 동안 계속 분비물 분비 시: 광범위 항생제 처방 (예: amoxicillin, amoxicillin/clavulanate, cephalexin, trimethoprim/sulfamethoxazole)×10일; 2주 동안 하루에 두 번 에스트로겐 크림을 바르고 2주 동안 하루에 한번 점막을 두껍게 하기 위해 바른다.
- 지속적/반복적 분비물: 다른 원인 고려-골반 농양, 이소뇨관, 작은 이물질; 마취 상태에서 검사를 고려

경화태선

- 증상: 가려움, 자극, 동통, 배뇨통, 질 분비물, 출혈
- 검사: 백색, 위축, 양피지 모양의 피부; 틈새; 만성 궤양 혹은 염증; 항문주위 발생
- 치료:
  - 경한 사례: 국소 자극 제거, 위생 향상, 보호 연고 (예: A&D)
  - 심한 사례: 고농도 corticosteroid (예: clobetasol topical)을 4주 동안 경한 topical steroid와 함께 사용

첨형 콘딜로마

- 24개월 이하인 경우 출생 시 감염; 성폭행 의심
- 평가: 성폭행력, 다른 STDs 배양, 질병과 치료를 결정하기 위해 마취하 검사 실시
- 치료:
  - 어린 아이: 수술 후 silver sulfadiazine (Silvadene)크림과 경구 진통제
  - 나이든 아이: trichloroacetic acid (TCA)

음순유착

- 소음순 응집 존재; 만약 음순이 완전히 유착되면 뇨저류나 질내점액류 가능
- 진단은 시진
- 넓은 범위가 응집한 경우 치료:
  - 에스트로겐 크림 바르는 동안 음순 분리
  - 3주 동안 하루에 두 번 × 3주 동안 하루에 한 번 (긴 치료가 필요한 경우도 있음)
  - 위생적인 방법으로 A&D ointment같은 윤활제로 한 번 벌림; 치유되지 않으면 마취하검사와 분리 필요

질 출혈

- 사춘기의 징후 관찰 (예: 유방 발달, 성장급증)
- 조발사춘기의 질 출혈: 제2장 사춘기 참고
- 조발사춘기와 관련 없는 질 출혈:
  - 신생아 호르몬 위축: 모체의 에스트로겐 위축으로 인해 첫 2주에 흔하다.
  - 질염: Group A beta-용혈성 streptococcus (대부분 상기도감염과 shigella[설사와 관련 있는 것은 25%]후 나타남)
  - 경화태선 (외상에 의한 이차적 출혈)
  - 첨형 콘딜로마 (외상에 의한 이차적 출혈)
  - 외상: 사고 외상 (예: 자전거, 미끄러짐, 목욕통 가장자리)으로 인한 다리사이 부상; 성폭행 의심
  - 이물질: 썩은 냄새 분비물; 환자가 협조적인 경우 작은 폴리 카테터로 질 자극; 그렇지 않으면 마취하 검사 필요
  - 종양: 포도육종
  - 요도탈출: 5세에서 8세에 1:3,000으로 최고 빈도; 미국흑인 소녀에서 더 흔함. 증상은 배뇨통, 출혈, 통증. 치료는 좌욕, 국소 에스트로겐이나 항생제, 경구 항생제. 괴사 조직이 있는 경우 수술. 1~4주 후 자연 치유
  - 조발 초경: 사춘기 징후 없이 주기적인 질 출혈. 난소에 의한 에스트로겐의 일시적인 생산에 의한 반응. 때때로 갑상선기능저하증과 관련. 보통 2~10달 만에 자연 치유. 진단 확정 위해 추적 관찰.

청소년 부인과

비정상 자궁 출혈

원인	기록
기능부전자궁출혈	청소년에서 가장 흔함 H-P-O축의 미성숙으로 인한 무배란으로 인해 야기 H-P-O축의 성숙에는 2~5년 소요 (Apter et al, 1978)
응고 장애	심한 월경과다 청소년의 20~40%는 응고장애 (혈소판 장애가 가장 흔함)
임신	β-human chorionic gonadotropin 검사로 확진
생식기 이상	드묾
내분비 장애	갑상선 질환이 가장 흔함 청소년기에는 비교적 고인슐린혈증이고 부신 안드로겐에 의한 여드름도 흔해서 PCOS가 진단되기 힘들다. 청소년기의 PCOS에 metformin을 쓴다는 무작위 대조 연구 결과는 없다.
시상하부 조절장애	식이 장애, 운동 과다, 만성 질환, 정신적 스트레스

H-P-O, 시상하부-뇌하수체-난소; PCOS, 다낭성 난소 증후군

평가

- **전혈구계산 (CBC)**과 혈소판; 급성 출혈이나 헤모글로핀 (Hb)<10%인 경우 prothrombin time (PT)/artial thromboplastin time (PTT), 출혈 시간을 포함한 응고 검사; 다른 응고 검사도 고려
- **von Willebrand' s** 검사는 환자가 에스트로겐이 있는 경우 덜 정확하다.
- **갑상선 자극 호르몬 (TSH), prolactin, androgens**-내분비 검사가 필요한 경우
- 성관계를 한 경우 **STD 검사**
- 해부학적 이상이 강하게 의심되거나 골반 검사가 불가능 혹은 적당하지 않을 경우 골반 초음파

치료

- 심하지 않거나 지속되지 않는 불규칙적인 출혈일 경우 재검과 관찰
- 심한 빈혈 (Hb, 10~12 mg/dL): 경구피임제 (OCs) 혹은 주기적 progestins

- 급성 중증 월경과다 (급성 혈액 손실 혹은 Hb<10 mg/dL): IV conjugated estrogen (Premarin) 혹은 경구피임제 taper
- 철 보충
- 수술적 자궁긁어냄술 (D&C)은 내과적 치료가 성공하지 못했을 때 마지막 수단

월경통

- 청소년의 가장 흔한 부인과적 주소 (Klein and Litt, 1981)

원발성 월경통

- 해부학적 이상 없이 통증이 있는 월경; prostaglandin이 원인이라 생각됨; 청소년의 월경통 유형중 가장 흔하다.

치료

- 치료의 근간은 비스테로이드성 소염제 (NSAIDs [예: propionic acid (ibuprofen, naproxen), fenamates (mefenamic acid, meclofenamatel]); 위장관 혹은 중추신경계 부작용이 생길 수 있다.
- 심한 월경통일 경우 NSAIDs를 월경 전날 혹은 월경 직후 1~3일 복용
- NSAIDs가 반응이 없는 경우 경구 피임제
- 둘 다 반응이 없는 경우 이차성 월경통 의심

이차성 월경통

- 해부학적 이상이 발견되는 통증이 있는 월경

원인	기록
자궁내막증	16장 자궁내막증 참고 청소년에서 복강경 확진이 나오기 전이나 골밀도가 최대치가 되기 전 (16세 정도)에는 gonadotropin-releasing hormone agonists를 사용하지 않는다. 자궁내막 병변은 적색, 깨끗하다 (초기 병변). 진행된 자궁내막증은 드물다.
난소낭종	골반 초음파 대부분 자연 치유되거나 경구 피임제 복용 가끔 관 옆 낭종인 경우도 있다.
성매개감염증	10대 모두 성관계 검사를 해봐야 한다.
골반유착	골병력청취가 매우 도움을 준다. 복강경이 진단 및 치료에 쓰인다.
선천적 폐쇄성 뮬러리안 기형: 겹자국증 (중복자궁 혹은 중격자궁)과 빗질중격이 자궁경부폐쇄 → 심한 주기적 월경통	심한 골반 통증을 호소하는 청소년에서 골반 초음파는 뮬러리안 기형과 중격뒤 혈액 보충을 감별할 수 있다; 초음파가 정상인 경우 자기공명영상이 확진에 쓰인다. 수술적 교정이 필요하다. 바늘로 빼주지 않으면 세균이 막혀있는 월경으로 침입해 심한 감염이나 농양이생길 수 있다. 대개 항상 막혀있는 쪽에 신장이 없다.

4. Müllerian agenesis 뮬러관무발생

동의어

- 뮬러관무발생 (MA)
- Mayer-Rokitansky-Küster-Hauser 증후군
- 질 무형성

정의

- 자궁관, 자궁, 상부 질의 결여

발생학

- 태아 고환의 버팀세포 → 뮬러관억제물질 → 자궁내 동측 뮬러관의 퇴화

해부학 (Griffin et al., 1976)

- 정상 여성 외부생식기
- 정상 난소 기능; 따라서, 정상 여성 이차 성징
- 자궁관, 자궁, 내부 질의 결여 → 뮬러 구조의 퇴화 정도에 따라 다소의 변이
- 뮬러관무발생 환자의 1/3은 콩팥의 이상도 가지고 있다 (콩팥무발생, 회전이상, 딴곳콩팥).
- 척추와 골격계 이상도 가능
- 진단은 대개 원발성 무월경 때문에 이루어짐; 처녀막막힘증, 횡질중격, 완전 안드로겐불감성증후군 등과 감별할 필요가 있다.

뮬러관억제물질

- 출생후 난소의 버팀세포와 과립세포로부터 생성된다.
- 중간엽을 경유하여 작용하는 듯하다.
- 두 개의 다른 단백질 산물로 쪼개지는 당단백질
  - 배아 고환 → 큰 뮬러관억제물질 단백질 부분
  - 출생 후 → 작은 뮬러관억제물질 단백질 부분 (기능은 모른다.)
- 표적세포는 뮬러관억제물질 전구분자를 쪼개기 위한 효소를 포함하고 있을 것
- 뮬러관억제물질 수용체는 버팀세포, 태아와 출생 후의 과립세포, 뮬러관 주변의 중간엽에서 발견된다.
- 태아 나이 8~10주에 효과를 미친다.
- 남성: 작은 뮬러관억제물질 단백질 부분이 생후에 몇 년간 상승된 후, 사춘기 동안 매우 낮은 수준

- 여성: 뮬러관억제물질 (크거나 작은 형태)의 순환 농도가 사춘기 시작 전까지 분석 한계보다 낮다. (여전히 태아 때 농도보다 낮다.); 아마도 난소의 생식자 발생에 기여할 것

병인

- 뮬러관억제물질 유전자 돌연변이가 뮬러관억제물질 생성 시간보다 부적절하게 선행할 것 (즉, 너무 일찍), 그러나 뮬러관억제물질이 여성 태아에서 아로마테이스 억제를 유발하여, 테스토스테론 농도를 상승시키기 때문에, 이 사실은 남성화의 결여를 설명하지 못한다.
- 뮬러관억제물질-수용체 유전자 돌연변이는 뮬러관억제물질-수용체를 구조적으로 활성화시킬 것

치료

- 성활동이 왕성한 시기까지 비수술적 또는 수술적 치료는 대개 연기된다.
- 비수술적 치료 (대개 선호됨):
  - 일상적인 성교가 없을 시에는 개방상태를 확실히 하기 위해 확장기 사용을 반드시 유지해야 한다.
    - · 프랭크 질확장 테크닉 (Frank, 1938): 질 확장기의 크기를 증가시킴 (지름 0.5 인치, 길이 4~5인치에서부터 지름 1인치, 길이 4~5인치까지):
      - 질 오목에 압력을 하루 세 번 × 20분

        총 기간: 6~8주

        정상적인 성 기능: 76%
    - · 인그람의 변형 프랭크 테크닉: 지속적인 회음부 압박을 위한 자전거 안장 의자; 매일 총 2시간씩
    - · 야페의 변형 프랭크 테크닉: 시린지 용기의 크기를 증가시킨다.
    - · 질 상피의 전환을 위한 에스트라디올 (E_2) 크림
- 수술적 치료:
  - 얇은 층 피부이식을 통한 압베-맥킨도 테크닉
  - 얇은 층 피부이식으로의 변형: 인간 양막, 복막, 결장의 일부, 두덩정강근, 배곧은근, 근피부피판, 인터씨드
  - 베치에띠 수술/아크릴 올리브 당김장치: 치골 상부에 복강경으로 부착된 줄을 통한 질 오목에 지속적인 압력 (플라스틱 "올리브"); 이 당김장치는 매일 조여진다(1 cm/day).

5. 사이막 자궁

유병율

- 정상과 정상이하 임신능력을 가진 여성의 1% 이하
- 습관성 유산 여성의 3.3%

배경

- 뮬러관 유합 결함으로 인한 선천성 자궁 이상이 가장 흔한 유형의 생식기계 기형 (Rock and Jones, 1977).
- 사이막 자궁이 가장 흔하며, 가장 불량한 생식 결과와 연관된다.
  - 제 1삼분기 유산의 25%; 제 2삼분기 유산의 6%
  - 자연유산 > 60% (Green and Harris, 1976)
- 세 환자 그룹에서 사이막 자궁과의 상관성

	정상 생식	습관성 유산	정상 이하 생식
사이막	1.5%	2.0%	0.6%

주의: 통계적으로 유의한 차이는 없음
출처: Raga F, Bauser C, et al. Reproductive impact of congenital Mullerian anomalies. Hum Reprod 12 (10):2277, 1997.

- 유산의 기전: 혈관형성이 부족한, 섬유성 사이막에 착상 (Fedele et el.,1996b)
- 쌍각자궁은 일반적으로 습관성 유산과 관계 없다 (Proctor and Haney, 2003).

발생학

- 뮬러관은 비뇨생식능선을 덮은 체강상피의 주름으로부터 발달하며, 뮬러관억제인자 (버팀세포로 부터의)가 결여되면 관은 꼬리쪽 안쪽으로 자라 비뇨생식굴에 도달하여 뮬러결절을 형성함. 융합과 흡수가 잘룩에서 시작하여 머리쪽과 꼬리쪽으로 동시에 진행한다 (Muller et al., 1967).
- 융합의 실패 → 쌍각자궁; 흡수의 실패 → 사이막 자궁
- 비정상 뮬러관 분화는 비뇨기/콩팥의 기형과 연관 (30%까지) (Li et al., 2000); 그러나 사이막의 흡수는 대개 비뇨기 발달이 완료된 후 일어나기 때문에, 사이막 자궁을 가진 여성에게 콩팥 초음파를 시행할 필요는 없다.

조직학

- 사이막이 섬유성 조직으로 이루어져 있다는 전통적인 관점과는 반대로, 실제로는 예전에 믿던 것보다 더 많은 근육섬유로 이루어져 있을 것이다 (Dabirashrafi et al.,1995)

진단

자궁경 + 복강경

- 쌍각자궁과 사이막자궁 감별의 절대적 표준

초음파

- 사이막 자궁은 시상면 패임이 없고 하나의 자궁 저부 자궁근층을 가진 두 공간으로 보인다.; 각 사이의 거리는 대개 <4 cm.
  - 자궁관구멍을 연결한 선보다 자궁저부의 중심부/함입이 >5 mm
    - 사이막자궁 (아래 그림의 c) (Homer et al., 2000)

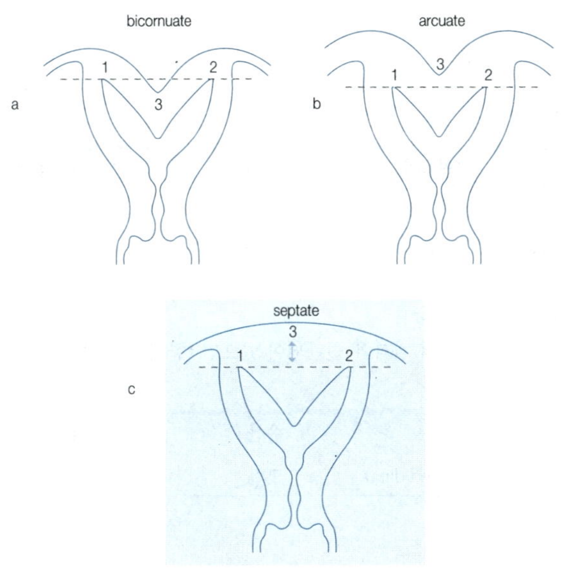

자궁관조영

- 자궁관조영 (HSG)은 확실하게 사이막자궁과 쌍각/활꼴 자궁을 감별할 수 없다 (55% 정확성).
  - 자궁관조영상 두 자궁강의 벌어진 각이 ≤75도이면, 사이막 자궁에 가깝다.
  - 자궁강의 벌어진 각이 >75도이고, <105이면 진단 불가능

자기공명영상

- 사이막 형태계측 (자궁근층과 섬유조직 간의 비율)에 대한 분류, 정보획득을 위한 정확하고 비침습적인 방법 (Carrington et al., 1990)
- 사이막이 자궁강 길이의 ≥30% 까지 미치면, 반드시 절제되어야 한다 (Dr. Greg Christman, personal communication., 2002).

유해결과의 기전

- 사이막자궁은 다음과 관련이 있다.
  - 제 1, 제 2삼분기 유산 (대개 8~16주 사이; 제 1삼분기 유산의 2/3)
  - 조산
  - 비정상태위
  - 자궁내 성장제한
  - 불임
- 사이막자궁의 생식 결과

	자연유산	조산	생존출생
사이막	25.5%	14.5%	62.0%

출처 : Raga F, Bauser C, et al. Reproductive impact of congenital Mullerian anomalies. Hum Reprod 12 (10): 2277, 1997.

수술 적응증

- 사이막자궁이 유해 생식 결과와 연관되어 있으면 (한번 이상의 유산) 또는 >35세 여성.

자연유산	유산	조산
치료되지 않은 사이막 (pooled data)	79%	9%

수술전 준비

- 초기 증식기에 수술
- 고나도트로핀-방출 호르몬 (GnRH) 작용제는 넓은 사이막이나 자궁강 하부 1/3 또는 자궁경부관을 포함하고 있는 사이막이 아니면 반드시 필요하지는 않다.

수술 테크닉: 절제경을 통한 자궁성형술

- 0 또는 12도 렌즈 준비
- 절제는 다음과 같을 때 완료
  - 자궁경이 막힘없이 한 자궁각에서 다른 쪽으로 자유롭게 움직여 질 때
  - 양쪽 자궁관구멍이 동시에 보일 때
  - 절제가 자궁근층에 이르렀음을 의미하는 출혈이 있을 때
- 잔류 사이막이 <1 cm이면 부적절한 결과가 아닌 것으로 보인다 (Fedele, 1996a).
- 초음파가 유용함: 절제면과 장막 표면의 거리가 1 cm일 때 절제를 끝낸다 (Querleu et al., 1990).
- 초음파 또는 복강경 유도가 필요; 복강경의 불을 끄고 자궁경의 투과조명을 관찰
- 완전사이막자궁의 경우, 자궁경부무력증을 예방하기 위해 자궁경부 부분의 사이막을 보존하고 속구멍에서부터 절개를 시작하는 것이 권장된다. 8번 폴리카테터를 한 자궁강에 넣고 (팽창용 조영제가 새는 것을 방지), 인디고 카민 용액을 이 자궁강 내에 주입하고, 잘룩 높이에서 사이막을 절개하기 위해 절제경을 다른 자궁강 내로 넣는다 (아래 그림 참조) (Romer and Lober,1997).

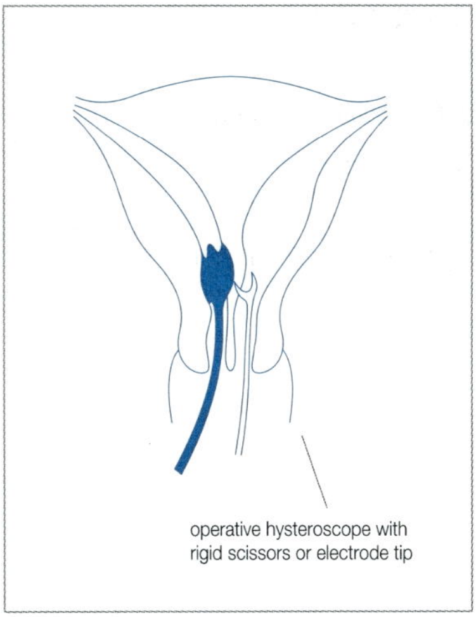

- 자궁경부 부분의 절제는 제거 후 자궁경부 무력증이 드물 경우, 적응증이 된다 (43 케이스 중 1 [Homer, 2000]; 10 케이스 중 0 [Nisolle and Donnez,1996]).
- 절개 시 사이막이 전형적으로 당겨지기 때문에 절제는 드물게 적응증이 된다.

수술후 처치 (Dr. Michael DiMattina, Personal communication, 2004)

호르몬 치료

- 한 전향적, 무작위 연구에서 이득이 없음을 시사
- 에스트라디올 발레산 (Delestrogen), 5 mg을 수술 후 즉시 근주

14-16번 폴리카테터

- 풍선을 위해 4~8 cc 멸균된 물을 사용
- 5~7일 유지
- 카테터를 유지할 동안 독시싸이클린, 100 mg PO b.i.d.,
- 통증과 유착 감소를 위해 비스테로이드성 항염제 사용 (?)

항생제

- 폴리카테터가 삽입되어 있지 않다면, 필요 없다.

자궁내 피임장치

- 기능이 없다 (자궁내 유착 형성을 증가시킬 수 있다.).

추적 검사

- 초음파로 충분하다.
- 두 번의 월경주기보다 더 임신을 연기할 필요는 없다.

전통적인 자궁성형술

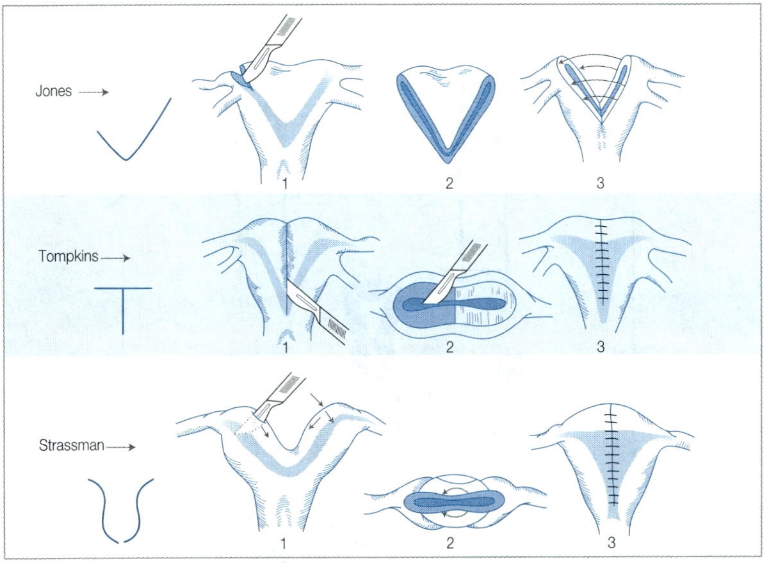

- 존스, 쐐기 자궁성형술; 톰킨스, 자궁저부 이판 자궁성형술 (사이막의 절제는 없다.); 스트라스만, (쌍각 또는 중복자궁) 자궁각의 단일화

자궁기형의 American Society for reproductive medicine 분류

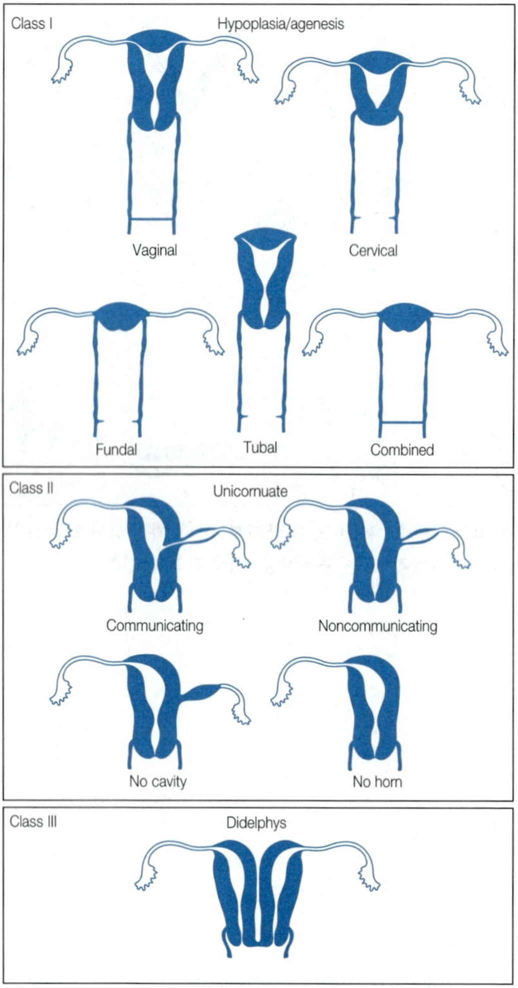

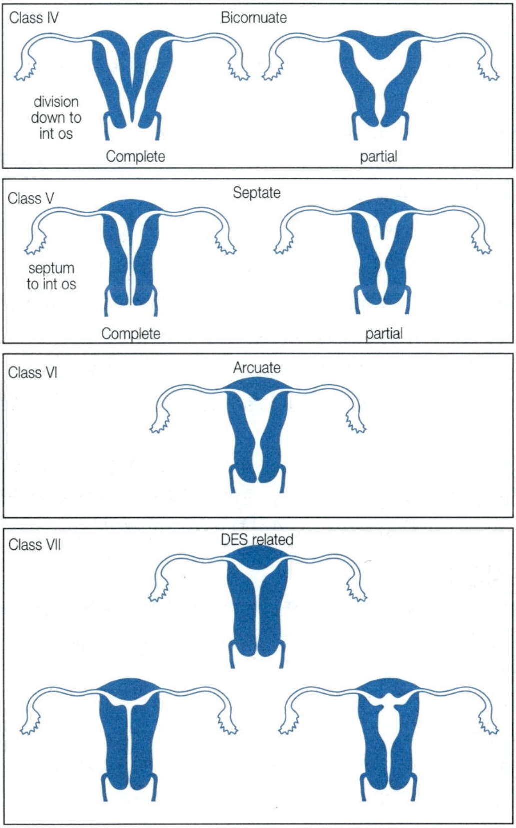
Class IV
Bicornuate
division
down to
int os
Complete
partial
Class V
Septate
septum
to int os
Complete
partial
Class VI
Arcuate
Class VII
DES related

6. 터너증후군

정의와 발생률 (Ranke and Saenger, 2001)

- 터너증후군(울리히-터너증후군이라고도 알려져 있음): 특징적인 신체적 형태들의 조합 (작은 키와 생식선 형성이상)과 두 번째 X염색체의 완전 또는 부분 결함
- 생존출생아 2,500명 중 1
- 만삭까지 생존하는 45,X 태아 중 1%
- 자연 유산의 10%는 45,X 핵형을 가짐 (제 1삼분기 유산 중 가장 흔한 홀배수체)
- 고령의 모친 또는 부친 연령과 관계 없음
- http://www.turner-syndrome-us.org

진단 (Ranke and Saenger, 2001)

- 초음파 소견 시사: ↑목덜미 반투명성, 주머니림프관종, 대동맥축착±좌심장결함, 납작머리증, 콩팥이상, 양수과다증, 양수과소증, 성장지연
- 핵형 (융모막융모생검[CVS]/양막천자):진단을 위해 필요 (출생 후 확진, 임상적으로 매우 의심되고 말초혈액 핵형이 정상일 때, 또 다른 조직이 반드시 확인되어야 한다.)
- 가능한 모자이크 핵형: 45,X/46,XX; 45,X/46XY (혼합형 생식샘 형성이상); 45,X/46XX; 45,X/46Xxiq (↑자연유산과 조기난소부전의 위험을 동반한 ↓생식률이 확실해도, 키를 포함한 표현형은 모자이크로 예측이 불가능)

핵형분석의 적응증

- 남성화 또는 기원을 모르는 (X 또는 Y) 성염색체의 분열이 있으면, Y 염색체 탐식 (생식샘모세포종의 위험 → 7~10% [Gravholt et al., 2000]; 존재한다면 성선절제술이 권장됨)
- 설명되지 않는 성장부전이나 사춘기 지연을 보이는 모든 여성 환자
- 신생아/영아:
  - 손/발의 부종, 목덜미주름, 좌측심장이상, 대동맥축착, 좌측심장형성부전, 낮은 이마선, 낮은 귀, 작은 아래턱
- 어린이:
  - 성장속도 <연령의 10%
  - 현저한 ↑여포자극호르몬 (FSH)
  - 외반주, 손톱형성부전, 과하게 볼록 솟은 손톱, 다발성 색소성모반, 특징적 얼굴 모습, 짧은 4번째 중수골, 높은 입천장
- 청소년:
  - 13세까지 유방발달이 없음, 사춘기 정지, ↑FSH을 동반한 일차성 또는 이차성

무월경
- 설명되지 않는 작은 키

소아과적 치료 (Ranke and Saenger, 2001)

심장 질환

- 선천성 심장 이상이 ~30%에서 나타남.
- 좌측 폐쇄성 질환이 지배적, 특히 이판성 대동맥판 (30~50%)
- 대동맥축착 (30%)
  - 모든 터너증후군 환자는 어린이일 때 심초음파 (ECHO) 검사를 해야하며, 일찍 심혈관계 기형이 진단되지 않았다면, 청소년기 (12~15세)때 심초음파를 반복해야 한다.
  - 매년 혈압 (BP) 감시 (상지와 하지 혈압)

콩팥 질환

- 30%까지 비뇨기계의 선천성 이상을 동반 (가장 흔한 것은 회전이상과 이중집합계)
- ↑ 고혈압, 비뇨기계 감염, 수신증의 위험
  - 콩팥 초음파 선별검사와 추가적 평가 적응증
  - 3~5년마다 소변배양검사

갑상선

- 10~30%가 일차성 갑상선기능저하증 발생되며, 일반적으로 항갑상선항체와 연관
  - 진단 시 그리고 1~2년마다 갑상선자극호르몬 (TSH), 유리 티록신 (FT4) 확인

청력

- 터너증후군 여자환자에게 전도성, 감각신경성 난청이 흔함 (50~90%)
- 중이염이 흔하며, 유양돌기염 그리고/또는 진주종 형성으로 진행; 전형적으로 1세에서 6세 사이; 최고 발생률은 3세 때
  - 중이염의 공격적 치료가 적절하다.
  - 심한 중이염이 있는 키 작은 여아의 경우 반드시 터너증후군 평가를 해야 한다.

언어

- 터너증후군에서 언어장애가 흔하다.
  - 이비인후과에 문의하고 언어치료사가 권장된다.

시각

- 터너증후군에서 사시, 약시, 안검하수가 흔하다.
  - 안과적 평가

정형외과적

- 선천성고관절탈구의 위험, 그리고 나이든 여성에게서 퇴행성 관절염과 연관이 있을 수 있다.
- 10%는 척추측만증 발생, 청소년에 가장 흔하다.
  - 정형외과적 문제는 매년 검사로 평가

체중

- 비만 소인

림프부종

- 영아에서 가장 흔하나 모든 나이에 발생 가능
  - 성장호르몬 (GH) 또는 에스트라디올 (E_2) 치료의 시작이 악화시킬 수 있음; 대개 지지스타킹/이뇨제로 조절; 수술은 효과가 입증되지 않는다.

당내성

- ↑인슐린저항성의 위험이 가능하나 임상적으로 확실한 당뇨는 드물다.
  - 통상적 당내성검사 (GTT)는 불필요

성형수술

- 켈로이드 형성의 고위험군
- 작은 선택적 처치도 심사숙고가 필요

작은 키 (Ranke and Saenger, 2001)

- 터너증후군의 95%; 결국, 최종신장이 인종 내 여성평균의 20 cm까지 ↓
- 경도의 자궁내성장지연 (IUGR), 영아기 느린 성장, 아동기 성장의 늦은 시작, 청소년기 성장부전으로 구성
- 사회화와 학업적 성취에 악영향
- 작은 키의 모든 여아는 (<3% 또는 성장곡선 상 -2표준편차[SD]) 터너증후군의 어떠한 다른 특징이라도 보일 경우, 핵형 분석을 해야 한다 (-2.5 표준편차라면, 다른 특징이 없어도 반드시 핵형 분석).
- 에스트로겐화 되기 전에 정상 신장을 얻기 위하여, 재조합 인간 GH 그리고/또는 스테로이드 치료 (해악/이득)를 이른 나이에 부모 및 가족과 상담해야 한다. 생리학적 양 이상의 인슐린 유사 성장인자-I (IGF-I)의 장기간 이득은 알려지지 않았다.

사춘기 치료 (Ranke and Saenger, 2001)

- 터너증후군 환자의 90%는 성선 부전을 가짐; 그러나 치료 없이도 30%는 자연적으로 사춘기 발달을 가지며, 2~5%는 자연적 월경과 임신능력을 가진다 (Hovatta, 1999).
- FSH를 체크하여 정상이면 상태를 평가하기 위해 난소 초음파 실시
- 성선 부전이 진단되고 사춘기 발달을 위해 에스트로겐 치료가 필요하면, 용량과 시점은 정상 사춘기와 유사하도록 시도해야 한다.
  - 이상적인 키를 갖는 것이 첫 번째 목표 (±GH)이고, 이후 적절한 사춘기 발달을 위해 에스트로겐 치료를 서서히 시작(성장판의 폐쇄를 가져온다.)
  - 경피적 E_2 젤은 정상적인 사춘기와 유사하도록 점진적인 이차성징의 발달과 자궁성장을 가져온다 (Piippo et al., 2004).

성인 치료 (Ranke and Saenger, 2001)

- 소아과적 치료에서 성인치료로 약 18세 때 전환; 치료는 반드시 생식에 전문가인 부인과 의사도 포함해야 한다.
- 매년 특별한 영역들에 주의를 기울여 문진과 검진 (H&P)
  - 선천성 심질환 (CHD)
  - 갑상선
  - 안과적 이상
  - 골격계 문제
  - 통상적 부인과적 치료
  - 심장 평가
  - 치아 이상
  - 난청
  - 유방검진
  - 고혈압
  - 골다공증
- 당뇨와 골다공증, 고혈압을 예방하기 위한 식이와 운동 중심의 생활 교육
- 매 5년마다 대동맥 근위부 평가를 위한 심초음파; 이전에 진단받았다면 보다 자주
- 알려진 콩팥이상이 있다면 빈번한 비뇨기계감염 선별검사
- 45세 때 골무기질밀도검사 실시하며 필요 시 매 3~5년마다
- 여아가 이전에 재조합 인간 GH로 치료 받았다면 저용량 경구피임약을 12세 때 시작, 그렇지 않았다면 14세 때 시작
- 난청이 있다면 3~5년마다, 정상이라면 10년마다 청각 평가
- 2년마다 실험실 검사: 헤모글로빈 (Hb), 혈중요소질소 (BUN)/크레아티닌 (Cr), 공복혈당, 지질검사, 간효소, 갑상선자극호르몬 (TSH), 유리갑상선호르몬 (FT4)

임신 치료 (Ranke and Saenger, 2001)

- 임신은 대동맥박리의 위험을 지니기 때문에, 대동맥 근위부 평가를 위해 임신 전 심초음파 실시
- 콩팥기능, 갑상선, 당내성 평가
- 유산과 자녀의 염색체 이상 위험에 대한 유전 상담
  - 160 임신 중 (Tarani et al., 1998):
    - · 29%: 자연유산
    - · 20%: 기형아 (터너증후군, 21세 염색체증 등)
    - · 7%: 주산기 사망
- 난소기능부전 여성: 기증된 난자/배아로부터 배아를 이식하기 전에 자궁크기를 키우고, 자궁으로의 혈류를 증가시키기 위해 3~4개월 동안 적절한 호르몬 치료; 자궁내막이 ≥7 mm까지 E_2의 용량을 ↑
- 질식분만은 가능하나 좁은 골반 때문에 제왕절개가 빈번

인지기능과 학업적 성취 (Ranke and Saenger, 2001)

- 불활성화 되지 않는 작은 고리X염색체를 가진 경우를 제외하고는 정신지체의 유병률이 높지 않음
- 비언어적, 시공간적 처리 기능의 이상; 사회적 인지의 결함 (적절한 미묘한 사회적 역할에의 실패)
- 많은 터너증후군 환자들은 높은 전문적 위치를 성취한다.

7. Menstrual Cycle

정상월경주기의 특징

- 목적: 배아착상을 최적화하기 위한 자궁 내막의 재생
- 기전: 시상하부, 뇌하수체, 난소가 긴밀히 상호작용하여 생식기 계통의 표적 장기 조직을 주기적으로 교체함 → 자궁내막, 자궁경부, 질
- fast facts
  - 초경의 평균 연령=12.8세; 폐경의 평균 연령=51세
  - 주기 1일째: 질출혈의 첫 날; 평균 월경 기간=4±2일
  - 각 주기의 월경기간
    - 20대와 40세 사이는 변동이 적다 (점차적으로 기간이 짧아짐).
    - 90%는 24~35일의 월경주기이다.; 15%는 28일 주기
  - 불규칙한 주기: 초경 후 몇 년간 (2년); 폐경 전 몇 년간 (3년); 식사, 운동, 감정에 따라 변화; 산후나 유산 후에 따라 변화
  - 월경주기
    - 여포기: 기간이 다양함 (7~21일); 월경주기의 길이를 결정하는 주요 요소
    - 배란
    - 황체기: 좀 더 일정함 (≥12일)
- 배란: 여성생식자가 난포의 여포에서 매달 주기적으로 방출되는 현상
- 체세포분열은 태아 연령 7개월에 멈추는 것으로 알려져 있으나, 최근의 자료는 출생 후 설치류의 난소에서 여포의 재생을 가능하게하는 생식계열의 줄기세포의 존재를 시사한다 (Johnson et al., 2004a).
- 성선자극호르몬분비호르몬 (GnRH)의 박동성 분비:

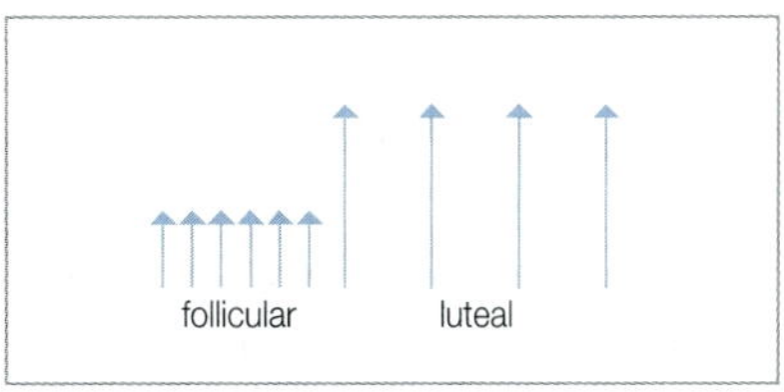

- 여포자극호르몬 (FSH)의 반감기 (t1/2)=3시간; 황체형성호르몬 (LH) t1/2=20분

여포기 FOLLICULAR PHASE

- 여포형성은 차례대로 일어나고 실제적으로 바로 앞주기나 혹은 이전 몇 주기의 마지막 몇 일 동안에 시작된다 (Gougeon, 1986).
- FSH의 농도가 약간 증가함에 따라 3~30개의 여포가 모여서 성장, 발달하게 된다.
- 우성난포가 선택되면 나머지는 퇴화하게 된다.
- 배란 장소는 이어지는 주기마다 불규칙적이다 (baird, 1987).
- LH: 천천히 상승
- 에스트라디올 (E_2)에 대한 음성피드백과 발달하는 여포가 분비하는 인히빈에 의해 FSH는 감소한다.
- 각각의 여포 내액에서 인히빈B의 농도는 여포기 초기의 것이 가장 높다. 인히빈B는 배란전의 여포(preovulatory follicle)에서 우세한 form의 인히빈인 것 같다 (predominant from of inhibin). 인히빈의 근원지는 과립층 세포이다 (Groom etal.,1996).
- E_2: FSH자극에 반응하여 우성난포속의 과립층세포에서 생산이 증가
- FSH가 과립층세포를 자극 →↑ FSH 수용체, LH수용체 (E_2 존재하에), 프로게스테론 (P_4), 17-hydroxyprogesterone (17-OHP), 안드로겐 증가
- 여포발달 후기에 동난포(antral ovarian follicle) 직경이 약 10 mm 이상 증가하면 과립층 세포는 LH의 자극을 수용하게 되고 LH는 난포막세포와 과립층세포 둘다에 영향을 발휘할 수 있게 된다 (filicoriand Cognigni, 2001).
- E_2는 여포의 성장과 발달에는 필요로 하지 않을 수도 있다.;

Granulosa Cells	ER-Alpha	ER-Beta
Preantral	-	+++
Antral	+	+++

ER, estradiol receptor;-, absent;+, present;+++,high levels.
Source: Adapted from Rosenfeld CS, Wagner JS, et al. Intraovarian actions of oestrogen. Reproduction 122(2):215, 2001.

- E_2가 아니라면 여포의 성장과 발달에 필요한 것은 무엇일까?

- 액티빈 (Activin), 인히빈, 인슐린유사성장인자 (IGF-I,II), 인슐린유사성장인자 결합단백질

배란 OVULATION (Yoshimura and Wallach, 1987)

타이밍Timings

- E_2 양성피드백: E_2 (≥200 pg/mL)가 50시간 이상에서 유지되면 월경주기의 중간의 성선자극호르몬의 급상승을 개시하기 위한 난소의 신호가 시작되고, 배란 전 난포에서 정상적인 수준의 호르몬 급상승에 필요한 P_4의 분비가 약간 상승한다. 비록 P_4가 정상적인 성선자극호르몬상승에 필수적일지라도 E_2의 결정적인 (obligatory) 작용에 따라 함께 기능하게 된다 (Nakai et al., 1978; Kiu and Yen, 1983).
- LH 급상승은 세 단계로 나뉘어진다.
  - 14시간의 급상승기
  - 14시간의 고원기
  - 20시간의 하강기
- 각 주기마다의 배란장소는 불규칙적이다 (Ecochard and Gougeon, 2000).
- 배란통 (Mittelschmerz): 배란 시 수분에서 수 시간 지속되는 둔한 일측성 통증; 배란 전 여포의 확장이나 배란 시 복강 내로 혈액이나 여포액이 누출되는 것이 원인일 수 있다.

배란 ovulation

- stigma: 파막 장소를 나타내는 여포벽의 작은 돌출; 배란 전에 잘 나타난다.
- 여포는 배란 전에 광범위한 혈관분포를 가지게 된다.
- 과립층세포 → 플라스미노겐활성화인자plasminogen activator (FSH에 반응하여) → 여포벽이 단백질 가수분해적으로 붕괴된다.
- LH →↑ 프로스타글란딘$F_{2\alpha}$ ($PGF_{2\alpha}$), 프로스타글란딘E_2 (PGE_2), 단백질가수분해효소 → 여포벽의 평활근의 수축 (따라서 임신을 바라는 환자에게서는 배란기 동안 PG Synthetase inhibitor 프로스타글란틴 합성효소 억제를 주지 말아야 한다.) (Pallet al., 2001)
- 혈청 LH는 32시간에 정중값에 도달하고 배란 후 16.5시간에 최고치에 도달한다.

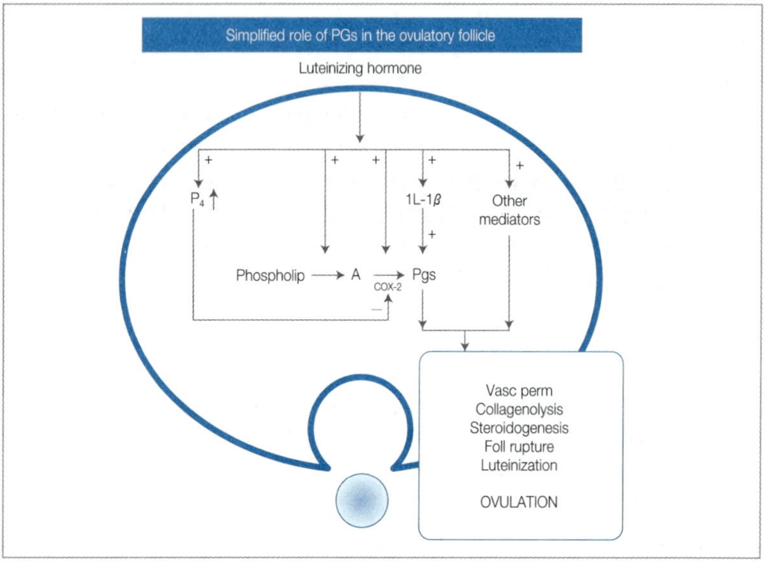

- 기초체온 basalbody temperature (BBT)의 최하점은 배란시간을 예측하는 부정확한 방법이다. 왜냐하면 최하점 6일 전과 최하점 후 4일 사이에 배란이 일어나기 때문이다 (Guermandi et al., 2001).

황체기 LUTEAL PHASE

- 난모세포의 만출과 함께 시작
- 황체corpus luteum (CL; yellow body): 황체화 된 과립층세포GCs, 내포막theca interna, 외난포막theca externa
- CL → 자궁 내막을 임신에 대비시키기 위해 P_4분비; P_4는 LH 급상승 전 12시간에 상승하기 시작한다.
- P_4 분비최고점은 LH 급상승후 1주일 내이다 (estrone[E_1], E_2, 17-OHP와 나란히 상승).
- 퇴화 → 백체 (corpus albicans) 형성
- LH와 인간융모성성선자극호르몬 (hCG)는 박동성 형태로(pulsatile fashion) P_4의 분비를 자극한다 (LH와 평행하게).
- 배란 여성: 황체기중기 P_4>3 ng/mL (Israel et al., 1972)

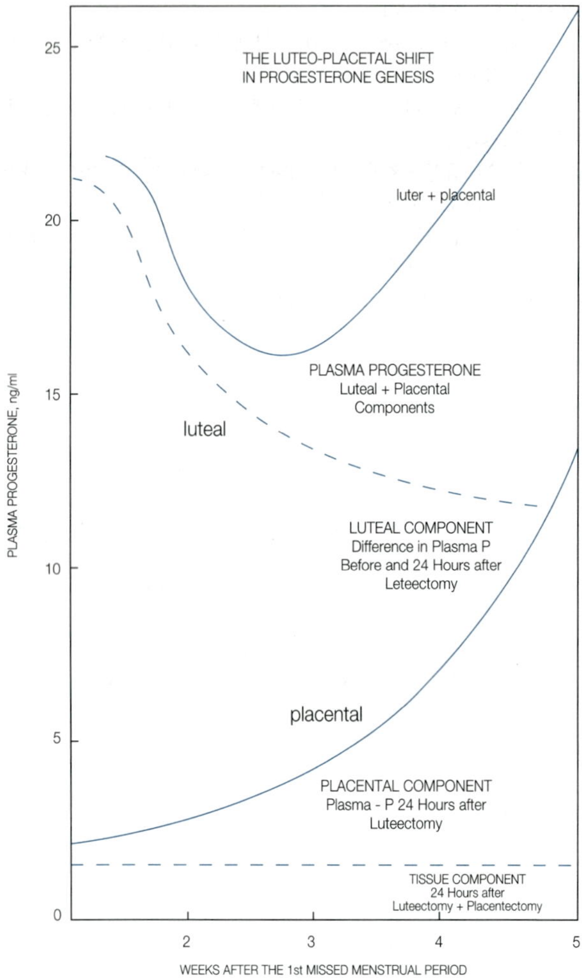
THE LUTEO-PLACETAL SHIFT
IN PROGESTERONE GENESIS
luter + placental
PLASMA PROGESTERONE
Luteal + Placental
Components
luteal
LUTEAL COMPONENT
Difference in Plasma P
Before and 24 Hours after
Leteectomy
placental
PLACENTAL COMPONENT
Plasma - P 24 Hours after
Luteectomy
TISSUE COMPONENT
24 Hours after
Luteectomy + Placentectomy
PLASMA PROGESTERONE, ng/ml
0
5
10
15
20
25
2
3
4
5
WEEKS AFTER THE 1st MISSED MENSTRUAL PERIOD

- P_4의 황체태반이행기 luteoplacental shift는 추정제태연령 estimatedgestational age (EGA) 6주째에 시작되고 임신 9주에는 거의 완료된다 (Caspo and Pulkkinen, 1978). 9주 이상에서는 난소에서 분비되는 P_4는 거의 필요치 않다. 이 시기보다 앞서 황체절제가 이루어져야 한다면 P_4 대체요법을 다음과 같이 할 수 있다.

Extimated Gestational Age	Progesterone Replacement (until Wk 12)
<9 wks	Crinone 8% q.h.s. per vagina Prometrium (wet tablet per vagina) or progesterone vaginal suppository: Non-down-regulated cycles: 100 mg q 12 hrs Gonadotropin-releasing hormone-agonist cycles: 200 mg q12 hrs Agonadal: 200 mg q6 hrs
≥9 wks	None

표적장기의 주기적 변화

난소 Ovary

초기 발달

Oocytes (No.)	Time
6 million	Wk 20 of fetal life
2 million	Birth
400,000	Menarche
400	Normal reproductive life span involves-400 oocytes ovulated

성인의 난소

- 각 원시난포는 감수 제 1분열 meiosis I의 전기prophase에서 정지된 작은 일차난모세포를 포함하고 있다.
- 원시난포 (50 ㎛) → 일차난포
  - 성선자극호르몬의 조절에 대해 독립적임
  - 투명대 zona pellucida: 난모세포를 둘러싸고 있는 투명한 당단백껍질; 직경 150 ㎛
  - LH 급상승 시작 36시간 내에 난모세포는 감수 제 1분열을 끝내고 (염색체는 22, 로 감소하여), 제 1극체가 빠져나온다.
  - 난모세포가 정자에 의해 수정된다면 제 2 감수분열이 일어난다.
  - 수정이 일어나면 착상전일지라도 hCG가 발달 중인 포배 (blastocyst)에서 분비된다 (Fishel et al., 1984).

자궁내막 (Endometrium)

- 자궁내막의 세 층 중, 바닥층만이 월경 중 탈락되지 않는다.
- 여포기: 바닥층(Basal layer)은 Compact epithelial cell인 Superficial layer와 intermediate layer인 spongiosa 층을 재생시킨다.; 자궁내막선은 E_2에 반응하여 증식한다.
- 배란을 나타내는 첫 조직학적 표지는 핵내 세포질내 글리코겐 공포화 subnuclear intracytoplasmic glycogenvacuole이다.
- 황체기: 내막선은 나선형의 분비형태가 된다. 혈관분포가 늘어나고 P_4에 반응하여 간질의 부종이 증대된다.; 황체기 후기: 간질의 부종이 더 심해지고 분비선 구조와 표피가 파괴되고 출혈이 계속해서 일어나게 된다.
- 자궁내막의 섬유소 용해능이 정점에 달해 있기 때문에 비응고성의 용매의 형태이다 (Todd, 1973).

자궁경부와 자궁경부점액

- E_2 → 자궁경부의 부종과 혈관분포를 증가시켜 자궁경부점액을 증가 (양적으로 10~30배)시키고, 또한 점액은 맑아지고 탄력성 (견사성spinnbarkeit)이 증가된다; 배란 직전에는 종려잎 palm-leaf 모양 분지 형성 (양치상화ferning)이 두드러진다 (NaCl에 의해 2차적으로).
- P_4 → 자궁경부점액을 두껍고 불투명하게 만들고 탄력성을 줄이고 양치 상화능을 잃게 한다.

질Vagina

- 여포기 초기: 얇고 창백
- 여포기 후기: 두껍고 거무스름 (E_2 증가)
- 황체기: 각질화된 세포의 높은 비율; 각질화전의 중간단계의 표피세포가 증가하고 다형핵 세포가 증가 (P_4증가)

난소의 스테로이드생성

안드로겐 (Erickson et al.,1985)

- 안드로스테디온 androgtenedione (A4)과 테스토스테론=19-C steroids
- 과립층 세포에 기질을 제공하고 방향화 aromatization한다.
- 주요 난소 안드로겐=A4; 말초조직에서 테스토스테론으로 전환 될 수 있다.

에스트로겐 (McNatty et al.,1979)

- 과립층 세포에서 A-ring이 방향화되고 포막 세포로부터 안드로겐이 퍼져 나온다.
- 18-C 원자를 포함
- 정의: 자궁내막의 증식을 자극

프로게스테론

- 여포기 → 1~3 mg/day
- 황체기 중기 → 25~30 mg/day
- 임신말기 → 250~300 mg/day
- LH자극이 필요 (그러므로, 뇌하수체기능이 없는 사람은 임신을 위해 황체기에는 대체요법이 필요)

배란에 대한 중추적 제어와 피드백 (filicori et al., 1986)

- 시상하부 신호: 박동성 GnRH분비로 인해 박동성 (매 1~4시간마다) 성선자극호르몬이 분비된다.

월경성 편두통

- 처치: 월경 전에 0.1 mg E_2 patch/day

혈액학적, 종양학적, 골수이식 환자에서의 부적절한 질출혈에 대한 프로토콜

- 급성 유도 (no admission warning):
  - 만약 내원 시 출혈이 없을 경우:
    - · Ortho-Novum 1/35 → q.d × 휴지기 없이 6 wks
    - · LH와 FSH 분비를 감소시키기 위해 Nafarelin (Synarel), 200 ㎍ → 6 wks nostrilb.i.d로 교체
    - · 주의: 환자에게 Synarel 복용 후 월경 같은 분비물이 있을 수 있음을 알린다.
  - 내원 시 출혈이 있는 경우:
    - · 첫째 주:
      - Orho-Novum 1/35: 가벼운출혈 → 2 pills q.d
심한 출혈 → 3 pills q.d
    - · 둘째 주:
      - Ortho-Nouvum 1/35를 one pill로 줄여간다 (첫째 주가 지나기 전에 출혈이 멈춘 경우 더 빨리 줄여나가도 됨).
      - Synarel 200 ㎍ → nostril b.i.d로 교체
    - · 셋째 주:
      - Ortho-Nouvum 1/35를 one pill로 줄여나가되 6주까지 지속한다.
      - 6주까지 Synarel을 지속한다.
- 예정된 경화요법이나 골수 이식의 경우 (3~4주째 admission warning에서 정상 blood count)
  - Leuprolide (Luperon)이나 nafarelin acetate (Synarel)를 입원 전 3~4주간 투약; 투약량:
    - · Lupron, 3.75 mg IM q4 wks; 내원 후 1~2일간 반복한다.
    - · Synarel, 200 ㎍ b.i.d; 퇴원까지 계속 투약한다.

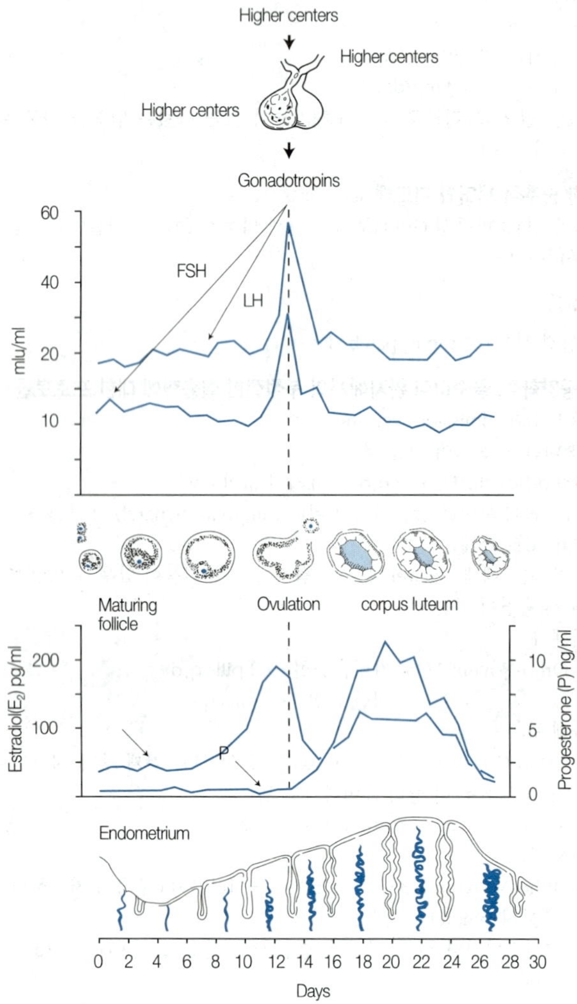
Higher centers
Higher centers
Higher centers
Gonadotropins
60
40
20
10
mlu/ml
FSH
LH
Maturing follicle
Ovulation
corpus luteum
200
100
Estradiol(E_2) pg/ml
P
10
5
0
Progesterone (P) ng/ml
Endometrium
0 2 4 6 8 10 12 14 16 18 20 22 24 26 28 30
Days

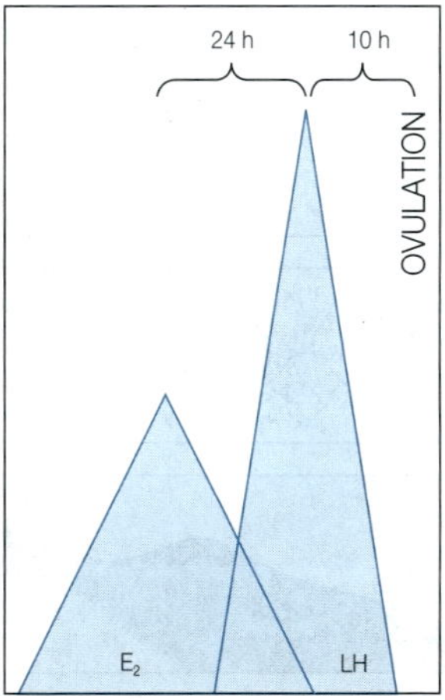

· 혈청LH 증가는 배란 전 대략 36시간에 일어난다.
· 소변에서 LH의 급상승은 혈청에서 LH급상승이 나타난 지 12시간 후이다.
· 그러므로 소변에서 LH kit 양성반응은 대략 배란 후 24시간에 일어난다.
· 배란은 hCG투약 후 34~46시간 (평균 36시간)에 일어난다 (Andersenet al., 1995).

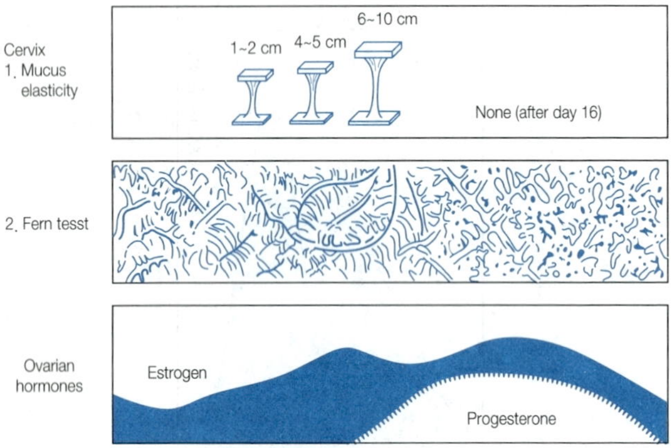
Cervix
1. Mucus elasticity
1~2 cm
4~5 cm
6~10 cm
None (after day 16)
2. Fern tesst
Ovarian hormones
Estrogen
Progesterone

8. 비정상 자궁 출혈

정의

- 비기능성 자궁 출혈은 전신적 의료 질병, 내분비질환, 구조적인 자궁 이상과 관계 없는 단순한 비정상 자궁 출혈이다. → 진단 배재

비정상 자궁 출혈의 양식

용어	월경 패턴
희발월경	35일 이상의 주기
다발월경	24일 이하의 주기
월경과다	정규적인 주기의 월경에 일어나는 80 ml 이상의 자궁출혈 혹은 보통보다 긴 월경기간
부정자궁출혈	불규칙한 간격의 일정한 출혈
불규칙과다월경	비정규적인 주기의 월경에 일어나는 80 ml 이상의 자궁출혈 혹은 보통보다 긴 월경기간

자궁내막의 탈락

- 강력한 나선 세동맥 혈관수축 (prostaglandin[PG] E_2와 $PGF_{2\alpha}$)이 월경 발생보다 앞선다 (Markee, 1940).
- 월경 유발의 두 가지 이론
  - 세포자멸사, 조직퇴행 그리고 PG와 단백질분해효소의 분비
  - 나선 세동맥 수축과 괴사
- 월경 출혈 소실의 90% 이상이 첫 3일 동안 일어난다 (Harnes et al., 1977).
- 신체의 다른 조직과 비교되는 자궁내막에서의 다른 지혈 구조
  - 혈소판 부착의 초기 억제
  - 과다 혈액 분출이 일어나는 손상된 혈관은 혈소판과 섬유소의 혈관내 마개에 의해 막힌다.
  - 월경 발생 후 20시간에 더 강력한 나선 세동맥 혈관수축으로 지혈이 된다.
  - 월경 시작 후 36시간에 조직 재생이 시작된다.

비정상 자궁 출혈의 전신적 원인

혈액 응고 이상

von Willebrand' s disease

혈소판 감소증

급성 백혈병

진행성 간 질환

내분비 질환

갑상선 질환, 과프로락틴혈증

다낭성 난소 증후군 혹은 안드로겐 순환 증가

쿠싱 증후군

무배란 혹은 희소 배란

특발성

스트레스, 운동, 비만, 빠른 체중 변화

다낭성 난소 증후군 혹은 상기의 내분비 질환

약

피임: 경구/경피/질정 피임제, 자궁 내 장치, medroxy-progesterine acetate

항응고제

항정신병약

항암화학요법

도파민 대사와 관련된 약들: 삼환계 항우울제, 페노티아진, 항정신병 약들

외상

· 성교
· 성폭행
· 이물질
· 골반 외상

기타

비뇨기계 이상: 요도염, 방광염, 방광암

염증성 장 질환, 치질

비정상 자궁 출혈로 이르는 생식기 이상

	자궁	자궁목	질	외음부
감염	자궁내막염	자궁경염	세균질증	성병 (STD)
양성종양	폴립, 자궁내막증식증, 샘근육증, 평활근종	폴립, 외반증, 자궁내막증	가트너관낭, 폴립, 샘근육증	피부연성섬유종, 콘딜로마, 혈관각화종
암	샘암종, 육종	침습적 혹은 전이암	질 암	외음부 암

연령별 비정상 자궁 출혈의 원인 (APGO, 2002)

- 신생아:
  - 에스트로겐 금단
- 초경 전:
  - 이물질
  - 샘근육증
  - 외상, 학대
  - 외음질염
  - 암 (즉, 포도육종)
  - 성조발증
- 초경 후 초기:
  - 무배란: 시상하부 미숙 (90% 이상의 경우)
  - 스트레스: 운동으로 유발된
  - 임신
  - 감염
  - 혈액 응고 장애
- 가임 연령:
  - 무배란
  - 임신
  - 내분비 이상
  - 폴립/섬유양/샘근육증
  - 약물 연관 (경구 피임제)
  - 감염
  - 육종, 난소
  - 혈액 응고 장애
- 폐경전후기:
  - 무배란으로 인한 비저항적 에스트로겐과 과증식
  - 폴립/섬유양/샘근육증
  - 암
- 폐경 후:
  - 위축증
  - 암/폴립
  - 에스트로겐 치료
  - Selective estrogen receptor modulators (SERMs)

초기 평가

병력

- 시기: 빈도, 시간적 양상, 마지막 월경 주기
- 출혈 속성: 기간, 성교 후, 양, 시간적 양상
- 관련 증상: 통증, 발열, 질분비물, 장/방광 기능의 변화
- 적절한 의학적 병력, 출혈 이상 병력 (가족력)과 약복용 병력
- 체중 변화, 과도한 운동, 만성질환, 스트레스

신체 계측

- 전신: 전신 질환의 징후, 반상출혈(ecchymosis), 갑상선비대증(thyromegaly), 안드로겐과다증의 증거 (다모증, 여드름, 남성 형태의 탈모), 흑색가시세포증 (acanthosis nigricans)
- 골반: 출혈 장소 측정; 자궁의 윤곽, 크기, 압통평가; 어떤 의심 병변이나 종양

검사실 검사

- 임신 관련 출혈을 배제하기 위한 소변 임신 검사
  - 최근에 임신했었다면 혈청 β-인간 융모막 생식샘자극호르몬 (βhCG) (trophoblastic disease 배제)
- 파파니콜로도말시험 (Pap smear)
- 온혈구계산 (CBC)와 혈소판 (PLTs)
- 갑상샘저하증을 배제하기 위한 갑상선 자극 호르몬 (TSH)
- 만약 월경 발생 이래로 월경과다병력, 점막피부 출혈, 또는 혈액 응고 질환의 가족력이 있다면 프로트롬빈 시간 (PT)/부분 프로트롬빈 시간 (PTT), 8번 인자와 폰빌레브란드인자 항원을 체크한다 (특히 청소년기).
- 만성 간이나 신장 질환이 있는 사람에서 간 기능 검사 (LFTs)
- 배란 상태 측정
  - 월경 주기 기록: 한 cycle에서 그 다음 cycle까지 10일 이상의 변동이 있으면 무배란 cycle임을 시사한다.
  - 정상적인 월경 주기 길이: 24~35일
  - 황체형성 호르몬 (LH) 소변 지표 용구: 조기 난소 부전, 폐경과 다낭성 난소 증후군은 위양성을 나타낼 수 있다 (경우에 따라).

자궁내막 생검

- 35세 이상 모든 여성에서 시행
- 비저항적 에스트로겐 노출의 병력
- 자궁내막 과증식의 위험인자:
  - 비만, 만성 무배란증, 유방암의 병력, SERM (tamoxifen)사용
  - 자궁내막, 난소, 유방 혹은 대장암의 가족력 (Farquhar et al., 1999)

초기 평가의 요약

병력과 신체 계측
임신 검사: 임신이나 영양막병 배제
파파니콜로도말시험
CBC/PLTs
TSH
LFTs (만성 간이나 신장 질환자)
PT/PTT, 8번 인자, 폰빌레브란드인자 항원 (의심 병력인 경우)
배란 상태 월경력 기록 황체 주기 길이 (24~35일) LH 소변 지표 용구 (urine predictor kits)
자궁내막 생검
질경유 초음파 (초음파자궁조영이나 자궁경검사 가능)

이차적 평가

- 질경유 초음파 (TVS)는 비정상 골반 검사나 정상 자궁내막생검의 고정에서 구조적 병변을 평가한다.
  - 두꺼운 자궁내막 내층을 설명할 수 있다.; 점막하섬유양, 폴립, 샘근육증과 종양성 변화 간의 구별을 확실히 할 수 없다.
  - 비정상 자궁내막을 배제 시에 TVS의 이용은 폐경 여성에서 좀 더 믿을 수 있다.
  - 폐경전의 여성에서 TVS는 MCD 4~6일에 시행해야 한다.; 자궁내막 선이 5 mm 이상으로 돌아오면 → (Sonohysterogram 시행)
    - 비정상 자궁출혈이 있는 200명의 폐경전 여성에서 5 mm 이하의 자궁내막 선이 있는 80명 (20%)여성 중 16명이 초음파자궁조영(Sonohysterogram)에서 자궁내막폴립이나 점막하 섬유양이 보였다 (Breitkopf et al., 2004).
- 초음파자궁조영술(Sonohysterogram)은 자궁내막강으로 무균증류수를 넣고 TVS로 모니터링하면서 강내를 주의 깊게 관찰할 수 있도록 한다.
  - 폴립이나 작은 점막하섬유양과 같은 작은 병변을 더 잘 찾을 수 있다.
  - 장점: TVS 단독일 경우보다 폴립을 찾는데 민감도가 더 높다 (94% 대 75%). (Kamel et al., 2000)
  - 단점: 조직학적 진단을 위한 조직은 없음
- 자궁경검사(Hysteroscopy): 자궁내막강의 직접 관찰
  - 비정상 자궁출혈의 진단을 위한 gold standard
  - 확인된 병변을 생검하거나 잘라낼 수 있다.

치료

급성 월경과다

- 고용량의 정맥내, 근육내 혹은 경구 에스트로겐
- 의료 혹은 수술적 치료가 행해지기 전까지 30cc 풍선 도뇨관 (충전)
- 필요할 경우 수혈
- 수술: 만약 계속적인 과다 질 출혈인 경우 자궁소파술 고려

만성 월경과다

치료 선택

	혈류 감소 (%)	설명
경구 피임제	50	연속적 혹은 주기적
Levonorgestrel 자궁내 기구	80~90	무월경 유발 가능
비스테로이드성 항염증제	20~50	배란 여성에서 효과적
주기적 프로제스틴	-	특히 무배란성 출혈
항섬유소용해제 (tranexamic acid, 1 g 하루 4번 cycle days minus 1-4)	50	부작용: 오심, 다리경련, 심부정맥혈전증 잠재적 위험
생식샘자극호르몬 분비 호르몬 작용제와 길항제 (GnRH agonist and antagonist)	-	에스트로겐 저혈증 부작용: 피부홍조, 골감소증; 6달로 제한적 사용

의학적 치료 실패 혹은 알려진 수술 적응증

- 자궁경검사/자궁소파술
- 자궁내막절제 (EM ablation)
- 환자의 대략 20%는 좀 더 수술을 요하고 10%는 자궁절제술이 필요하다.
- 자궁절제술

A. 폐경전 출혈에서 진단적 알고리즘

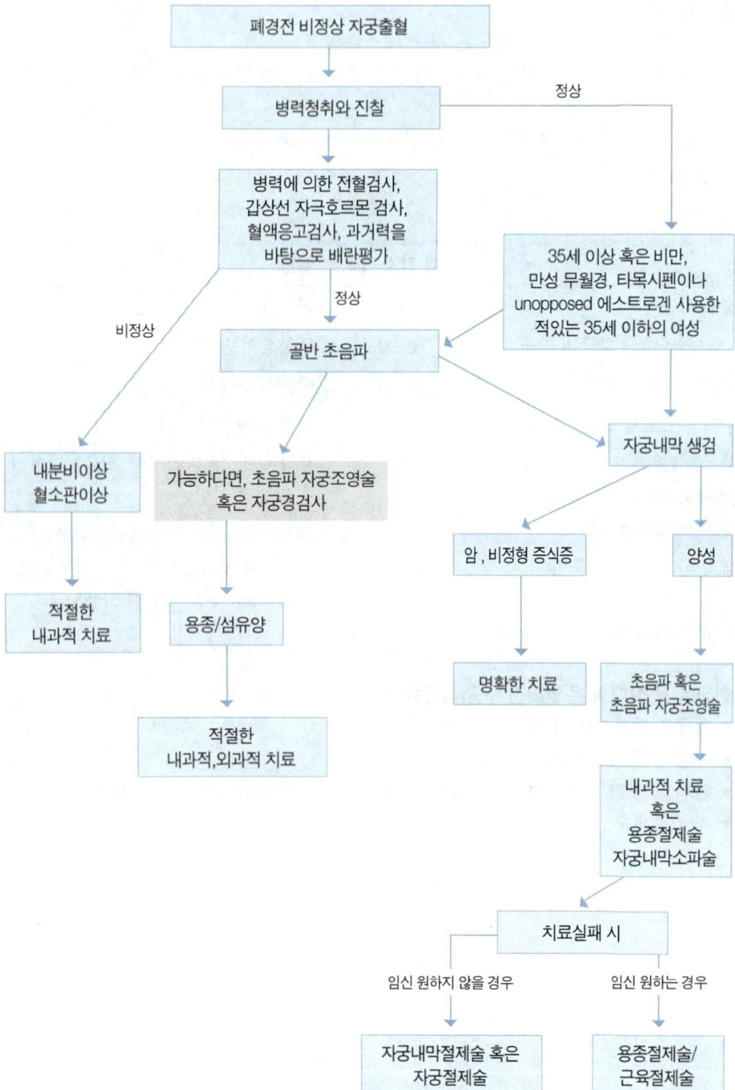

B. 폐경후 출혈에서 진단적 알고리즘

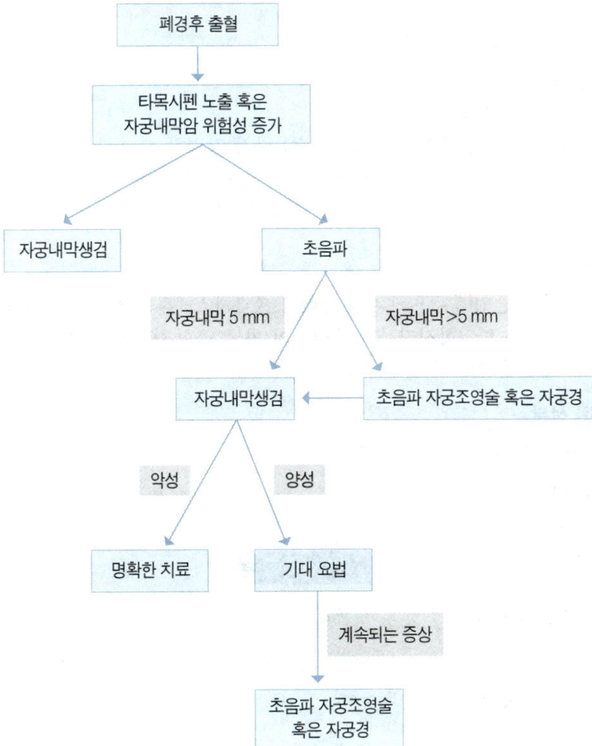

9. 경구 피임약

경구 피임약의 스테로이드 성분

에스트로겐 성분

- 1.2~1.7시간 내에 혈중 최고 농도
- 에스트로겐 중에서 에스트라디올 (E_2)이 가장 강력한 natural 에스트로겐이고, 난소에서 분비 되는 주요 에스트로겐이다. C-17에 있는 에틸기가 에스트라디올을 경구로 섭취했을 때 활성화시킨다. 현재 모든 경구피임약은 에티닐 에스트라디올 (EE)을 사용한다.
- 생리학적 효과
  - 프로게스테론 (P_4) 수용체 수를 높여서 프로게스테론의 작용을 높인다.
  - 자궁 내막을 안정화시켜서 비생리기의 자궁 출혈 (BTB)과 불규칙적인 피흘림 (shedding)을 최소화 시켜준다.

프로제스틴 성분

- 2시간 내에 혈청 최소 농도에 이른다.

합성 프로제스틴

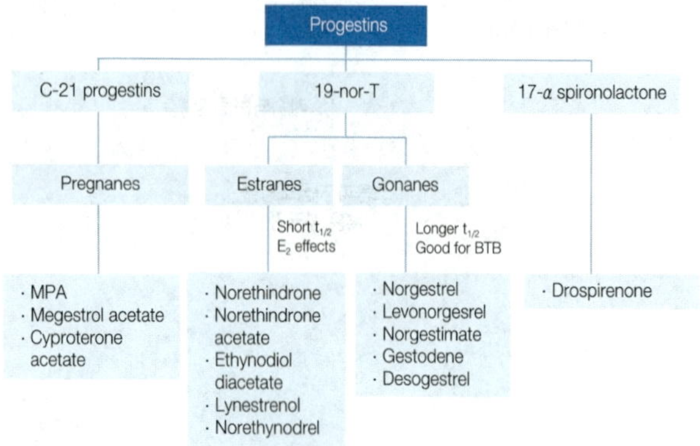

BTB, breakthrough bleeding; E_2, estradiol; MPA, medroxyprogesterone acetatel $t_{1/2}$, terminal half-life

- 생리학적 효과
  - 피임효과가 있으나, 완벽한 무배란 효과는 없다 (현재 사용되는 저용량 EE doses 에서).
    - 주기의 최대 3%에서 여전히 배란이 일어난다.
  - 자궁경부 점액의 혼탁
  - spinbarkeit 막음
  - 자궁내막 샘의 성숙을 막음 → 탈락막화 (decidualized)

Generation (세대)

- 1세대: > 50 μg E
- 2세대: < 50 μg E , 그리고 norgestimate, desogestrel, gestodene 외의 모든 프로제스틴
- 3세대: < 50 μg E, 그리고 Levonorgestrel 계통의 프로제스틴 (norgestimate, desogestrel, gestodene).

약의 효능

- 표적기관과 연구되고 있는 적정점 (end point)에 따라 다르다.
  - 현재의 저용량 경구피임약의 다양한 프로게스테론 성분의 생물학적 영향은 대략 같다.

Multiphasic formulation

- 얻는 이점은 스테로이드 레벨을 바꿔서 대사율을 낮추고, BTB/무월경을 낮추는 것이다.

메커니즘

- E과 프로제스틴은 3~4주 동안 매일 주어진다.
- 프로제스틴의 음성 되먹이 현상에서 유발되는 피임효과
- E성분에 의해 출혈 조절
- P_4가 LH (황체 호르몬)를 억제
- E가 FSH와 LH를 억제
- E가 자궁내막의 불규칙적 출혈과 BTB를 최소화시킴
- E은 프로제스틴 수용체를 통한 프로제스틴 효과를 강화하는데 요구됨 (프로제스틴 용량을 낮출 수 있음)

효력

- 년간 실패율 = 0.1% (일반적 사용으로는, 첫 1년에 3.0%)

PATIENT MANAGEMENT

Practice Guidelines for Oral Contraceptive (OC) Selection: Summary

1 = first choice, combination formulation containing 30-35 ug of ethinyl estradiol except where noted. See footnotes.

2 = second choice, combination formulation containing 30-35 ug of ethinyl estradiol except where noted. See footnotes.

Patient Characteristics	Progestin Androgenic Activity		
	Low	**Medium**	**High**
	Norgestimate Desogestrel Norethindrone 0.4-0.5 mg monophasic	Levonorgestrel triphasic Norethindrone 1 mg monophasic or triphasic Norethindrone acetate 1 mg Ethynodiol diacetate 1 mg	Norgestrel 0.3 mg Norethindrone acetate 1.5-2.5 mg Levonorgestrel 0.15 mg
General formulation selections for women initiation OC use			
New start	1	2	
Adolescent	1	2	
Perimenopause	1	2	
Postpartum (lactating)	If no supplemental feedings and no menses, conception unlikely for 2-3 mos; if OC desired, progestin-only pill recommended 6 wks after delivery. Replace with com bination pill when supplemental feeding introdeced.		
Postpartum (nonlactating) (start at 2 wks)	1	2	
Formulation selections in minimizing or managing unwanted OC side effects			
Breakthrough bleeding	1[a]	1[a]	
Weight gain	1	2	
Acne/hirsutism	1	2	
Headaches /common migraine	1[b, c]	2	
Nausea	1[b, d]	2	
Breast tenderness	1[b, d]	2	
Mood change	1[b]	2	
Formulation selections in minimizing or managing OC adverse effects			
Adverse lipid/lipoprotein effects (except hypertriglyceridemia)	1	2	
Adverse carbohydrate effects	No current formulations have a clinically significant effect on glucose metabolism.		
Adverse thrombotic effects	Thrombotic effects are primarily related to the dose of the estrogen component; use OC containing <50 ug estrogen or other method.		

[a] The lowest incidence of breakthrough bleeding appears to be with formulations containing either levonorgestrel, norgestimate, or desogestrel. If breakthrough bleeding persists after switching from one such formulation to another-and if poor compliance, infection, and other potential problems have been ruled out-placement of the patient on a preparation containing 50 ug estrogen may be considered.

[b] A formulation containing a progestin with low androgenic activity remains the agent of choice, but evidence for a clear advantage in this parameter is lacking; if the problem persists, switching to a pill containing a different type of progestin may be beneficial in some individuals.

[c] If headache occurs exclusively during the pill-free interval, use daily, continuous, combined OCs to avoid cyclicity.

[d] This effect is largely estrogenic and infrequent with low-estrogen-dose OCs. If the problem persists, a 20 ug ethinyl estradiol formulation may be tried.

Practice Guidelines for Oral Contraceptive (OC) Selection: Summary

1 = first choice, combination formulation containing 30-35 ug of ethinyl estradiol except where noted. See footnotes.
2 = second choice, combination formulation containing 30-35 ug of ethinyl estradiol except where noted. See footnotes.

Patient Characteristics	Progestin Androgenic Activity		
	Low	**Medium**	**High**
	Norgestimate	Levonorgestrel triphasic	Norgestrel 0.3 mg
	Desogestrel	Norethindrone 1 mg monophasic or triphasic	Norethindrone acetate 1.5-2.5 mg
	Norethindrone 0.4-0.5 mg monophasic	Norethindrone acetate 1 mg	Levonorgestrel 0.15 mg
		Ethynodiol diacetate 1 mg	
Formulation selections for women with medical donditions			
Acne/hirsutism	1	2	
Obesity	1	2	
History of vascular disease (e.g. thromboembolism, coronary artery disease)		Contraindication	
Hypertension (uncontrolled)		Contraindication	
Hypertension (controlled or history of pregnancyinduced)	1	2	
Hypercholesterolemia			
Hypertriglyceridemia	OCs contraindicated above 350-600 mg/dL, depending on panel member's view and presence/absence of other factors (e.g., low HDL); with mild elevations, a norges timate-containing OC may be preferred.		
Smoker >35 yrs of age		Contraindication	
Smoker 30-35	1[a]	1 (<50 ug estrogen)	
Heavy smoker <30 yrs of age	1[a]	1 (<50 ug estrogen)	
Family history of coronary heart disease	1	2	
Classic migraine		Contraindication	
Common migraine	1[b]	2	
Depression	1[b]	2	
Family history of breast cancer	1[b, c]	2	
Personal history of breast cancer		Contraindication	
Benign breast disease	1[b, d]	2	
Diabetes/gestational diabetes	1[b]	2	
Antiepileptic drug use	Formulation containing 50 ug estrogen may be preferable		
Family history of ovarian cancer	1	2	
Sickle cell	1	2	
Prosthetic heart valve	1	2	
Anticoagulant use	1	2	
Mitral valve prolapse	1	2	

[a] There is no epidemiologic evidence indication that there is a difference in risk of venous thrombosis in 20 ug ethinyl estradiol and 30-35 un ethinyl estradiol OCs in smokers as well as nonsmokers.

(계속)

[b] A formulation containing a progestin with low androgenic activity remains the agent of choice, but evidence for a clear advantage in this parameter is lacking; if the problem persists, switching to a pill containing a different type of progestin may be beneficial in some individuals.

[c] A formulation containing a progestin with low androgenic activity remains the agent of choice, but there is no evidence that any particular OC formulation is preferable in women with an family history of breast cancer.

[d] OCs generally protect against the development of benign breast disease; a formulation containing a progestin with low androgenic activeity remains the agent of first choice.

Practice Guidelines for Oral Contraceptive (OC) Selection: Summary

1 = first choice, combination formulation containing 30-35 ug of ethinyl estradiol except where noted. See footnotes.

2 = second choice, combination formulation containing 30-35 ug of ethinyl estradiol except where noted. See footnotes.

Patient	Progestin Androgenic Activity		
Characteristics	Low	Medium	High
	Norgestimate	Levonorgestrel triphasic	Norgestrel 0.3 mg
	Desogestrel	Norethindrone 1 mg monophasic or triphasic	Norethindrone acetate 1.5-2.5 mg
	Norethindrone 0.4-0.5 mg monophasic	Norethindrone acetate 1 mg	Levonorgestrel 0.15 mg
		Ethynodiol diacetate 1 mg	
Formulation selections in women for whom OCs are being considered in some measure for therapeutic perposes			
Ovulatory dysfunctional uterine bleeding	1	2	
Persistent anovulation	1	2	
Premature ovarian failure	1	2	
Dysmenorrhea	1[a, b]	1[a,b]	
Functional ovarian cysts	1 (monophasic only)		2 (monophasic only)
Mittelschmerz	1[a]	2	
Endometriosis (pain)		1 (monophasic continuous)	2 (monophasic continuous)
Bleeding with blood dyscrasias		1 (continuous)	2 (continuous)

[a] A formulation containing a progestin with low androgenic activity remains the agent of choice, but evidence for a clear advantage in this parameter is lacking; if the problem persists, switching to a pill containing a different type of progestin may be beneficial in some individuals.

[b] A formulation containing a progestin with low androgenic activity remains the agent of first choice and may be used in combination with a prostaglandin synthetase inhibitor. If dysmenorrhea persists, options include the use of and agent with higher androgenic activity plus a prostaglandin synthetase inhibitor or diagnostic tests to rule out endometriosis.

Source: Adapted from Mishell DR, Darney PD, et al. Practice guidelines for OC selection: update. Dialogues Contracept 5(4):7, 1997.

CURRENTLY AVAILABLE ORAL CONTRACEPTIVES

Product	Manufacturer	Estrogen (ug)	Progestin (mg)
Combined oral contraceptives: monophasic extended cycle			
Seasonale	Duramed	30 EE	0.15 LNG
Combined oral contraceptives: monophasic products			
Alesse	Wyeth	20 EE	0.1 LNG
Aviane	Barr	20 EE	0.1 LNG
Lessina	Barr	20 EE	0.1 LNG
Levlite	berkex	20 EE	0.1 LNG
Loestrin	Pfizer	20 EE	1 NEA
Loestrin Fe 1/20	Pfizer	20 EE	1 NEA
Junel 1/20	Barr	20 EE	1 NEA
Junel Fe 1/20	Barr	20 EE	1 NEA
Microgestin 1/20	Watson	20 EE	1 NEA
Microgestin Fe 1/20	Watson	20 EE	1 NEA
Levlen 28	Berlex	30 EE	0.15 LNG
Levora 21	Watson	30 EE	0.15 LNG
Nordette	Monarch	30 EE	0.15 LNG
Portia	Barr	30 EE	0.15 LNG
Desogen	Organon	30 EE	0.15 DSG
Ortho-Cept	Ortho-McNeil	30 EE	0.15 DSG
Apri	Barr	30 EE	0.15 DSG
Cryselle	Barr	30 EE	0.3 NOR
Lo/Ovral	Wyeth	30 EE	0.3 NOR
Low-Ogestrel	Watson	30 EE	0.3 NOR
Loestrin 1.5/30	Pfizer	30 EE	1.5 NEA
Loestrin Fe 1.5/30	Pfizer	30 EE	1.5 NEA
Junel 1.5/30	Barr	30 EE	1.5 NEA
Junel Fe 1.5/30	Barr	30 EE	1.5 NEA
Microgestin Fe 1.5/30	Watson	30 EE	1.5 NEA
Yasmin	Berlex	30 EE	3 DRO
MonoNessa	Watson	35 EE	0.25 NGM
Ortho-Cyclen	Irtho-McNeil	35 EE	0.25 NGM
Spirintec	Barr	35 EE	0.25 NGM
Ovcon 3.5	Warner Chilcott	35 EE	0.4 NE
Brevicon	Watson	35 EE	0.5 NE
Modicon	Ortho-McNeil	35 EE	0.5 NE
Necon 0.5/35	Watson	35 EE	0.5 NE

(계속)

Product	Manufacturer	Estrogen (ug)	Progestin (mg)
Nelova 10/11	Warner Chilcott	35 EE	0.5, 1 NE
Necon 1/35	Watson	35 EE	1 NE
Norinyln 1+35	Watson	35 EE	1 NE
Nortrel 1/35	Barr	35 EE	1 NE
Ortho-Novum 1/35	Ortho-McNeil	35 EE	1 NE
Genora 1/35	Physicians Total Care	35 EE	1 NE
Nelova 1/35	Warner Chilcott	35 EE	1 NE
Demulen 1/35 Pfizer	Pfizer	35 EE	1 ED
Zovia 1/35E (21/28)[a]	Watson	35 EE	1 ED
Ovral	Wyeth	50 EE	0.5 NOR
Ogestrel 0.5/50	Watson	50 EE	0.5 NOR
Demulen 1/50	Pfizer	50 EE	1 ED
Zovia 1/50E	Watson	50 EE	1 ED
Ovcon 50	Warber Chilcott	50 EE	1 NE
Genora 1/50	Physicians Total Care	50 MES	1 NE
Necon 1/50	Watson	50 MES	1 NE
Nelova 1/50M	Warber Chilcott	50 MES	1 NE
Norinyl 1+50	Watson	50 MES	1 NE
Ortho-Novum 1/50	Ortho-McNeil	50 MES	1 NE
Combined oral contraceptives: biphasic products with 2-day hormone-free interval			
Kariva	Barr	10, 20 EE	0.15 DSG
Mircette	Organon	10, 20 EE	0.15 DSG
Combined oral contraceptives: biphasic products			
Necon 10/11	Watson	35 EE	0.5, 1 NE
Ortho-Novum 10/11	Ortho-McNeil	35 EE	0.5, 1 NE
Jenest-28	Organon	35 EE	0.5, 1 NE
Combined oral contraceptives: triphasic products: constant estrogen with a phasic progestin dose			
Cyclessa	Organon	25 EE	0.1, 0.125, 0.15 DSG
Velivet	Barr	25 EE	0.1, 0.125, 0.15 DSG
Ortho Tri-Cyclen Lo	Ortho McNeil	25 EE	0.18, 0.215, 0.25 NGM
Ortho Tri-Cyclen	Ortho McNeil	35 EE	0.18, 0.215, 0.25 NGM
Tri-Sprintec	Barr	35 EE	0.18, 0.215, 0.25 NGM
Ortho-Novum 7/7/7	Ortho McNeil	35 EE	0.5, 0.75, 1 NE

(계속)

Product	Manufacturer	Estrogen (ug)	Progestin (mg)
Nortel 7/7/7	Barr	35 EE	0.5, 0.75, 1 NE
Necon 7/7/7	Waston	35 EE	0.5, 0.75, 1 NE
Tri-Norinyl	Watson	35 EE	0.5, 1, 0.5 NE
Triphasic products: phasic estrogen dose with a progestin dose			
Trivora	Watson	30, 40, 30 EE	0.05, 0.075, 0.125 LNG
Triphasil	Wyeth	30, 40, 30 EE	0.05, 0.075, 0.125 LNG
Tri-Levlen	Berlex	30, 40, 30 EE	0.05, 0.075, 0.125 LNG
Enpresse	Barr	30, 40, 30 EE	0.05, 0.075, 0.125 LNG
Triphasic products: constant progestin with a phasic estrogen dose			
Estrostep Fe	Pfizer	20, 30, 35 EE	1 NEA
Oral contraceptives: progestin only			
Ovrette	Wyeth	-	0.075 NOR
Camila	Barr	-	0.35 NE
Errin	Barr	-	0.35 NE
Nor-QD	Waston	-	0.35 NE
Jolivette	Waston	-	0.35 NE
Nora-Be	Waston	-	0.35 NE
Ortho-Micronor	Ortho-McNeil	-	0.35 NE

COC, combined oral contraceptive; DRO, drospirenone; DSG, desogestrel; ED, ethynodiol diacetate; EE, ethinyl estradiol; LNG, levonorgestrel; MES, mestranol; NE, norethindrone; NEA, norethindrone acetate; NGM, norgestimate; NOR, norgestrel.

경구 피임약의 대사효과

심근 경색

- 심혈관계 위험요소를 컨트롤한 후에도 2세대 경구피임약이 2배 정도 심근경색의 위험도를 높인다.
- 35세 이상 흡연자에서 주요 사망 원인이다.

허혈성 뇌졸중

- 단순 편두통 (전조증상 없는)을 가진 여성과 classic 편두통 (전조증상 있는)을 가진 여성을 비교 시 허혈성 뇌졸중의 위험도는 별 차이가 없었다.
- 경구피임약은 편두통과 관련된 시력 변화나 국소 신경학적 증상이 있는 여성에서는 사용되면 안된다.

출혈성 뇌졸중

- <35세: 증가 없음
- >35세: 경구 피임약 사용자에서 2.2배 증가

정맥 혈전 색전증

- 경구 피임약과 관련된 혈전증의 위험도는 아주 적다 (임신 시 만 명당 8명인 것에 비해 만명당 3명 꼴). 만약 환자가 혈전성 합병증이 있다면, antithrombin III, protein C, protein S, activated protein C 저항성, factor V Leiden, prothrombin G20210A mutation, 그리고 homocysteine을 살펴봐야 한다.
- Factor V Leiden mutation이 있다면 (유병율 5%) 경구피임약으로 인한 혈전증 위험도는 28.5 /10,000
- 프로제스틴만 쓰면 정맥 혈전증의 위험이 더 낮다. 그러나, 혈전증의 과거력이 있는 여성에서는 아직 연구된 바 없다.
- 정맥 혈전증의 가족력이 없으면, prothrombotic mutation에 대한 검사가 필요 없다.

고혈압

- 임상적으로 유의한 고혈압 (HTN)의 증가는 보고된 바 없다.
- 의학적 과거력과 혈압을 꼼꼼히 살펴본 후 호르몬 적 피임이 안전하게 제공될 수 있다.; 대부분의 여성에서, 더 이상의 평가는 필요하지 않다.

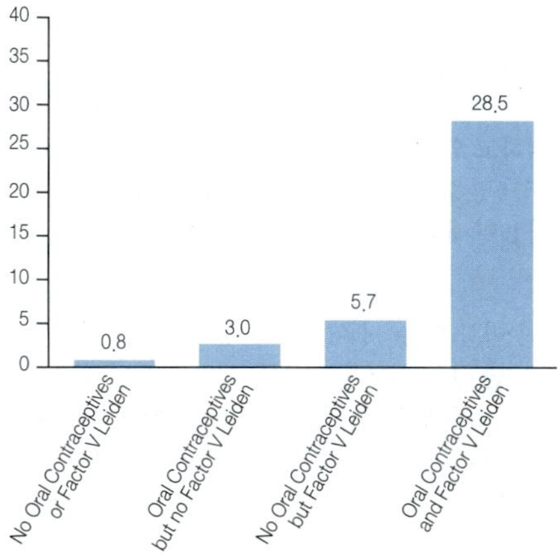

탄수화물 대사

- 저 용량의 monophasic 경구피임약과 biphasic 경구피임약에 의한 인슐린 저항성과 당 변화는 매우 적어서, 현재는 임상적 유효성이 없다고 본다.
- 경구피임약은 당뇨의 위험성을 높이진 않는다.

기타 영향

- 저용량의 경구피임약에서는 아직 확인되지 않았으나, 담낭 질환의 위험성이 약간 증가한다 (에스트로겐에서 나온 콜레스테롤이 높아짐으로 인해 담즙의 구성이 변함에 따라).
- 경구피임약은 급성 또는 만성 담즙성 간질환에는 금기이다.
- 처음 몇 달 동안에는 구역증상과 유방의 불편감이 가장 두드러지는 불편함이나, 대개는 곧 사라진다 (저 용량에서는 더 낮게 발생).
- 경구피임약과 체중증가는 연관 없다.
- [ESR (적혈구 침강 속도)/총 Fe-binding capacity]의 상승, PT 는 하강
- Telangiectasia (홍조); melasma (기미)
- 짙은 경부 점액 (leukorrhea)
- 드물게 → 우울감/성욕 감소
- 프로제스틴 관련 부작용: 기분의 우울, mood swing, 피로, 성욕 감소, 체중 증가

경구피임약과 암

유방암

- 약 2년 사용 후, 섬유 낭포성 질환은 40% 감소
- data간에 상충되는 것도 있으나, 일반적으로 역학조사에서 경구피임약과 유방암의 관련성을 증명하고 있진 않다.
- 35~64세의 총 4,575명 여성을 대상으로 한 case- control study에서 현재, EH는 과거 경구피임약 사용이 유의한 유방암 증가와 관련이 없다는 것을 밝혔다.

자궁경부암

- 경구피임약을 1년 이상 사용 시 이형성과 상피내암의 위험도 높아짐; 5년 사용 후 침습성 암 증가; 10년 사용 시 2배에 이름; 선암과 편평세포 암의 위험도 증가한다.
- 경구피임약을 끊은 이후에도 위험도 증가가 계속되는지는 정확하지 않다.
- HPV 양성인 경구피임약 사용자들에서의 자궁경부암의 위험은 발암성 HPV의 cofactor로 작용하며 세포 증식을 시키는 E_2의 16-αhydroxyestrone 대사물질과 관련있어 보인다.
- 많은 변수가 있어서 아직 자궁경부암에 대한 명확한 결론이 나지 않았다.

자궁내막암

- 암의 위험도 감소 (adeno Ca, adenosquamous Ca, and adenoacanthoma)
- 약 끊고 20년간 보호효과 지속
- 저용량 (30~35 μg)은 비교적 보호효과를 제공

난소암

- 암 위험도 감소 (serous, endometroid, mucinous, and clear cell): 4, 8, 12년 사용 시 41%, 54%, 61%만큼 감소
- 끊은 후 20년간 보호효과 지속
- 비록 Case-control study에서 BRCA mutations가 있는 사람들 중에서 OCS 사용자가 OCS 비사용자에 비해 난소암 발병위험이 50%나 감소했다는 보고도 있지만 BRCA1이나 BRCA2 mutation이 있는 사람들에게 OCS는 난소암에 대한 protective effect는 없는 것 같다.

결장직장암

- 경구피임약은 결장직장암 발생을 줄여줄 것으로 생각된다.
- 결장직장암에 대한 경구피임약 사용자의 상대 위험도는 0.82이다 (95% 신뢰구간).

간암

- 간세포암의 위험도 (경구피임약 사용자 백만명 당 1명)는 약의 용량과 사용기간과 관련 있다.; 저용량에서는 상관없다.
- WHO에서 간세포암과 경구피임약과는 상관관계가 없음을 밝혔다.

경구피임약과 암의 관계 요약

암의 종류	경구피임약에 의한 위험도
유방암	30세 이하 여성에선 위험도 증가시킴 (24%), 그러나 약 끊고 10년 후에는 위험도 더 이상 증가 없음. 35~64세의 현재 또는 과거 경구피임약 사용 여성에서 한 번도 사용안한 여성에 비해 위험도 변화 없음.
자궁경부암	암 발생율 높임 (10%), 25~50세의 약 사용자 10만 명에서 6 case와 관련되었을 것으로 생각됨 (papilloma virus 감염된 이들에서).
자궁내막암	암발생 줄임 (60%), 25~50세의 약 사용자 10만 명에서 24 case에서 암 발생 막음.
난소암	암 발생 줄임 (40%), 25~50세의 약 사용자 10만 명에서 14 case를 막음.

내분비 효과

부신

- free & active cortisol 수치는 올라가나, 정상 수치이다.
- 뇌하수체-부신 반응은 정상이다.

갑상선

- free thyroxine에 변화 없다.

경구피임약과 생식 기능

임신 중 부주의한 사용

- 경구피임약과 선천 기형과의 관계를 밝히는 보고는 입증되지 않았다.
- 유효한 선천 기형의 위험은 일반적인 2~3%를 넘지 않았다.

이후의 생식능력

- 임신에 이르는 시간이 늦어짐: 콘돔 또는 다른 방법을 중지하면 90%에서 12달내에 임심하는데 걸리는데 비해 경구피임약사용시는 90%에서 15개월이 걸린다.
- 50%에서 3달 후 임신이 되고, 2년 뒤에 초산부는 최대 15%, 경산부는 최대 7%에서 임신에 실패한다.
- 자발적 유산은 증가 없다.
- 임신 결과: 이란성 쌍둥이 증가

모유수유

- 신생아의 성장에는 문제없으나, 수유의 양과 질이 떨어진다.
- 대조군의 4.6개월에 비해, 3.7개월로 수유기간 짧아진다.
- 배란 억제의 역치가 아이가 빠는 기간은 하루 65분, 5번 이상이라는 데는 논란이 있었다.
- 처음 6개월간 밤 시간의 수유를 포함하여 규칙적인 간격으로 수유를 하는 무월경 여성의 피임 효과는 경구피임약을 복용하고 있으며 월경이 있는 여성의 피임 효과와 같다.; 6개월이 지나거나 월경을 하게 되면 배란의 위험이 증가한다.
- 프로제스틴만 들어있는 경구피임약은 수유에 악영향이 없고, 몇몇 연구에서는 모유 생산이 늘어남을 보인다.

산후 기간에 경구피임약 복용 시작

- 산후 피임의 3S 법칙
- 모유 수유 → 산후 3개월 뒤 경구피임약 시작
- 부분 모유수유 또는 모유수유 안함 → 산후 3주에 시작

약 복용 후 무월경

- 경구피임약이 2차적 무월경을 유발한다는 증거는 없다.
- 6개월 이내에 월경 기능을 되찾지 못한 여성은 다른 2차적 무월경 환자들처럼 함께 평가해봐야 한다.

경구피임약과 감염

박테리아성 성병

- 경구피임약을 12개월 이상 사용했으면, 골반염에 대비를 해야 한다.; 메커니즘은 모른다.
  - 경부 점액이 탁한가?
  - 월경이 줄어들었나?

바이러스성 성병

- 경구피임약과 사람면역결핍바이러스 (HIV)/HPV/HBV간의 관계는 밝혀지지 않았다.

환자 관리

절대적 금기

혈전 정맥염

간기능이 눈에 띄게 나빠짐

유방암

진단되지 않은 질 출혈

임신

35세 이상에서 흡연

루푸스와 관련된 혈관 질환 (프로게스테론만 포함된 피임약 또는 자궁내장치)

현재 또는 과거의 정맥 혈전증 또는 폐색전증

상대적 금기

편두통: 뇌졸중의 위험 높힘

35세 이상에서의 고혈압

당뇨: 35세 미만의 당뇨병 여성에서는 피임약의 효과가 당뇨병 위험성보다 더 크다.

elective surgery: 오늘 날 저용량 피임약의 중요성보다는 덜할 것이다.

항간질약은 경구피임약의 효과를 떨어뜨린다.

sickle cell disease 또는 sickle C: 저용량 피임약의 이용의 보호효과

담낭 질환

American college of Obstetricans and Gynecologists Guidelines	comment
35 세 이상, 흡연자	위험도 unacceptable
고혈압	
BP control됨	위험도 acceptable
BP control안됨	위험도 unacceptable
뇌졸중, 허혈성 심장질환, 정맥 혈전증 과거력	위험도 unacceptable
당뇨	위험도 acceptable (다른 CV위험요소나 end-organ의 질병이 없으면)
고지혈증	위험도 acceptable (저밀도 지단백 <160이고 다른 위험 요소가 없으면)
여러 가지 CV 위험요소	언급된 바 없음
편두통	
< 35세	위험도 acceptable
> 35세	위험도가 이득보다 큼
전조증상 동반한 경우	위험도 unacceptable
유방암	
현재 질환	위험도 unacceptable
과거 질환, 5년간 재발 없음	위험도 unacceptable
유방암, 난소암의 가족력	위험도 acceptable

감시

- 매년 골반 검사, pap smear, 혈압 체크를 한다.

적절한 피임약 복용

- 만약 월경주기의 5일 이내에 피임을 복용하였다면 처음 주기에서 피임 효과가 나타난다.; 주말의 출혈은 일요일 복용시작으로 막을 수 있다.
- 피임약을 먹지 않는 7일간에도 피임약을 복용하면 생리주기를 연기할 수 있다.
- 잊어버리고 넘긴 약
  - 1 missed pill: 가능한 빨리 한 알을 먹는다.
  - 2 missed pill (첫 2주 내에): 2일간 2알 먹고, 7일간의 여분의 시간 (backup)
  - 3 missed pill (3주째, E는 2주 이상 아무 때나): backup 7일

임상적 문제

비 생리기 자궁출혈 (BTB)

- 처음 몇 달간 가장 빈번히 일어난다 (첫 달에 10~30%, 세 달 동안 1~10%).
- 자궁 내막이 그 구조를 조정하는 과정에서 조직 파괴에 의해 발생
- 피임약을 먹는 주기가 끝나기 전에 BTB발생 시 → 피임약 끊고, 7일간 기다려서 새로운 주기를 시작한다.
- BTB의 조절: estradiol valerate, 5 mg IM × 1 dose
- BTB가 발생한 경우 어느 특정 약이 다른 약들보다 우월하다는 증거는 없다.; 일반적으로 E와 P_4 농도가 높은 피임약에서 BTB발생이 적다.

무월경

- 경구피임약을 먹는 동안에 해롭거나, 영구적인 영향을 주는 무월경은 발생하지 않는다.
- 발생률: 첫 1년간 = 1%, 다음 몇 년간 = 5%
- 약을 먹지 않는 주의 마지막 동안의 basal body temperature (BBT)를 재어 임신 테스트를 할 수 있다.
- 98°F (36.8℃): 임신

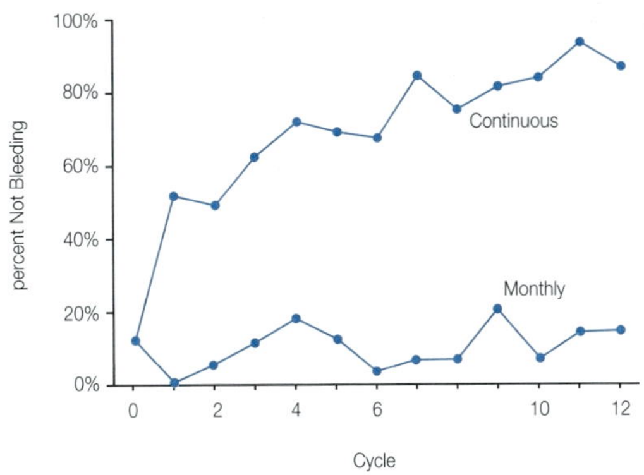

Rates fo amenorrhea for continuous vs. monthly oral contraceptives.

체중증가

- 관련성 없음

여드름

- 좋아짐 (20 μg-EE의 경구피임약으로도 가능)
    - E_2 → gonadotropins↓ + T에 결합하는 성 호르몬 결합 글로불린 (SHBG)↑
    - 프로제스틴 → gonadotropins↓ + T 대사↑ + 5α- reductase↓
    - yasmin (ethinyl estradiol, 30 μg; drospirenone, 3 mg)은 다모증과 여드름에 선택적 경구피임약이다.

난소의 낭종

- 기능적 cyst는 높은 용량의 경구피임약을 먹는 여성에선 잘 안 나타난다.

경구피임약의 효능을 낮추는 약물들

- rifampin/phenobarbital/phenytoin (Dilantin)/primidone/carbamazepine

투약의 대체경로

- 환자가 만일 심각한 구역/구토증상이 보인다면, 매일 한 알씩 질정 사용

경구 피임약의 이점 요약

월경 주기 증상의 컨트롤

- 월경 불순
- 월경 과다
- Mittelschmertz
- 빈혈
- 월경전 증후군 (PMS)를 낮추는 것도 가능하다.

유방에 대한 효과

- 양성 유방 질환 감소

암 예방

- 자궁 내막암 감소
- 난소암 감소

부인과적 문제 감소

- 딴 곳 임신 감소
- 자궁내막증 감소
- fibrinoid감소 가능
- E_2 고용량에서는 난소의 낭종 감소 가능

다른 이점들

- 안드로겐 과다 질환들의 치료
- 뼈 밀도 증가
- 류마티스성 관절염도 치료 가능

PROGESTINE-ONLY PILL

- Ovrette: Neogest: 0.075 mg norgestrel
- Micronor, NOR-QD: 0.35 mg norethindrone

작용 메커니즘

- 자궁내막이 안으로 말리고, 착상에 부적절해진다; 자궁경부 점액이 끈적해지고, 뚫기 어려워진다. (2~4시간 내에)
- ~40%에서 배란은 정상적으로 된다.
- 적은 용량 때문에, 매일 같은 시간에 minipill을 복용해야 한다.
- 끊으면 바로 임신 가능해진다.
- 이런 경우엔 대체 할 것
  - 모유수유중
  - 컨트롤 되지 않는 고혈압
  - 경구 피임약 먹으면 구역 증세를 보임
  - 35세 이상의 흡연자
  - 혈전 색전증의 과거력 있는 사람
  - 편두통 있음

효력

- motivated women에서 실패율은 combination pills와 같다.

약물 복용

- 월경 첫날 시작, 7일간의 backup기간
- 2개 이상의 missed pill있고, 4~6주간 월경이 없으면 임신 테스트를 실시한다.
- 약 먹는 시간이 3시간 이상 늦었으면 48시간동안 backup

문제점

- 출혈
  - 40% → 정상 배란 주기
  - 40% → 짧고 불규칙한 주기
  - 20% → 불규칙한 출혈/점상출혈/무월경

임상적 결정

- progestine-only pill은 다음과 같은 사람에 좋다.
  - 수유부
  - 40세 이상
  - E이 금기인 사람
  - GI upset을 호소하는 사람/유방에 tenderness/경구피임약 먹으면 두통이 있는 사람

성교 후 응급 피임

- 배란하기 1~2일전 한 번의 성교는 다음과 같은 임신율을 보임
  - 임신 가능한 커플 = 8%
  - 19~26세의 여성 = 50%

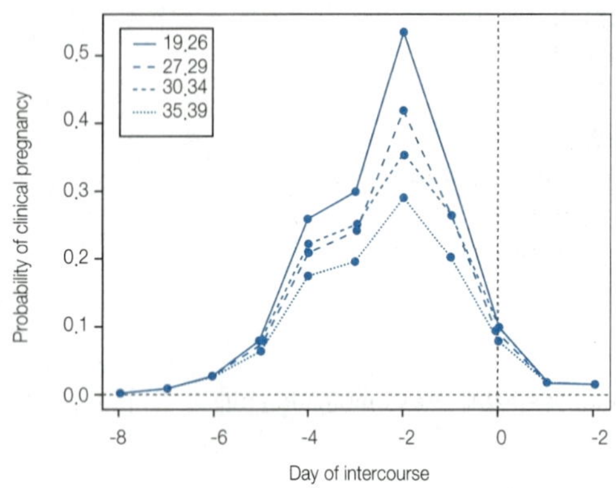

Yuzpe 방법

- 성교 72시간 내에
  - Preven (100 μg EE + 0.5 mg levonorgestrl) 또는 Plan B (0.75 mg levonorgestrel)을 두 번, 12시간 간격두고
  - 대체: Lo/Ovral; Nordette; Levlen; Triphasil; Tri-Levlen을 8 tabs (12시간 간격으로 4번 준다.)
  - 항구토제

- 시간에 따른 성공률

Time (Hours)	Pregnancy Rate (%)
<72	0.8
72~120	1.8

- 콘돔이 찢어졌을 때/성폭행/diaphragm이나 자궁경부 cap이 제거되었을 때
- 대체방법: mifepristone (RU486), 600 mg PO
- 작용기전: 착상 방해
  - 2%의 실패율
- 치료 후 다음 월경은 대개 기대했던 날짜보다 1주일 전이나 후에 일어난다.

Product	Manufacturer	Estrogen (μg)	Progestin (mg)	Pills per Dose[a]
Emergency contraception: progestin-only products				
Plan B	Women' s Capital	-	0.75 mg LNG	1
Ovrette	Wyeth	-	0.075 mg NOR	20
Emergency contraception: combined estrogen-progestin products				
Preven	Gyné tics	50 EE	0.25 LNG	2
Ogestrel	Watson	50 EE	0.5 NOR	2
Ovral	Wyeth	50 EE	0.5 NOR	2
Low-Ogestrel	Watson	30 EE	0.3 NOR	4
Lo/Ovral	Wyeth	30 EE	0.3 NOR	4
Levlen	Berlex	30 EE	0.15 LNG	4
Levora	Watson	30 EE	0.15 LNG	4
Nordette	Monarch	30 EE	0.15 LNG	4
Trivora	Watson	30 EE	0.125 LNG	4
Triphasil	Wyeth	30 EE	0.125 LNG	4
Tri-Levlen	Berlex	30 EE	0.125 LNG	4
Alesse	Wyeth	20 EE	0.1 LNG	5
Aviane	Barr	20 EE	0.1 LNG	5
Lessina	Barr	20 EE	0.1 LNG	5
Levlite	Berlex	20 EE	0.1 LNG	5

[a] Treatment consists of two separate doses taken 12 hrs apart.

자궁 내 장치 (IUD)

- 구리 IUD (progestin IUD는 아직 연구되지 않음)은 성교 5일 내에 장치된다.
- 작용기전
  - 정자에 독성
  - 염증반응으로 시작
- 1% 미만의 실패율
- 금기: 여러 명의 파트너, 활동성의 골반염, 성폭행 피해자

나이 많은 여성에서의 피임약(>40세)

- 저용량의 경우피임제나 minipill을 사용한다.
- 주의: 저용량의 경구피임제라도 폐경 후 치료에 필요한 E의 4배에 이른다.
- 폐경기 전후 여성의 경구피임약 사용의 이점
  - 효과적인 피임
  - 불규칙한 월경, 비기능적 자궁출혈 (DUB), 월경과다, 월경불순 등의 치료
  - 혈관운동 증상 감소
  - 뼈 밀도 증가/골절의 감소
  - 난소암과 자궁내막암의 감소
  - 여드름 치료

폐경 후 여성에서 언제 호르몬 대체요법으로 바꿀 것인가

- 경구피임약을 먹는 중의 폐경의 진단: pill-free기간 중 8번째 날 다음과 같으면 폐경이라 진단가능
  - FSH:LH>1, 또는
  - E_2<20 pg/ml, 또는
  - FSH>30 mIU/ml
- 환자가 50대 중반에 접어들면 경험적으로 호르몬 대체요법으로 바꿀 수가 있다.

무배란과 출혈

- 증식, 또는 과증식 자궁내막을 가진 무배란 여성 (월경 일주일전 혈청 P_4<3 ng/dL)은 매달 첫 10일 동안 medroxyprogesterone (prova)을 매일 10 mg 복용한다.; 만일 progestine 치료가 효과 없으면, 더 적극적 치료가 권장된다.
- 매달 progestine 치료는 퇴조 출혈 (withdrawal bleeding)이 있거나, 폐경기 증상이 보일 때까지 주어진다.
- 저용량 경구 피임약의 사용은 불규칙적이고 많은 무배란성 출혈에 예방으로, 그리고 자궁내막 증식증의 위험이 있을 때 예방으로 권유된다.

새로운 피임 방법

계속적인 경구피임법: Seasonale

- Levonorgestrel, 150 μg, & EE, 30 μg
- 84일 (active tablet) → 7일 (inert tablet)
- 월경 불순, 월경 과다, 월경 시 편두통, 월경 전 증후군, 빈혈, 난소의 낭포, 자궁내막증, 다낭성 난소증후군
- BTB가 4일 이상 있을 경우, 5일간 간격 두고 끊는다.

Monthly 주사: Lunelle

- estradiol cypionate, 5 mg; medroxyprogesterone, 25 mg
- IM 주사, 매 22~33일마다
- E_2의 생리학적 농도
- 첫 불규칙 출혈은 첫 E_2농도의 증가와 뒤이은 E_2의 급하강 때문
- 5년 임신율 0.2%
- 주사한 마지막 달에서 2달 지난 후 배란

Levonorgestrel IUD: Mirena

- 20 μg/일
- 월경 과다, HRT with E_2에 사용
- 1년 뒤 ~90%에서 월경혈 감소를 보인다.
- 5년 임신율: 0.71/100명의 여성; ectopic rate: 0.02/100명의 여성/년

Vaginal ring: NuvaRing

- Progestin: etonogestrel, 120 μg/day (serum: ~1500 pg/mL), and EE, 15 μg/day (serum: ~20 pg/mL)
- 3~4주간 끼운다.
- 만일 ring이 3주 이상 끼워져 있으면 같은 ring으로 35일 동안 임신 방지가 가능하다.

patch: Ortho Evra

- Progestin: norelgestromin, 20 μg/일 & EE, 20 μg/일
- 3~4주 동안 일주일에 한 번
- 4-×5- cm patch

10. 무월경

정의

- 월경의 부재 또는 억제; 넓게 일차 (한 번도 월경을 해보지 않은 환자) 또는 이차 (예전에 정상 월경기능을 가졌던 환자)로 분류된다.

생리적 무월경

- 사춘기 전 (초경 연령, 9~17세)
- 수유와 임신 중
  - 임신가능 연령의 여성에서 무월경이 있다면, 반드시 임신을 먼저 제외해야 한다.
- 폐경 이후

환자의 일반적인 분류

- 신체검진은 유방발달이 있는 일차 무월경에서만 필요하다.
- 무월경/사춘기 지연: E_2 (에스트라디올) 검사
  - 생식선기능 정상 (eugonadal)
  - 생식기능 저하: FSH (난포자극호르몬) 검사
    - · 과다 생식선 자극
    - · 과소 생신선 자극

과다 생식선자극 생식선기능 저하

- 무월경/사춘기 지연
    - 생식선기능 정상
    - 생식기능 저하
        - 과소 생식선 자극
        - 과다 생식선 자극 (1차 무월경의 50%): 핵형 검사
            - 핵형 정상: 미성숙 난소부전
              자가면역, 난소 저항, 환경적 영향, 갈락토오스혈증, 17-OHase결핍
            - 핵형 비정상 (생식선 발육부전)
              45,X (가장 흔함)
              45,X del Xp
              45,X/46,XX
              45,X/46XY
              46,XY (Swyer' s 또는 LH-R 비활성화 변이, 비정상 표현형)
    - 1형 MEN (multiple endocrine neoplasia)의 60%는 미성숙 난소부전 (POF)과 연관된다.; 2형 MEN의 4%가 POF와 연관된다.; 자가면역성 뭇샘성 증후군 1형 (autoimmune polyglandular syndrome type I)의 15%가 POF와 연관다.; 자가면역성 뭇샘성 증후군 2형의 5%가 POF와 연관다.; LH-R, 황체화호르몬 수용체, 17-OHase, 17-수산화효소

과소 생식선자극 생식선기능 저하

- 무월경/사춘기 지연
    - 과다 생식선자극
    - 과소 생식선 자극: MRI 검사
        - MRI 비정상
            - 두개인두종
            - 프로락틴종
            - Sheehan 증후군
            - 빈 안장 (Empty Sella) 증후군
            - 기타 CNS 병변 (비기능성 선종)
            - 특발성 (IHH)
        - MRI 정상
            - 식욕감퇴
            - 스트레스
            - 일차 갑상선 기능저하
            - 운동
            - 생리적 연기
            - 특발성 (IHH): 머리 손상, 방사선 조사
            - 유전적 원인: FSH β변이, GnRH-R 변이, 칼만 증후군

생식선기능 정상

- 무월경/사춘기 지연
  - ▪생식선기능 저하
  - ▪생식선기능 정상
    - · 만성 무배란: EmBx (자궁내막 조직검사)실시
      - 다낭성 난소 증후군, 난소 기질 증식증, 인슐린 저항
    - · 유출로 이상
      - 처녀막 막힘증, 질 가로막, 뮬러관 무형성증, 안드로겐 비감각 증후군 (테스토스테론 측정), 자궁내 협착

초기 평가

- 무월경/사춘기 지연: HCG 검사
  - E_2상태 결정
    - 신체검진 (사춘기 지연의 경우 유방 발달 검진)
    - E_2 (에스트라디올)
  - PRL, TSH, T4 적응됨
  - 유출로 평가: PE/US (골반검진/초음파검사)
    - 생식선기능 정상인 일차 무월경

무월경의 진단 알고리즘

- 대부분의 경우는 다낭성 난소 증후군, 시상기능 저하성 무월경, 프로락틴 과다증, 난소부전에 의함
  - β-hCG, 프로락틴, 갑상선자극호르몬, 난포자극호르몬, 에스트라디올
    - 생식선 부전이 있다면 핵형 분석
    - 프로락틴이 증가되어 있다면, 소마토스타틴C 확인 (성장호르몬 미세선종 rule out)하고 자기공명영상을 확인
  - 생식기 검진 (Genital examination)
    - 유방이 발달되어 있는데 질이 없거나 맹관이라면 대개 뮬러관 무형성증, 질가로막, 또는 안드로겐 비감각 증후군을 의미

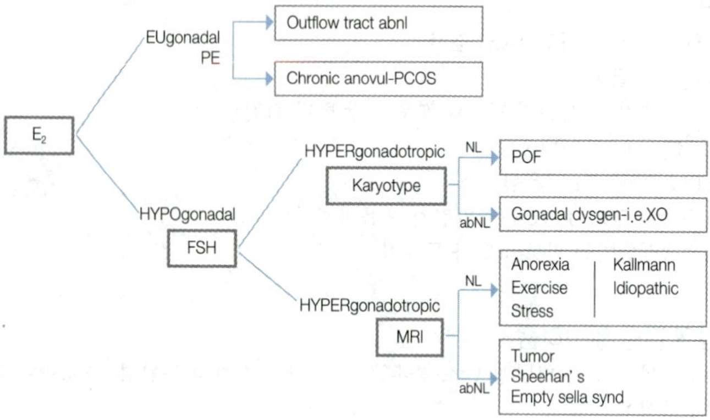

abnl, abnormal; E_2, estradiol; FSH, follicle-stimulating hormone; MRI, magnetic resonance imaging; NL, normal; PCOS, polycystic ovary syndrome; PE, pelvic examination; POF, primary ovarian failure; synd, syndrome.

일차 무월경 원인 분포

Category	Frequency (%)
Breast development	30
Mullerian agenesis	10
Androgen insensitivity	9
Constitutional delay	8
Vaginal septum	2
Imperforate hymen	1
No breast development : high FSH	40
Abnormal	20
46,XY	15
46,XY	5
No breast development : low FSH	30
Constitutional delay	10
Prolactinomas	5
Kallmann syndrome	2
Other central nervous system disorder	3
Stress, weight loss, anorexia	3
Polycystic ovary syndrome	3
Congenital adrenal hyperplasia	3
Other	1

FSH, follicle-stimulating hormone.

일차 무월경

정의

- 정상 2차 성징 (유방)이 있으면서 15세까지 월경이 없는 경우
- 10세 이전에 일어난다면 유방발달이 이루어진지 5년 이내에 월경이 없는 경우
- 13세까지 유방발달이 시작되지 않는 경우

생식선 이상

- 일차 무월경 환자의 60%는 난소성 스테로이드를 합성하지 못한다.

생식선 형성부전 (터너 증후군)

- 태아 생식선 분화 이상의 가장 흔한 원인, 핵형 45,XO

순수 생식선 형성부전

- 순수 생식선 형성부전이라는 용어는 정상 핵형을 가졌으나 FSH 수치가 올라가 있는 성적으로 미성숙한 소녀를 의미

XY 생식선 형성부전 (Swyer 증후군)

- 표현형 상, 환자는 여성이고, 정상 여성의 내/외부 생식기와 난소 조흔 (streak)을 가진다. 생식선을 찾기 위해 드물지만 비뇨기과의 도움을 필요로 하는 황체화 호르몬 수용체의 비활성화 변이를 항상 확인해야 한다.

혼합 생식선 형성부전

- 생식세포 종양, 또는 한 개의 고환과 반대쪽의 고환 조흔 (streak) 또는 부재를 동반하는 드문 비대칭 생식선 발달 변이
- 이 환자는 XO-XY의 mosaics 핵형이다. 이들은 상반된 (anomalous) 외부생식기를 가지고 있으며 사춘기나 그 이후에 남성화 된다.

난소 비감각 증후군 (Savage 증후군)

- 기능성 난소 부전. 아마도 난소 세포막의 생식선자극호르몬 수용체의 결함. 난소는 생식선자극호르몬에 반응하지 못한다.

CYP17(17α-수소화효소) 결핍

- 일차 무월경, 이차 성징 없음, 여성 표현형, 고혈압, 저칼륨증, 코티솔 생산 저하, 부신피질자극호르몬 증가 → 미네랄코르티코이드 증가 (결국, Na^+-retention, K^+-loss, 고혈압)

외부 생식기 이상

- 일차 무월경의 40%

자궁과 질의 선천성 부재

- 뮬러관 무형성증 (Mayer-Rokitansky-Kuster-Hauser Syndrome)은 가장 흔한 결함

남성 가성반음양 (안드로겐 비감각 증후군)

- 부적당 또는 부적합한 비뇨생식굴과 외부 생식기의 여성화는 생식선의 효소 또는 부신 스테로이드 합성의 결핍에 의한다. 가장 흔한 원인은 안드로겐 비감각 증후군이다.

정상으로 보이는 자궁이 없는 여성

안드로겐 비감각 증후구:XY

(5α-환원효소결핍; 음모, 겨드랑이모의 결핍; 정상 남성수준의 테스토스테론)

뮬러관 무형성증: XX; 음모, 겨드랑이모 있음; 여성 수준의 테스토스테론

여성 가성반음양

- 안드로겐의 난소외의 근원은 정상 내부 생식기를 가진 유전적으로 정상인 여성을 남성화할 수 있다. 선천성 부신 과증식은 가장 흔한 원인이다. 과도한 부신 안드로겐 분비는 대개 P450c21 (21-수소화효소) 또는 P450-11β(11β-OHase)결핍에 의한 코티솔 합성의 결합과 연관되어 있다.

비정상 시상하부-뇌하수체 기능

- 중추신경계와 뇌하수체 병변. 칼만 증후군 (후각-생식 형성이상); 뇌하수체 기능이상, 고립된 생식선자극호르몬 결핍을 나타난다.; 그리고 종양 (두개인두종)이나 전이로 인해 전뇌하수체의 파괴로 인해 과소 생식선자극성 생식기능저하증(hypogonadotropic hypogonadism)으로 나타난다.

이차무월경 원인의 분포

Category	Frequency (%)
Low or normal FSH	66
Weight loss/anorexia	
Nonspecific hypothalamic	
Chronic anovulation, including polycystic ovary syndrome	
Hypothyroidism	
Cushing's syndrome	
Pituitary tumor, empty sella, Sheehan syndrome	
Gonadal failure:high FSH	12
46,XX	
Abnormal karyotype	
High prolactin	13
Anatomic	7
Asherman syndrome	
Hyperandrogenic states	2
Ovarian tumor	
Nonclassic adrenal hyperplasia	
Undiagnosed	

FSH, follicle-stimulating hormone.

이차무월경

정의

- 3개월 이상 월경 부재
- 1년에 9회 미만의 희소월경
- 가장 흔하게는 → 다낭성 난소 증후군, 시상하부성 무월경 (hypothalamic amenorrhea), 프로락틴과다증, 그리고 난소 부전

정상 난소 기능의 이차 무월경

자궁내 유착 (Asherman 증후군)

- 난소 기능은 정상이다. 무월경은 자궁내 공간을 막는 자궁내 유착에 의한다. 유착은 대개 유도 유산 또는 산후 소파술에 의해 자궁내막염과 자궁내 상처화에 의한다. 임신후에 에스트로겐 감소에 의해 더 흔하다. 경질초음파상 폐쇄부위에 정상 자궁내막이 보이는 경우 성공적인 자궁경적 치료와 월경 재개 확률이 높다.
- 자궁동맥 색전술을 받은 7명의 환자중 4명은 결국 자궁내 협착을 가졌다.
- 자궁내 유착의 미국생식의학회 분류는 마지막 chapter에 있다.

감염에 의한 자궁내막 파괴

- 결핵은 무월경을 초래하기에 충분한 자궁내막 상처화를 야기한다.
- 자궁의 주혈흡충증은 이차 무월경의 또 다른 드문 원인이다.
- 방사선 조사

난소기능이 저하된 이차 무월경

높은 생식선자극호르몬 수치 (미성숙 난소 부전)

- 이차무월경의 10%
- 원인으로 자가면역 기전이 제기됨
- 수술적 또는 방사선적 거세 또한 생식선자극호르몬 수치를 높임

낮거나 정상 생식선자극호르몬 수치

- 시상하부-뇌하수체 기능이상을 가진 환자들. 시상하부성 무월경의 진단은 대개 다른 진단들을 배제시킨 후 내릴 수 있다. 시상하부성 무월경 → 코티솔 증가. 시상하부성 무월경을 가진 여성의 80%에서 지주골 밀도가 대조군의 평균보다 낮았다.

심리적 무월경

- 스트레스가 무월경을 일으킬 수 있다. 아마도 부신피질자극호르몬 분비 호르몬이 황체호르몬 수치를 낮추는 것에 의한다.

체중 감소 연관 무월경

- 아마도 시상하부성일 것이다. 체지방과 lean mass의 비율이 월경 유지와 시작에 중요한 역할을 한다. 생식선자극호르몬은 낮은 정상수치이다. 환자들은 주기적인 황체화호르몬 분비를 하지 못한다. 무식욕자의 30%는 체중이 늘어도 계속 월경이 없다.
- 월경을 시작하는 데는 17%의 체지방이 필요하다.; 주기를 유지하는 데는 22%가 필요하다.

운동-연관성 무월경

- 에스트라디올, 프로게스테론, 황체화호르몬, 그리고 난포자극호르몬 순환량의 지속적인 저하가 특징이다.
- 놀랍게도 골밀도의 저하보다 뼈소실이 적은 것은 정상 월경을 하는 운동선수들과 비교해볼때 무월경 운동선수들의 격한 운동에서 비롯된다.
- 초경은 초경 전에 시작된 운동에 의해 연기된다. 운동종류에 특이적일 수 있다. (육상 50%, 수영 12%)

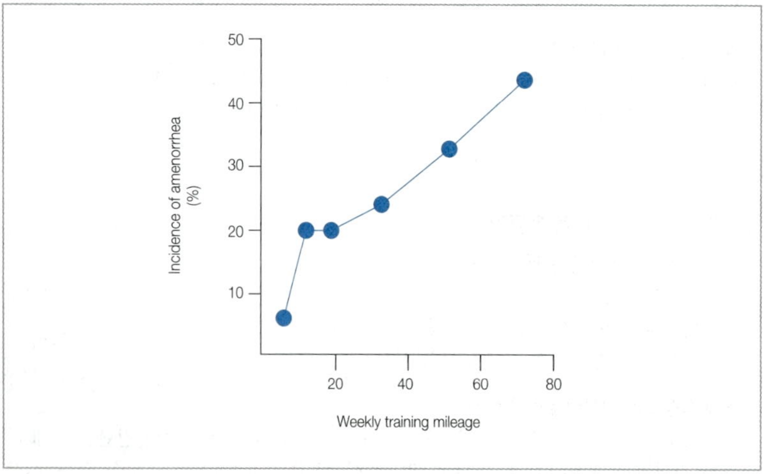

상상임신

- 환자가 임신을 너무 원하고, 무월경, 아침 구역질, 복부 비대, 유방 변화, 심지어 태아움직임의 인지까지 겪게 된다. 황체화호르몬과 프로락틴의 주기적인 패턴이 심하게 올라가는 반면 황체자극호르몬은 정상이다.

중추신경계 병변

- 시상하부 또는 근처의 종양 (예: 두개인두종)은 무월경을 일으키는 중주신경계의 가장 흔한 원인이다. 유즙분비가 흔하다. 증가된 프로락틴이 중추와 난소의 주기성의 방해한다. 대개 다른 증상들도 있다.
- Sheehan 증후군: 가장 흔하게 산후출혈후 뇌하수체 졸중을 일으킨다.; 유방의 퇴축과 수유 실패가 가장 처음 보이는 징후이다.; 음모와 겨드랑이모의 소실이 흔하다.

다른 내분비질환과 무월경

- 신체의 내분비질환은 체외 생식선을 퇴화시킨다. 갑상선기능의 이상 (갑상선기능 저하증이든 과다증이든)은 무월경을 일으킬 수 있다.; 무월경은 안구돌출을 동반한 갑상선기능 과다증에서 더 흔하다. 부신피질호르몬의 과다생산 (쿠싱증후군) 또는 과소생산 (에디슨 증후군)은 또한 정상 월경 기능을 방해한다. 유소년 당뇨 (Juvenile DM)는 50%에서 무월경과 연관이 있다.

약물-유도성 무월경

- 페노티아진 유도체, reserpine, 신경절차단제 (ganglionic blocking agents), 알킬화제는 시상하부에 영향을 주고 무월경을 일으킬 수 있다.

급성과 만성 질환

- 무월경은 흔히 전신질환, 예를 들어 폐질환, 심장 질환, 신장 질환, 만석 요독증, 심한 감염, 영양 상태를 안 좋게 하는 흡수부전 증후군, 종양과 연관된다.

안드로겐 분비가 증가된 이차 무월경

- 다낭성 난소 증후군 (스테인-레벤탈 증후군); 18장 참조
- 비전형적 부신 비대증
- 남성화시키는 부신 또는 난소 종양

프로제스틴 감소 검사

- 간접적으로 시상하부-뇌하수체-난소 활동성을 반영한다. 적합한 내분비적 에스트로겐을 가지는 환자는 복용 후 3~5일 이내에 출혈한다. 이는 자궁내막의 내분비적 에스트로겐의 자극이 적합함을 의미한다. 그러나 이는 부정확한 검사이다. 자궁내막 증식을 일으켜 출혈을 야기하기 충분한 생식선외에서 분비된 에스트로겐이 있을 수 있기 때문이다. 위양성과 위음성률이 높다.

자궁내 유착의 미국생식의학회 분류

Patient's Name ______________________ Date ________ Chart # ________

Age ____ G ____ P ____ Sp Ab ____ VTP ____ Ectopic ____ Infertile Yes ____ No ____

Other Significant History (i.e. surgery, infection, etc.) ______________________

____

HSG ______ Sonography ______ Photography ______ Laparoscopy ______ Laparotomy ______

Extent of Cavity Involved	<1/3	1/3 - 2/3	>2/3
	1	2	4
Type of Adhesions	Filmy	Filmy & Dense	Dense
	1	2	4
Menstrual Pattern	Normal	Hypomenorrhea	Amenorrhea
	0	2	4

Prognostic Classification HSG* Score / Hysteroscopy Score

Stage I (Mild) 1-4 ______ ______

Stage II (Moderate) 5-8 ______ ______

Stage III (Severe) 9-12 ______ ______

*All adhesions should be considered dense

Treatment (Surgical Procedures): ______________________

Prognosis for Conception & Subsequent Viable Infant*

______ Excellent (> 75%)

______ Good (50-75%)

______ Fair (25%-50%)

______ Poor (< 25%)

*Physician's judgment based upon tubal patency

Recommended Followup Treatment: ______________________

Additional Findings: ______________________

DRAWING

HSG Findings

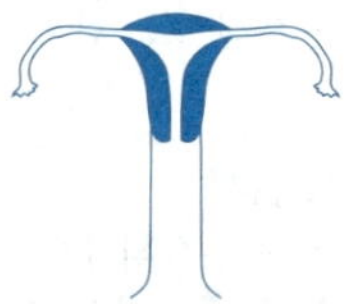

Hysteroscopy Findings

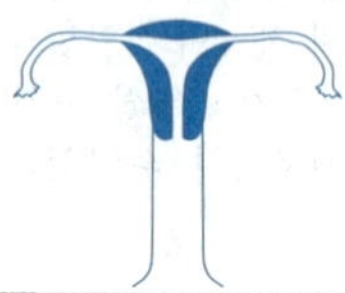

참조: 부속기 유착, 원위관 폐쇄, 나팔관 결찰에 의한 관 폐쇄, 나팔관 임신, 뮬러관 이상과 자궁내 유착에 대한 미국 생식의학회 분류

11. 운동-유도성 무월경

정의

- 에너지 소모, 칼로리 부족, 그리고/또는 운동 강도의 조합에 의한 시상하부성 무월경

병태생리

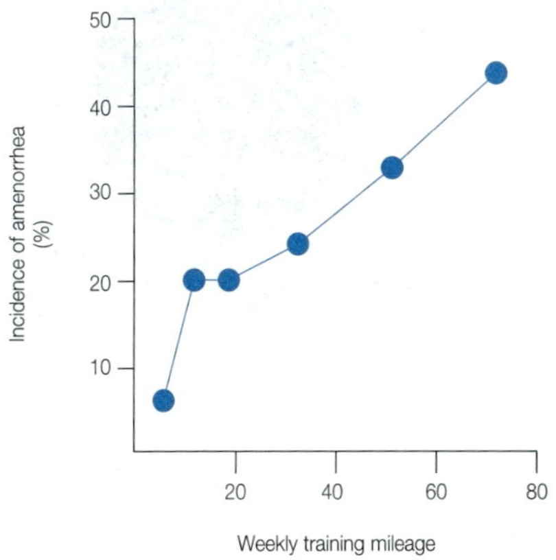

트레이닝 마일리지와 무월경과의 상관관계

(Source: Reproduced with permission from Feicht CB, Johnson TS, et al. Secondary amenorrhoea in athletes. Lancet 2[8100]: 1145, 1978.)

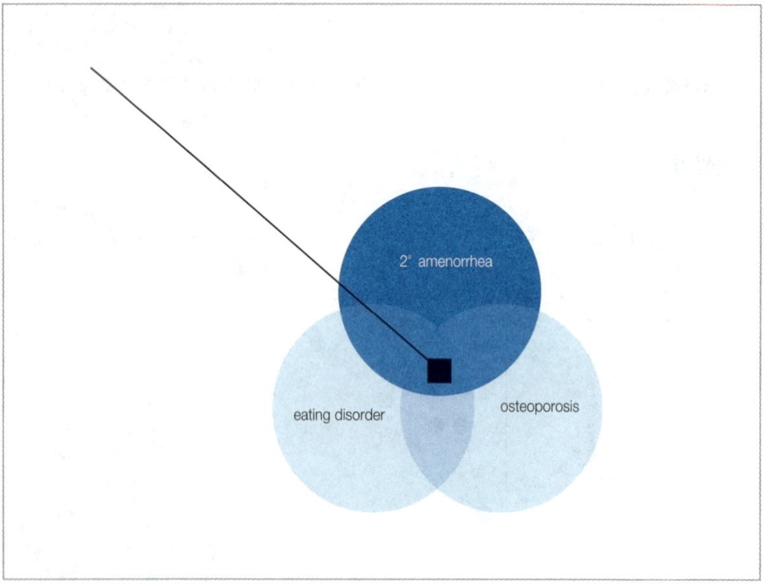

- 과소생식선자극성 에스트로겐 과소증은 종종 "여성 운동선수 3징후"와 연관된다.
- 체중감소와 식이 제한이 운동유도성 무월경 증후군 (EIA)에 미치는 영향 정도는 불확실하다.:
  - EIA는 에너지 요구량에 비해 영양 섭취가 부족해 일어나는 상대적 열량의 부족에 의해 일어날 수 있다.
  - 트리요오도타이로닌 (T3) 수치 저하와 지방세포의 일과적 렙틴분비의 소실과 동반되는 에너지 균형의 붕괴가 EIA를 야기할 수 있다.
- 고강도 운동은 에스트로겐대사를 16α에서 C-2 수소화로 변화시키고, 이는 GnRH의 주기성을 붕괴시키는 카테콜에스트로겐을 합성하도록 한다 (예: GnRH 분비 감소).

- EIA가 생길 가능성

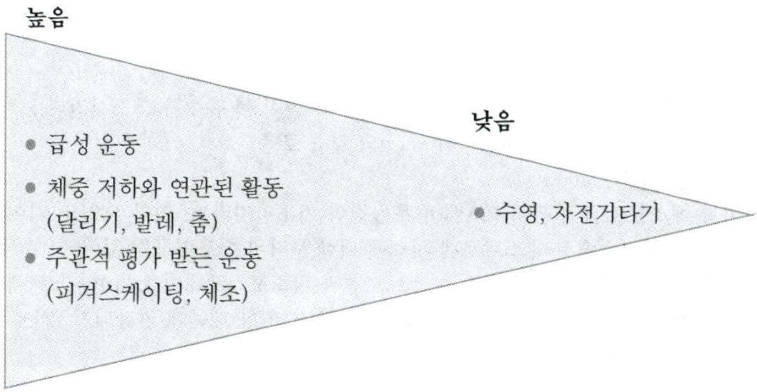

- 수영선수는 높은 체중을 가지는 경향이 있고 황체화호르몬과 디하이드로에피안드로스테론 (DHEA-S)분비가 증가되어 있는 경향이 있다 (좀 더 다낭성 난소 증후군 같다.).
- 오락수준의 운동을 하는 여성 (1주일에 12~15 miles runing)에서 규칙적인 월경에도 불구하고 16%의 무월경 cycle을 갖는다.

결과

- 월경 이상
- 불임
- 질과 유방 위축
- 골밀도 저하 (요추)
- 전체 콜레스테롤 증가

평가

- 제외의 진단
- 일차 그리고/또는 이차 무월경의 평가와 비슷하다.; hCG, PRL, TSH, FSH, 해부학적 평가, 이중에너지 X-ray 흡수 (DXA) 스캔

치료

일반

1. 운동 감소
2. 열량 섭취 증가
3. 에스트로겐 치료 (예: 경구피임제; 에스트라디올이 뼈 흡수를 감소시킨다.)
4. 칼슘: 하루 1200~1500 mg (식이 + 1 g의 칼슘 보충)
5. 비타민 D: 하루 400 IU

- 비록 에스트로겐 결핍이 EIA에서 무월경의 기초일지라도, 영양 요인도 기여할 수 있다. 운동선수에서 에스트로겐 치료에 대한 무작위 대조연구는 없다.
- 심하게 낮은 뼈의 재형성률은 에스트로겐과 비스포스포네이트 (10년간 뼈에 머무는 비스포스포네이트의 태아에 대한 알 수 없는 영향 때문에 권장되지 않는다.) 같은 반흡수성제에 대한 낮은 반응성을 설명할 수 있다.

불임

1. 운동 감소
2. 열량 섭취 증가
3. 외부 생식선자극호르몬 (FSH+LH)

- 클로미펜 사이트레이트나 아로마테이즈 억제제는 에스트로겐이 낮은 상태이기 때문에 비효과적인 경향이 있다.

12. 자궁외 임신

INCIDENCE

- 전체 임신의 2% (1992), 임신 관련 사망 중 9% (5/10,000)
- 재발율: 15%정도

ETIOLOGY

- 난관 질환
  - 자궁 외 임신 장소 조직학적 단면의 45%에서 골반염증질환 (PID) 존재
- 자궁 기형
- 성선자극호르몬 (Gonadotropin) 치료
- 전체 임신에서의 자궁외 임신 비율
  - 전체 여성 1:50
  - Copper IUD 1:16
  - Levonorgestrel 1:2

DIAGNOSIS

- 자궁외 임신의 증상과 징후: 심한 복통 (90%), 질 출혈 (80%), 무월경 (80%), 검진상의 골반종괴 (50%) (Pisarska et al., 1998)
- 빈발 구역: ampullary region of tube (80%), isthmic (12%)

Human Chorionic Gonadotropin

- 수정 후 2주에 0.79 mIU/cell/day 베타 사람융모생식호르몬 (β-hCG)가 된다. (Braunstein et al., 1973)
- hCG는 배란 후 8~9일부터 cytotrophoblasts에 의해 만들어진다 (황체를 생존하게 하는 역할).
- βhCG는 월경이 걸렸을 때 100 mIU/ml 정도 된다.
- βhCG 수치는 GA 10주까지 100,000 mIU/ml이 되어 plateau가 될때까지 curvilinear 양상으로 상승한다.
- 만삭에서 βhCG는 1,000 mIU/ml이다.

Gestational Age	↑βhCG over 48Hrs
<41 days	103%
41-56 days	33%
57-65 days	5%

- 임신 초기에는 직선을 그리며 증가: 생존 가능한 자궁내 임신에서 평균 doubling time = 48 hrs (자궁외 임신에서는 오직 1/3만)
- hCG 반감기 = 1일
- 자궁외 임신의 90%에서 βhCG<6,500 mIU/ml.
- 정상 자궁내 임신은 48시간 안에 최소한 53%의 βhCG 상승을 보여야 한다. (Barnhart et al., 2004b)
- 유산이 의심될 때, 감소율이 2일 후에 21% 이하이거나 7일 후에 60%이면 trophoblast가 유지되거나 자궁외 임신임을 암시한다 (Barnhart, 2004a).
- 만약 βhCG<1,000 mIU/ml 이면 → 위치에 상관없이 비정상 임신의 88%는 MTX 없이 해결할 수 있다.
- 주의: 이종 항체에 의한 serum hCG의 위양성을 조심해야 한다 (Cole, 1998).
- 18개의 생산업체에 의하면 Mense가 없을 때 임신을 진단하는 첫 반응이자 빠른 결과이다 (희미하게 식별할 수 있는 경우 포함, 10분 내 판독) (Cole et al., 2004).

Progesterone (McCord et al., 1996)

- Serum progesterone (P_4)은 임신 5~10주간 비교적 일정하다가 그 후 ↑ (Tulchinsky and Hobel, 1973).
- Serum P_4 단독으로 자궁외 임신 선별검사에 사용될 수 있으나 자궁외 임신을 배제할 수는 없다.

Progesterone (ng/ml)	Intrauterine Pregnancy (%)	Spontaneous Abortion	Ectopic Pregnancy (%)
>25	-	-	2
20.0-24.9	-	-	4
<5.0	0.16	85	14
<2.5	0	-	-

Source: Adapted from Mccord ML, Muram D, Buster JE, et al. Single serum progesterone as a screen for ectopic pregnancy: exchanging specificity and sensitivity to obtain optimal test performance. Fertil steril 66:513, 1996

Ultrasound

GS=2 mm	28 days estimated embryonic age
GS≥10 mm	+Embryo
GS≥17 mm	+Fetal cardiac activity (5wks)

GS, gestatinal sac.

- 질식 초음파에서 βhCG의 식별적 가치 → >2,000 mIU/ml

- 만약 태아 심장 박동이 없을 때 생존 불가능성은 다음과 관계있다.
  - GS >17 mm 또는 βhCG >30,000 mIU/ml
  - βhCG <2,000 mIU/ml이고 yolk sac이나 fetal pole 또는 FCA가 보이지 않는다면 Adnexa에 mass가 보이는 것은 자궁외 임신의 진단적 가치가 될 수 없다. 단지 황체낭일 수 있다.

Dilatation and Curettage

- βhCG <2,000 mIU/ml이고 비정상적 βhCG 상승을 보인다면, 생존 불가능한 자궁내 임신에서 D&C는 불필요한 MTX 투여를 감소시킨다 (Ailawadi et al, 2005).
- D&C 12~24시간 후 βhCG의 증가나 고조는 자궁외 임신 진단에 가치가 있다.

Laparoscopy

- 진단 뿐 만 아니라 치료적 도구 (linearsalpingostomy vs. salingectomy)

Culdocentesis

- 요즘에는 역사적 관심만 있다.
- 복강내 출혈 존재 여부 확인위해 시행되었다 (자궁외/ 출혈성 황체낭).
- 금기: 출혈성 체질, 거대한 adnexa mass (carcinoma?)
- Tenaculum으로 cervix post. lip을 단단하게 잡고 18 gage needle을 20 mL syringe에 붙여서 post. cul de sac으로 삽입, 3~5 mL의 saline을 주입해서 장소를 확인하고 peritoneal fluid를 흡인한다.
- 흡인액의 Hct>15%이면 자궁외 임신이나 황체 낭의 출혈이 확실, Hct <8%면 ovarian cyst rupture나 PID를 생각할 수 있다.

MEDICAL TREATMENT (Buster and Pisarska, 1999)

- Dihydrofolate reductase를 불활성화 시키는 MTX-folate antagonist는 tetrahydrofolate의 ↓를 유도한다 (세포분열동안의 DNA, RNA 생산의 필수 cofactor).
- Single dose MTX: 91.5%성공 (~20%까지는 한 번 이상의 치료가 필요)
- 자궁외 임신의 과거력은 systemic MTX failure (18.6%)의 독립적 요소이나 그 전 치료의 양상은 failure에 영향을 미치지 않는다 (salpingectomy, salpingostomy, MTX) (Lipscomb et al., 2004).
- 용량: MTX, 50 mg/m^2; m^2 = body surface area (BSA)

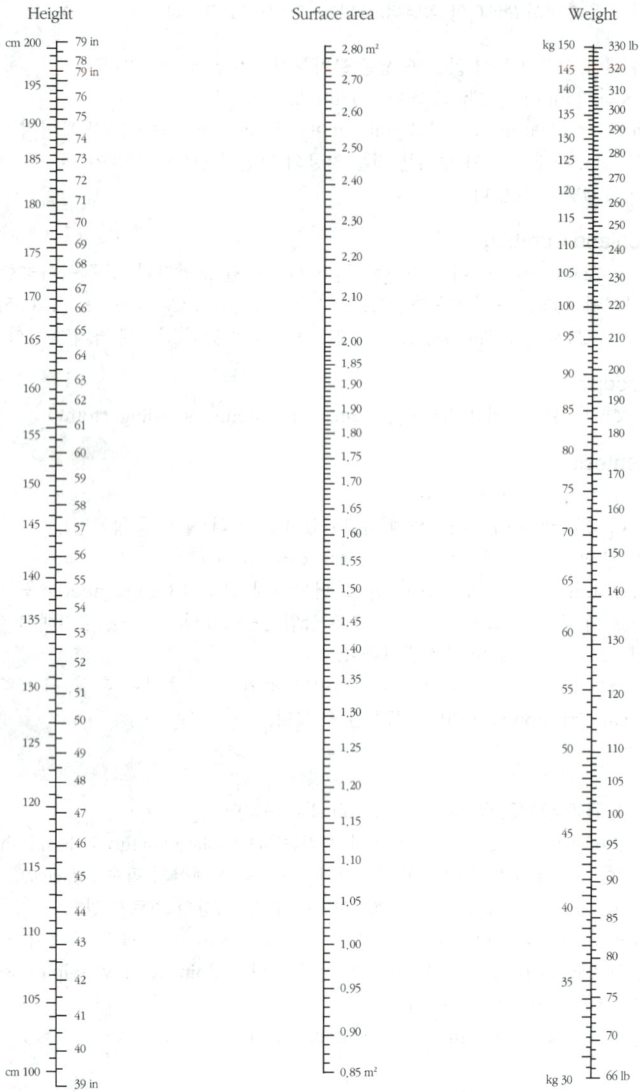

Body surface nomogram

- Indications/contraindications to MTX:

Indications
Unruptured
Ectopic mass<3.5 cm (exceptions noted)
No FCA (exceptions noted)
-Human chorionic gonadotropin <6,500 mIU/mL (exceptions noted)
Contraindications
Abnormal labs (creatinine 〔>1.3 mg/dL〕, liver function tests 〔>50 IU/L〕
Alcoholism, alcoholic liver disease, chronic liver disease
Preexisting blood dyscrasis
Active pulmonary disease
Peptic ulcer disease
Hepatic, renal, or hematologic dysfunction

- Single dose protocol (stop prenatal vitamins 〔PNVs〕and folate):

Day 0; MTX, 50 mg/m^2	βhCG, ALT, Cr, CBC, type and screen	Rh_O (D) immune globulin (Rho GAM; 300 g IM) if Rh negative.
Day 4	βhCG	Usually >than day 0 hCG.
Day 7	βhCG, ALT, Cr, CBC	If not by 15% from day 4, give 2nd MTX dose (50 mg/m^2)or laparoscopy.
Weekly	βhCG	Continue until <5 mIU/mL.a

ALT, alanine aminotransferase; hCG, -human chorionic gonadotropin; CBC, complete blood count; Cr, creatinine;MTX, methotrexate.
aIf<15% decline in any follow-up week, protocol is repeated.

- Multidose protocal

Day 0: MTX, 1 mg/kg IM or IV	βhCG, ALT, Cr, CBC, type and screen	RhoGAM (300 μg IM) if Rh negative
Day 1: LEU, 0.1 mg/kg IM or IV	βhCG	If not by 15% from day 0, give 2nd MTX dose on day 2.
Day 2: MTX	-	-
Day 3: LEU	βhCG	If not by 15% from day 1, give 3rd MTX dose on day 4.
Day 4: MTX	-	-
Day 5: LEU	βhCG	If not by 15% from day 3, give 4th MTX dose on day 6.
Day 6: MTX	-	-
Day 7: LEU	βhCG, ALT, Cr, CBC	If not by 15% from day 5, laparoscopy.
Weekly	βhCG	Continue until <5 mIU/mL[a]

ALT, alanine aminotransferase; βhCG, β-human chorionic gonadotropin; CBC, complete blood count; Cr, creatinine; LEU, leucovorin; MTX, methotrexate; RhoGAM, Rh_O (D) immune globulin.

[a] Discontinue treatment when there is a decline in two consecutive hCG titers of after four doses, whichever comes first.

- MTX로 성공적으로 치료되는데 (βhCG< 15 mIU/ml) 걸리는 평균적 시간 = 대략 35일, 하지만 109일까지 걸릴 수도 있다 (Lipscomb et al., 1998).
- 첫 치료에서 파열까지의 가장 긴 기간 = 42일 (Lipscomb et al., 1999a).
- 이전의 자궁외 임신은 MTX failure의 독립적 요소로 나타난다 (첫 자궁외 임신에서의 실패율은 6.8%, 이전 자궁외 임신과 결합시 실패율 18.6%) (Lipscomb et al., 2004).
- 치료전 βhCG 수치는 유일하게 의미있는 치료 실패예측 인자이다.

-Human Chorionic Gonadotropin Level (mIU/mL)	Failure Rate (%)
<1,000	1.7
1,000-9,999	7-13
10,000-14,999	18
>15,000	32

Source: Adapted from Lipscomb GH, McCord ML, Stovall TG, et al. Predictors of success of methotrexate treatment in women with tubal with tubal ectopic pregnancies. N Engl J Med 341:1974, 1999.

- Initial βhCG<1000 mIU/ml일 때 88%는 MTX없이도 해결된다 (이것은 MTX의 efficiency와 동일하다.) (Trio et al. 1995).
- MTX 사용 후 mass의 56%에서 크기가 증가한다 (치료실패가 아니라 혈종이다.). (Brown et al., 1991).
- MTX의 부작용
  - 간기능의 손상, 구내염, 위장염, 골수 억제
  - MTX는 복통을 유발한다 (자궁관 유산 또는 혈종에 의한 자궁관의 늘어남 - T11, 12 [umblical]).
    - Ibupropen으로 치료, 800 mg q 6 hrs
    - 혈역학적으로 안정하다면 pelvis내의 blood는 수술적 요법의 명확한 적응증으로 생각되지 않는다 (Lipscomb,1999a).

SURGICAL TREATMENT

- Linear salpingostomy는 직경 <5 cm의 nonisthmic 자궁외 임신에서는 지양되어진다 (American Fertility Society, 1988).
  - Ampullar의 자궁외 임신은 흔히 lumen의 바깥 쪽으로 자란다.; 수술 후 소통이 예상된다.
  - Isthmus의 자궁외 임신은 보통 lumen의 안쪽으로 자라 자궁관의 점막을 파괴한다.; 부분적 절제술이 치료법이다.
- Hydrodissection을 이용해 임신물을 자궁관 밖으로 몰아내는 것이 조각조각으로 제거하는 것보다 선호된다.
- 5~15%는 수술후에 trophoblasts가 남아있다. 수술시에 MTX를 주는 사람도 있다. 개복술보다는 복강경이 더 흔히 시행된다.

PROGNOSIS

- 개복술 후 자궁외 임신이 지속될 risk = 5%, 복강경 후 = 15%
- 개복술 대 복강경 salpingostomy 후의 임신율에는 차이가 없다 (~70%).
- 자궁내 임신율은 수술 대 MTX가 비슷하다 (51% 대 63%, P=0.37) (Strobelt et al., 2000).
- 개복술 대 복강경 salpingostomy 후의 자궁외 임신율: 각각 7% 대 14% (Yao and Tulandi, 1997)
- 자궁외 임신의 재발: ~15% salpingostomy vs ~8% salpingectomy (Yao and Tulandi, 1997). 다른 연구에서는 동일한 재발율 (Bateman and Taylor, 1991)
- 두 번의 자궁외 임신 후, 자궁외 임신 risk는 10배↑

- Systemic MTX vs. laparoscopic salpingostomy:

Outcome Measure	Relative Risk (Confidence Interval)
Primary treatment success-ND	1.20 (0.93-1.40)
Tubal preservation-ND	0.98 (0.87-1.10)
Tubal patency-ND	0.93 (0.64-1.40)
Spontaneous IUP-ND	0.89 (0.42-1.90)
Spontaneous repeat ectopic-ND	0.77 (0.17-3.40)
Cumulative spontaneous IUP rates at 18 mos, 36% vs. 43%	

IUP, intrauterine pregnancy; MD, no difference.
Bottom line: Treatment with systemic methotrexate is not superior to laparoscopy based on effectiveness, side effects, burden to patients, and costs to society.
Source:Adapted from Dias Pereira G, Hajenius PJ, et al. Fertility outcome after systemic methotrexate and laparoscopic salpingostomy for tubal pregnancy.Lancet 353 (9154): 724,1999.

A. Cornual vs. Angular vs. Interstitial Pregnancy (Jansen and Elliott, 1983)

- Cornual: 자궁두뿔증에서 한 쪽 뿔에 생기거나 중격자궁의 중격 lateral이나 중격 밑에 생긴 임신
- Angular: 자궁자궁관 연결부위의 medial쪽 자궁강의 lateral angle에 착상, 자궁원인대의 위바깥쪽으로 반향된다.; 파열이나 출혈이 없다면 보전적 치료를 요한다.
- Intestinal: tube의 interstitial portion에 착상되어 자궁원인대를 medial쪽으로 밀고 자궁원인대의 lateral쪽이 swelling된다 (아래 그림).

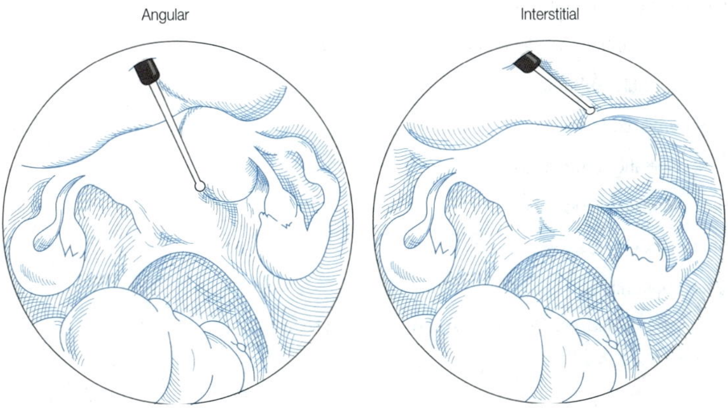

B. Approach to False Positive Human Chorionic Gonadotropin Results

- βhCG의 위양성 빈도: 1/10,000 ~ 1/100,000
- βhCG의 위양성은 보통 <150 mIU/ml
- 대부분의 위양성은 non-hCG 물질의 간섭 때문 (항 동물 면역 항체)
- 특징적으로 serum 양성, urine이 음성인 것은 이종항체 때문인데, 분자량이 ~160,000 diopter이고 신사구체에서 쉽게 걸러지지 않는 immunogloblin G 때문이다. 게다가 serum hCG의 일련의 희석이 hCG standard와 일치하지 않는다.

Causes of False-Positive Serum hCG
Interference by non-hCG substances
Anti-animal heterophilic immunoglobulin antibodies
hLH or hLH -subunit
Rheumatoid factor
Nonspecific serum factors
Injection of exogenous hCG
Pituitary hCG-like substance
Assay contaminants

hCG, human chorionic gonadotropin;hLH, human luteinizing hormone.

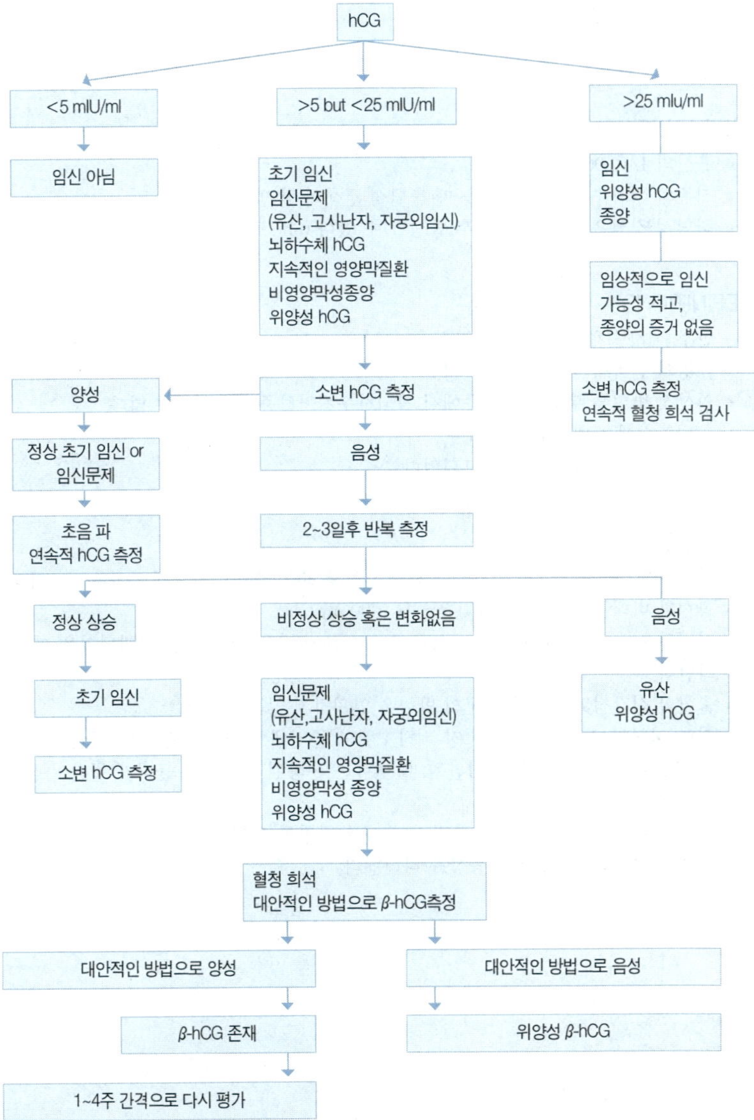

* Slowet or minimal rise of human chorionic gonadotropin (hCG) for a normal pregnancy: 1 day = 24%; 2 days = 53% (barnhart et al., 2004a).

13. Sheehan 증후군

INCIDENCE

- 출산의 1/10,000
- 기존의 뇌하수체 종양이 있을 때 출혈성 경색이 잘 발생
- 허혈성 경색은 산과적 출혈 후 발생할 수 있다 (Sheehan 증후군).

DEFINITIONS

- 산후 뇌하수체 괴사에는 심각한 circulatory collapse와 저혈압, 쇼크를 유발하는 대량의 산과적 출혈이 선행한다.
- 임상적 발현은 부분적 부족증에서 전뇌하수체저하증까지 범위가 넓다.
- 후뇌하수체는 대부분 보존된다.
- 정상적 수정능력 회복이 보고되었다.

ETIOLOGY

- 전뇌하수체는 estrogen의 자극에 의해 임신동안 자라서 뇌하수체 lactotropes의 과형성과 비대를 유발한다.; 500 mg → 1000 mg
- 전뇌하수체 부전 (anterior pituitary insufficiency)은 75% 이상 파괴되었을 때 나타난다.
- 출혈의 심각성과 쉬한 증후군의 발현은 일치하지 않는다.
- 심한 저혈압, 낮은 문맥압은 전 뇌하수체와 줄기에 공급하는 동맥의 폐쇄성 수축을 유도한다.; 동맥수축이 이완될 때 혈류는 손상된 혈관으로 들어가 혈관의 울혈과 혈전을 유발한다.
- 출혈과 부종에 동반된 경색은 병변의 빠른 확장의 원인이 되고 주위 구조물을 압박해서 신경학적 (시각적) 증상을 나타낸다.

COURSE

- 부족증의 전형적 경과
  - Prolactin (PRL;67~100%), growth H (GH; 88%), gonadotropins (58~76%), adrenocorticotropic ACTH;66%), thyroid-stimulating H (TSH;42~53%), dibetes insipidus (2%)

Acute form

Hypotension
Tachycardia
Failure to lactate (breast involution)
Hypoglycemia
Extreme fatigue
Nausea and vomiting
Failure to regrow shaved pubic hair

Chronic form

Light headedness
Fatigue and cold intolerance
Failure to lactate
Scanty or absent menses
↓ Body hair
Skin:dry, pale, and waxy
Nausea and vomiting
↓ Melanin pale areola
↓ Libido

- ↓ ACTH 증상 및 증후: 피로, 저혈압, 스트레스와 감염에 대한 낮은 저항력, 저혈당, 서혜부와 겨드랑이의 체모 소실, ↓ 체모, ↓ 피부의 혈색소, waxy한 피부
- ↓ TSH 증상 및 증후: 피로, 느린 말소리, 느린 움직임, 추위에 대한 낮은 적응력, 건조한 피부, 변비

DIAGNOSIS

- MRI출혈 확장을 평가하고 안과적 검사가 필요하다.
- 진단적 검사:
  - Serum a.m. cortisol, ACTH, TSH, thyroxine (T_4), PRL, LH, FSH, estradiol (E_2), IGF-1
  - Metyrapone 자극 시험: Metyrapone (2 g 경구로 11p.m.)은 11-deoxycorticosterone (DOC을 block 시킴) → cortisol, 이것이 다시 ACTH (>100 pg/mL)↑유발, 그리고 precursor인 11-DOC↑(>7 g/dL)
- 호르몬부족은 일시적이다. 그러므로 뇌하수체기능은 증상이 있은 뒤 수개월 후에 재평가되어야 된다.
- 뇌하수체 reserve test가 필요할 수도 있다. 다음과 같은 Hormone을 time 0에 준 후에 hormone 주기 30분 전, 정시, 30분 후, 60분 후에 각 hormone 수치를 check 한다.
  1. Thyroid-releasing hormone (TRH). 200 ㎍ → TSH와 PRL release를 자극한다.
  2. Gonadotropin-releasing hormone (GnRH), 100 ㎍ → LH와 FSH 방출을 자극한다.
  3. Corticotropin-releasing hormone (CRH), 50 ㎍ → ACTH 방출시킨다.
  4. Growth hormone-releasing hormone (GHRH), 50 ㎍ → GH 방출시킨다.
  - 결과 해석: 모든 hormone 수치는 적어도 평균 baseline 수치의 2배 이상 증가해야 된다. pulsatile한 분비가 이루어지기 위해서는 baseline 수치가 필요하다.
- ADH 부족을 체크하는 테스트는 없다.: urine specific gravity <1.005; 증상으로는 polyuria, polydipsia가 있다.
- 만삭임신 후 모유수유를 안하는 경우 FSH pulsatility가 정상으로 회복하는데 4주 정도 걸린다.

TREATMENT

- 필요시 적합한 target H의 보충 (corticosterid, thyroid, sex steroids, DDAVP)
- Corticosteroids (보통 ACTH가 없어도 aldosterone 생산은 충분하다. Addison' s Dz가 아니면): dexamethsone, 2 mg q 6hrs
- 필요시 경구 피임약

PROGNOSIS

- Overall: 우수하고 정확한 진단과 치료
- Fertility: 임신은 일부 case에서 자연적으로 발생. 다른 한편은 human menopausal gonadotropin (hMG)로 배란 유도가 필요; 만약 뒤이어 임신이 일어나면 GH과 ACTH의 보유량 저하 때문에 저혈당이 발생할 수 있다.

14. 월경전 증후군

역사

- 뉴욕의 Mt. Sinai 병원의 Dr. Frank가 "월경 7에서 10일전에 시작해 대부분 월경이 끝날 때까지 지속되는 설명할 수 없는 긴장"이라고 1931년 처음으로 월경전 증후군 (PMS)를 정의했다.
- Drs. Greene과 Dalton은 1953년 84 사례의 연구에서 처음으로 월경전증후군이란 용어를 사용했다.

정의

- PMS: 월경주기의 두 번째 1/2에 일어나 증상이 없어질 때까지 여성의 삶을 방해하는 육체적, 행동적 증상
- 월경전 기분저하 질환 (PMDD): 정신질환에 대한 미국 정신과학회의 진단과 통계 설명, 4판 (DSM-IV), 뚜렷한 화, 안절부절못함, 그리고 내부적 긴장을 의미; 비록 그 의미가 비기능성일지라도 아마도 PMS의 가장 심한 형태

유병률

- PMS: 규칙적 주기를 가진 여성의 75%까지
- PMDD: 3~8%
- 인종과 관계없음
- 유전 요인의 역할이 확실하지 않지만, 이란성 쌍둥이에서보다 일란성 쌍둥이에서 높은 일치율을 보인다.

병리

신경전달물질

- 난소 스테로이드의 주기적 변화가 중추 실경전달물질들에 영향을 줄 수 있다 (오피오이드, γ-아미노부티릭산, 세로토닌).
  - PMS를 가진 여성은 생화학적으로 세로토닌계 변화에 과민감하다.
  - PMS 환자들은 황체기에 낮은 세로토닌과 많은 세로토닌 대사물질을 가진다.
  - PMDD가진 여성들에게 세로토닌 길항제 복용 → 증상 재발 (Roca 등, 2002)
  - 세로토닌 작용제 (Brzezinski 등, 1990) 또는 세로토닌 재흡수 억제제 (예: 플루옥세틴) 복용 시 PMS 증상이 호전된다.

난소 스테로이드

- GnRH 작용제는 PMS 증후군을 해소하는 에스트로겐과소증 유도에 이용된다. (Muse 등, 1984)
  - 추가적인 에스트라디올 또는 프로제스테론은 증상을 재발시킨다 (Schmidt 등, 1998).; 그러나, 대신 다른 스테로이드를 주어도 증상이 다시 생긴다.
- 대조적으로 PMDD여성과 대조군들의 사이에 혈청 E_2와 P_4 농도차이는 없었다 (Taylor, 1979).
- P_4 길항제 RU-486은 PMS 증후군을 개선하지 못했다 (Chan 등, 1994).

비타민과 무기질

- PMS 여성에서 비타민 A, B_6, 또는 E는 차이가 없었다 (Chuong 등, 1990a; Chuong 등, 1990b).
- 한 대조군 연구에서는 황체기에 마그네슘 파이롤리돈 카복실산 투여 (300 mg tid)가 증상 호전을 가져왔다 (Facchinetti 등, 1991).

정신사회적 요인

- 스트레스는 PMS 강도에 별 영향을 주지 않는다 (Beck 등, 1990).

증상

- 주기의 마지막 7~10일간 일어나는 22가지 증상이 Mortola 등에 의해 1990년 기술되었다.

Symptom	Frequency (% of Cycles)
Fatigue	92
Irritability	91
Bloating	90
Anxiety/tension	89
Breast tenderness	85
Mood lability	81
Depression	80
Food cravings	78
Acne	71
↑ Appetite	70
Oversensitivity	69
Swelling	67
Expressed anger	67
Crying easily	65
Feeling of isolation	65
Headache	60
Forgetfulness	56
Gastrointestinal symptoms	48
Poor concentration	47
Hot flashes	18
Heart palpitations	14
Dizziness	14

Source: Data from Mortola JF, Giston L, Beck L, et al. Diagnosis of premenstrual syndrome by a simple, prospective, and reliable instrument:the calendar of premenstrual experiences. Obstet Gynecol 76(2):302, 1990.

진단

- 증상, 증상의 강도, 황체기와의 시간적 관계, 외부요인 (예: 약) 이나 다른 진단의 부재
- PMSS 진단의 2가지 기준

1. DSM-IV 진단 기준

A. 반드시 월경 전주에 일어나 월경 시작 후 며칠 내 호전됨

B. 11가지 증상 중 5가지가 있어야 하고 다음 리스트의 첫 4가지 중의 하나이상이 꼭 포함되어야 한다

1. 심하게 기분이 우울해지거나 희망이 없는 느낌
2. 심한 걱정 또는 긴장
3. 심하게 감정적인 경향(갑자기 슬퍼지고, 울고, 안절부절 못하고, 또는 화내기 시작)
4. 지속적으로 심하게 화를 내거나 안절부절하지 못하거나, 대인관계 문제가 증가
5. 일상 활동에 대한 흥미 감소
6. 심한 에너지 부족
7. 집중력 결핍
8. 식욕의 변화, 과식, 또는 음식 갈망
9. 수면 과다 또는 불명증
10. 격정적인 느낌
11. 기타 유방 압통, 두통, 트림, 또는 관절이나 근육통같은 기타 신체 증상

C. 증상이 일, 학교, 또는 일상 활동이나 관계를 방해해야 함.

D. 증상이 다른 정신과적 질환(주요 정신 질환, 성격질환, 또는 일반 의학적 상태)의 과장이 아니어야 한다.

E. A, B, C, D, E 기준이 2주기 이상에서 확인되어야만 한다.

2. 국립 정신 건강기구의 기준 (Osofsky와 Blumenthal, 1985)
   - 진단은 한 번의 주기 내에서 월경 5일전 (황체기)에 비해 월경 5일 후에 증상의 강도가 30% 이상 감소의 확인을 요구한다 (월경 강도의 후향적 기록PRISM을 이용).
   - 월경전 경험의 달력: PRISM
     - 달력에 기록하기 전에, 의사는 환자의 주소와 증상을 치료기간 내내 확인해야 한다.

· 관심있는 증상의 점수를 5 난포기일 (주기 7~11)과 황체기일 (주기 -6~-2), 그리고 이러한 전체 점수를 비교한다.

· 주기내 % 변화가 다음과 같이 계산된다.;

$$\frac{(\text{황체기 점수 - 난포기점수})}{\text{황체기}} \times 100$$

● PRISM 달력 안내

1. 월경 첫날에 달력을 준비한다. 출혈 첫날을 당신의 월경주기의 1일로 생각하고 달력의 각 날마다 주어진 공간에 입력한다.

   예: 월경주기의 날, 달: _____ 날짜: _____

2. 매일 저녁, 거의 같은 시간에 다음과 같이 달력 기둥을 완성한다.

   출혈: 피가 났다면 그 날의 날짜 칸을 어둡게 칠한다.; 얼룩진 정도라면 (X)를 사용한다.

   증상: 아무 증상이 없다면 해당 네모칸을 비운다. 만약 있다면, 강도를 1 (약함)부터 7 (심함)까지 숫자를 입력해서 알린다.

   생활 영향: 만약 다음리스트에 그날 당신에게 해당하는 게 있다면 (X)를 입력한다.

   생활 사건: 다음의 일들 중 하나를 그날 경험한다면 (X)를 입력한다.

   경험: 당신의 증상과 관련 없는 긍정적 (기쁨)이나 부정적 (슬픔/실망) 경험은 이 서식의 뒤에 사건의 성격을 열거한다.

   사회 활동: 특별한 저녁, 쇼, 또는 파티 등 가족과 친구를 포함하는 일을 의미한다.

   격한 운동: 이는 스포츠나 30분 넘는 운동 프로그램의 참여를 의미한다.

   치료제: 마지막 5줄에 사용한 치료제를 열거하고, 만약 있다면 복용한 날짜에 (X)를 입력한다.

연구번호:_____ 1일째 기저체중:_____ lb 또는 kg (첫 주기)

Study Number | | | | | |

Baseline weight on Day 1 ________ lbs. or kg. (circle one)

Day of Menstrual Cycle	1	2	3	4	5	6	7	8	9	10	11	12	13	14	15	16	17	18	19	20	21	22	23	24	25	26	27	28	29	30	31	32	33	34	35
Bleeding																																			
Month: Date:																																			
SYMPTOMS																																			
Irritable																																			
Fatigue																																			
Inward anger																																			
Labile mood (crying)																																			
Depressed																																			
Restless																																			
Anxious																																			
Insomnia																																			
Lack of control																																			
Edema or rings tight																																			
Breast tenderness																																			
Abdominal bloating																																			
Bowels: const. (c) loose (l)																																			
Appetite: up ˄ down ˅																																			
Sex drive: up ˄ down ˅																																			
Chills (C)/sweats (S)																																			
Headaches																																			
Crave: sweets, salt																																			
Feel unattractive																																			
Guilty																																			
Unreasonable behavior																																			
Low self-image																																			
Nausea																																			
Menstrual cramps																																			
LIFESTYLE IMPACT																																			
Aggressive towards others: Physically																																			
Aggressive towards others: Verbally																																			
Wish to be alone																																			
Neglect housework																																			
Time off work																																			
Disorganized, distractible																																			
Accident prone/clumsy																																			
Uneasy about driving																																			
Suicidal thoughts																																			
Stayed at home																																			
Increased use of alcohol																																			
LIFE EVENTS																																			
Negative experience																																			
Positive experience																																			
Social activities																																			
Vigorous exercise																																			
MEDICATIONS																																			

PRISM survey.

- PMDD과 PMS의 정교한 구분
  - PMDD 여성들은 PMDD의 DSM-IV 기준을 만족시킨다.
  - PMS 여성들은 모두 다 PMDD의 DSM-IV 기준을 만족시키지는 못하지만 위에서 계산한대로의 월경전 증상 악화를 보인다.
  - 실제적으로는, 이러한 구분은 PMDD나 PMS 모두 삶을 악화시키는 스트레스 원인이므로 조사 연구가 이루어지도록 하는게 바람직하다.

감별 진단

- 정신과적 질환: 주요 우울증, 불안장애
- 폐경기
- 의학적 질환: 편두통, 과민성 대장 증후군, 갑상선기능 저하/증가증

진단 검사

- 과거력과 신체검진 (과거 정신과력 포함)
- 전체 혈구수, 갑상선자극호르몬
- 월경달력에 3달간 증상 기록 (PRISM)

치료

세로토닌 재흡수 억제제

- 플루옥세틴 (프로작): 2주기 이상 20 mg/일 (Steiner 등, 1995)
  - 미국 식약청이 PMDD에 허가
  - 2~3달내에 약 75%에서 반응 (Steiner 등, 2001)
  - 효과가 수년간 지속 (Pearlstein과 Stone, 1994)
  - 어떤 여성에서는 주기 14일부터 월경까지만 필요하기도 한다.
  - 부작용 (15% 발생): 두통, 불안, 구역질, 성홍분부전증
- 세트랄린 (졸로프트): 50~150 mg/일
- 파록세틴 (팍실): 10~30 mg/일
- 시탈로프람 (셀렉사): 20~30 mg/일
- 벤라팍신 (에펙서): 50~200 mg/일
- 부스피론 (부스파): 5 mg tid 또는 7.5 mg bid, 최대 20 mg tid 또는 30 mg bid 매일 (월경 12일전)

알프라졸람 (Xanax)

- 의존성 위험 때문에 황체기에만 0.25 mg tid 또는 qid
- 이차적 치료

배란 억제

GnRH 작용제

- 에스트로겐 과소증에 의한 많은 단점 때문에 효용성이 제한된다.
- 행동적, 신체적 증상에는 더 효과적이나 심리적 증상에는 효과가 적다.
- 류프로리드 (루프론): 매달 3.75 mg IM
- 나파렐린 (시나렐): 2 mg/mL 매일, 비강내 주입

경구 피임제

- 대부분의 연구에서 비효과적 (Joffe 등, 2003)
- 드로스피레논 (스피로노락톤 유사체인 프로제스틴) 함유한 경구 피임제인 야스민의 지속적 사용은 가능성 있다 (Freeman 등, 1991, Walker 등, 1998).

논쟁 가능한 치료 접근

- 마그네슘, 360 mg/일, 월경 전 14일 (작은 임상시험) (Facchinetti등, 1991, Walker 등, 1998)
- 칼슘, 1 g/일 (Thys-Jacob 등, 1989)
- 규칙적인 운동, 이완, 비타민과 무기질 보충, 일이나 여가 변화, 식이 변화 (복합 탄수화물을 소량, 자주 섭취, 담배나 초콜렛, 카페인, 알콜, 염분은 감소)

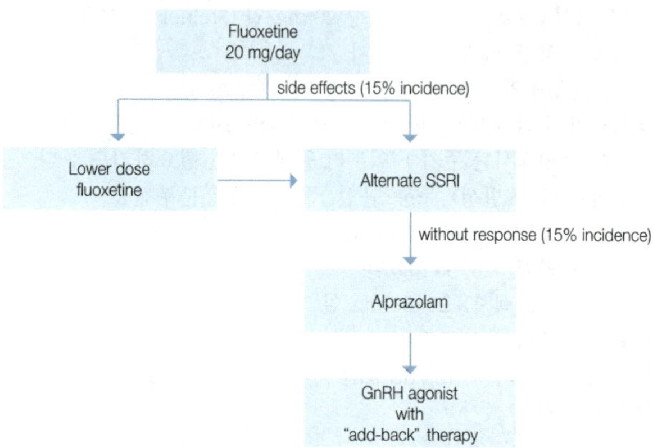

Treatment plan. GnRH, gonadotropin-releasing hormone; SSRI, selective serotonin reuptake inhibitor. (Source: Adapted from Casper RF. Treatment of premenstrual dysphoric disorder. UpToDate Patient Information Web site: http://www.utdol.com. Accessed February, 2005.)

15. 만성 골반 통증

INCIDENCE

- 미국 여성의 15% (9백만명)
- 부인과 전문의 방문자의 10%
- 복강경술의 40%
- 자궁절제술의 ~12%

HISTORY

- Menses; 월경통
- 성교통 (superficial은 염증이나 근육 조절 때문; deep은 자궁내막증이나 골반 유착 질환 때문)
- 성전파성 질환; 비정상 Pap smear
- 산과적 과거력
- 세부적 사회력 및 가족력
- 소화기, 비뇨기, 근골격계의 증상 검토
- 과거 수술력 (복부, 골반) → 지난 수술기록 검토
- 과거나 현재의 정신상태
- 성폭력의 과거력, 우울증

Pain Inquiry

- 성격
- 방사통
- 강도
- 기간
- 장소
- 연관된 상황

Symptoms Suggestive of Irritable Bowel Syndrome

- 변비와 설사의 교대, 복부 팽만감, 직장의 점액, 장의 움직임 후 통증의 개선, 배변 후 잔변감 (Manning et al., 1978)

PHYSICAL EXAMINATION

- 자세와 걸음 관찰
- 등
- 피부
- 복벽 (환자와 검사자에 의한 손가락 짚기)
  - 환자가 침대에서 머리를 들어 복직근에 긴장을 준 상태로 평가: 내장 기원 통증은 이 경우 감소되고 근섬유계 통증이나 유발점은 증폭된다.
- 골반:
  - Vulva: post. vestibule의 국소적 압통은 vestibulodynia를 가리킨다.
  - Vagina, cervix, paracervical 조직
  - 한 손가락 검사 이후 양손가락 검사: 손가락을 앞쪽으로 돌려 앞쪽 Vaginal wall과 방광의 base를 촉진; 간질성 방광염에서 격렬한 통증

History	Examination Findings	Disease State
Progressively worsening dysmenorrhea; deep dyspareunia	Tenderness in implant areas; uterosacral ligament nodularity	Endometriosis
Symptom onset 3-6 months after surgery;tugging and pulling sensation in abdomen or pelvis	Diminished mobility of the pelvic viscera	Pelvic adhesive disease
Abnormal uterine bleeding; dysmenorrhea	Enlarged, firm, irregular uterus	Leiomyoma or adenomyosis
Pain on arising, climbing stairs, driving car	Pain on external rotation of thigh, which is palpated transvaginally or externally	Piriformis muscle spasm
Frequency and urgency; urethral or bladder pain	Bladder tender to palpation	Interstitial cystitis

LABORATORY AND DIAGNOSTIC STUDIES

- 소변 검사, 배양
- 초음파
- Wet prep (saline과 KOH)
- 복강경 (통증의 상)

- Pelvic cultures (gonococcus and chlamydia)
- 방광경과 대장내시경
- 정신적 방법
- Trigger point 주사

PROCEDURES

- 복강경 findings (만성 골반 통증에 대한) 지역사회 조사 (n=1318)

Finding	%
No pathology	39
Endometriosis	28
Adhesions	25
Chronic pelvic inflammatory disease	6
Ovarian cyst	3
Leiomyoma	<1
Pelvic varicosities	<1
Other	4

Source: Adapted from Howard FM. The role of laparoscopy in chronic pain: promise and pit-falls. Obstet Gynecol Surv 48:357, 1993.

CAUSES OF CHRONIC PELVIC PAIN (Advincula and Song, 2004)

Extrauterine

- 자궁내막증
- 유착
- 만성골반염
- Ovarian remnant syndrome
- 내인적 vaginal apex 통증
- Vulvar vestibulitis vulvodynia

Gastrointestinal

- 과민성 대장염
- 염증성 장질환
- 만성 충수돌기염
- 암
- 게실 질환

Uterine

- 평활근종
- 자궁선근증
- 골반울혈
- 골반이완
- 자궁 위치이상

Musculoskeletal

- 항문올림근 증후군
- 근섬유 통증 (Trigger points, spasms)
- 탈장
- 요통과 추간판 문제
- 척추측만증/척추전만증/척추후만증

Urologic

- 만성 방광염 또는 결석
- 요도 증후군
- 간질성 방광염
- 배뇨근의 불안정성

Psychiatric

- 우울증
- 신체화 장애
- 건강염려증
- 신체 망상

Neurologic

- Nerve entrapment syndrome
- Coccydynia
- 헤르페스 후 신경통
- 절개술 후 신경종
- 음부 신경통
- Visceral hyperalgesia

DYSMENORRHEA

Primary Dysmenorrhea: No Pelvic Pathology Evident

- 프로스타글란딘 F2α와 E2의 분비가 원인
- 다른 연관 요인으로는 가족력, 조기 초경, mense 기간의 연장, 흡연이 있다.
- 보통 초경 6~12개월 후 배란 주기가 시작될 때 발생
- 항염증제제: 1차성 월경통에서의 용량

- NSAID:
  - · Ibuprofen, 400~800 mg PO q6~8 hrs
  - · Naproxen sodium, 275~500 mg PO q6~8 hrs
  - · Mefenamic acid, 250~500 mg PO q6~8 hrs

Secondary Dysmenorrhea: Pelvic Pathology Present

- 일반적 원인으로는 자궁내막증, 골반감염, cervical stenosis, 자궁선근증, 평활근종, 선천성 기형 (처녀막 막힘증), 또는 자궁내 장치가 있다.
- 1차적 약물 치료: 경구 피임약과 NSAIDs

Residual Ovary Syndrome

- 자궁절제술을 받으면서 난소를 남긴 경우에서 3%의 여성에서 발생
- 난소주위 염증과 난소 피막의 두꺼워짐이 유착으로 둘러싸인 난소가 주기적으로 팽창시 통증을 유발

Ovarian Remnant Syndrome

- 폐경전의 FSH range
- Clomiphene citrate 유도가 수술적 진단뿐 아니라 초음파적 진단도 도울 수 있다. (수술전 7~10일간 100 mg/day, 마지막 투여는 수술 1~2일 전)

Vulvodynia

- Vulvar vestibulitis 환자는 전형적으로 삽입시 성교통, 지속적 효모균의 감염, 통증, 작열감, 쓰라림이 있다.
- 꼭 맞는 옷차림, 오래 앉아있는 것, 또는 운동이 이런 증상을 악화시킨다 (가려움은 드문 증상).
- 치료: 비누, 질세척, 크림, 합성섬유 속옷을 피하고 국소적 식물성 오일 이나 산화아연 또는 국소적 마취제 사용; 저용량 TCA나 항경련제, gabapentin (100 mg 수면시, 매 2~3일마다 100mg씩 증량. 분할 용량으로); 수술적 vestibulectomy는 저항성 case에 효과적

TREATMENT

- 통합적으로 개인뿐 아니라 학과 간의 여러 전문분야의 팀이 요구된다.
- 빠른 시일내 준비될 것이 예상된다.
- 약물 및 수술적 치료
- 낮은 위탁 역치
- 이 책의 다른 장을 참조 (16. 자궁내막증, 17. 섬유종)
- 만성 통증에 대해서 마약성 진통제 사용

Drug	Usual Dose Range	Side Effects
Hydrocodone bitartrate with acetaminophen (all are scored tablets) Lorce 10/650 Lorcet Plus 7.5/650 Lortab 2.5/500, 5/500, or 7.5/500 Vicodin 5/750	5-10 mg hydrocodone either q6 hrs or q8 hrs Can use additional acetaminophen between doses to potentiate effect	Lightheadedness, dizziness, sedation, nausea, vomiting, and constipation (these are all common side effects of all narcotics).
Oxycodone hydrochloride Percocet, 5 mg with 325 mg acetaminophen Percodan, 4.5 mg with 325 mg aspirin (also contains 0.38 mg oxycodone terephthalate) serve to potentiate effect	1 tablet q6 hrs or q8 hrs Additional acetaminophen between doses may	Common effects (see above).
Oxycodone controlled release OxyContin	10-40 mg q12 hrs	Common effects (see above).
Methadone hydrochloride Dolophine, 5-or 10-mg scored tablets	2.5 mg q8 hrs to 10 mg q6 hrs Commonly 15-20 mg q.d,	Common effects. Lower extremity edema or joint swelling may occur and require discontinuation. Cautious use in patients taking monoamine oxidase inhibitors.
Acetaminophen with codeine Tylenol No 3, 300 mg acetaminophen with 30 mg codeine	1-2 tab; ets q6-8 hrs	Common effects. Constipation likely. Nausea and vomiting more common than with other narcotics. More common allergy rash.
Morphine sulfate MS Contin or Oramorph	15-60 mg q12 hrs; controlled-release tablets	Common effects. Higher doses increase risk of respiratory depression.
Fentanyl transdermal system Duragesic	25 g patch, one q72 hrs; also available in 50 or 75 g Always start with lowest dose	Common effects. Patch must be kept from heat sources, or dose may be increased. Extreme caution in patients taking other central nervous system medicines. Respiratory depression can result.

Source: Reproduced with permission from Steege JF. Chronic pelvic pain. In Curtis MG, Hopkins MP, eds. Glass's Office Gynecology (4th ed). Philadelphia: Lippincott Williams & Wilkins, 1999:330.

16. 자궁내막증

정의

- 자궁내 공간의 보통 장소 이외의 곳에 기능성 자궁내막 샘이나 기질이 있는 것
- 비엔나 병리학자 Karl von Rokitansky에 의해 1860년 처음 기술되었다.

유병률

- 생식가능 연령군의 3~10%
- 불임여성의 25~35%
- 골반통군의 39~59%
- 진단시 평균 연령: 25~29세; 다양한 인종과 사회경제적 배경에서도 비슷
- 700백만명의 미국 여성
- 자궁내막종의 표현
  - 골반통 가진 여성의 70% (Koninckx 등 1991)
  - 통증과 불임 여성의 84% (Koninckx 등 1991)
  - 증상 없는 여성의 45% (Balasch 등 1996)
  - 정상 골반의 정상 복막 조직검사의 6% (Balasch 등 1996)
  - 자궁내막증 환자의 정상 복막 조직검사의 11~25% (Murphy 등, 1986; Balasch 등 1996)

암의 위험

RISKS OF CANCER

Cancer	Incidence Ratio	95% Confidence Interval
Overall	1.2	1.1, 1.3
Breast	1.3	1.1, 1.4
Ovarian	1.9	1.3, 2.8
Ovarian cancer with history of endometrioma	4.2	1.2, 7.7
Non-Hodgkin' s lymphoma	1.8	1.2, 2.6

Source: Adapted from Brinton LA, Gridley G, et al. Cancer risk after a hospital discharge diagnosis of endometriosis. Am J Obstet Gynecol 176(3):572, 1997.

- 난소 조직에서 생길 수 있는 악성 종양
  - 자궁내막모양샘암종: 57%
  - 다른 상피: 22.4 %
  - 투명세포: 10%
  - 장액: 7%

자가면역 질환의 위험

Autoimmune Disorder	Prevalence in Women with Endometriosis vs. General U.S. Female Population (%)
Hyperthyroidism	6.6 vs. 1.50
Fibromyalgia	5.9 vs 3.40
Chronic fatigue syndrome	4.6 vs 0.03
Rheumatoid arthritis	1.8 vs 1.20
Systemic lupus erythematosus	0.8 vs 0.04
Sjogren's syndrome	0.6 vs 0.0.3
Multiple sclerosis	0.5 vs 0.07

Source:Adapted from Sinaii N, Cleary SD, et al. Autoimmune and related diseases among women with endometriosis:a survey analysis. Fertil Steril 77〔Suppl 1〕:S7,2002.

병리

이식 이론 (Sampson,1927)

- 역방향 월경이 복강내에 퍼짐
- 역방향 월경의 유병률: 70~90%
- 유출로 폐쇄, 짧은 주기, 과다월경혈, 늦은 임신 시 높은 발생률 보임
- 월경의 질환; 늦은 임신이 월경 주기의 수를 늘림 (~일생동안 450주기)
- 좌측 부속기관을 자주 덮는 S자 결장과의 얇은 유착은 다른 복강과 독립된 공간을 만들고, 따라서 복강내 흐름에 덜 노출되어 면역계의 제거율이 낮아지게 된다. 우측 나팔관을 따라 역류된 세포는 시계방향 복강내 흐름에 더 노출되고, 대식세포계에 의해 제거될 수 있다.

체강상피 화생

- 복막 중피 (뮬러관이 생성된)가 자궁내막 조직으로 화생 변이를 하게 된다.
- 이것이 고용량 에스트로겐 치료를 받은 남자에서 자궁내막증이 생기는 기전인가?
- 직장질 자궁내막종의 가능한 원인 (Donnez 등, 1996)
  - 낮은 유사분열 활성
  - 평활근과 샘 요소
  - 바이멘틴, 에스트로겐 수용체, 프로게스테론 수용체의 감소

유도설

- 알려지지 않은 생화학 물질 (자궁내막에서 분비된?)이 미분화된 복막 세포를 자궁내막 조직으로 유도한다.

면역설 (Halme 등 1987; Lebovic 등 2001)

- 세포 중계 면역의 변화: NK 세포, 대식세포, T&B 세포
- 비정상 자가 항체?
- 면역 반응의 변화 → 면역 감시체계의 회피를 통한 살아있는 자궁내막세포 제거 방해
  - 1형 HLA 항원 표현의 수정 (면역 인지에 관련; Semino등 1995)
  - 면역 인지에 필수적인 표면 항원과 경쟁하는 수용성 HLA 또는 intercellular adhesion molecule-I (ICAM)- I 의 증가 (Somigliana 등, 1996; De Placido 등, 1998)
  - 특정 면역 인구 기능을 방해하는 성장 인자/사이토카인 (예: 수용성 TNF 수용체) (Hirata등, 1994; Somigliana 등, 1996; Koga 등, 2000)
  - Fas-매개성 기전에 의한 면역세포의 아포토시스 유도 (Garcia-Vwlasco 등, 2005)
  - 항아포토시스인자의 증가 (예: 오스테오프로테게린, Bcl-2군) (Hirata 등, 2004; Nishida등 1995)
  - 인터페론감마-유도성 아포토시스에 대한 저항 (Nishida 등 1995)
  - NK세포 결함 (D' Hooghe 등 1995)

유전적 감수성

- 가족 발생 (Simpson 등, 1980)
  - 1계 친족: 자궁내막증 가진 경우 6.9% (대조군에서는 1%)
  - 형제자매: 5.8%
  - 어머니: 8.1%
- 다인자유전

기타

- 다이옥신? 대조군의 3%에 비해 자궁내막증을 가진 여성에서 18%에서 환경 오염인자인 다이옥신이 검출됨 ($P<.05$) (Mayani 등, 1997)
- 이소성조직의 조절되지 않는 증식은 드물다; 증식력의 부재, 항아포토시스 때문?
- 복막, 난소, 그리고 직장질의 자궁내막증 병변은 다른 병리기전을 가진 3종류로 분류된다: (a) 복막=역방향 흐름; (b) 자궁내막증=체강상피 화생; 그리고 (c)직장질=뮬러관 잔존물 (Nisolle & Donnez, 1997).

임상양상

통증

- 월경전 악화를 보이는 월경통
- 성교통
- 만성 골반통 (>6개월)
  - 복막에는 구심성 신경섬유가 풍부함 (Ottinger, 1974)
  - 만성골반통의 원인으로 자궁내막증을 제시하는 기준 (Hurd, 1998)
    - · 주기적 골반통 (복막내 월경에 의한 복막 자극?)
    - · 수술로 진단된 자궁내막증

불임

- 불임환자에서 복강경을 위한 선입견이 이 그룹에서 자궁내막종의 발생률을 과대평가하게 할 수 있다.
  - 임신능력이 낮은 여성 vs 임신가능한 여성의 유병률: 33% vs 4%
- 심한 자궁내막증: 유착
- 약한 자궁내막종이 낮은 생식력과 연관된다.:
  - 최소-약한 자궁내막증 vs. 설명 안되는 저임신성 여성에서의 누적 임신율: 15.7% (0.77; 95% 신뢰도, 0.52~1.15) vs. 23.6% (Berube 등, 1998)
  - 최소-약한 자궁내막증 vs. 설명 안되는 저임신성 여성에서의 진단적 복강경 3년 후 임신 가능성: 36% vs. 55% (P<.05) (Akande 등,2004)
  - 최소-약한 자궁내막증 vs. 설명 안되는 저임신성 여성에서의 진단적 복강경 3년 후 살아있는 태아 출산 가능성: 33% vs. 48% (II형 오류에도 불구하고 통계학적 의미 없음)

▪ 최소-약한 자궁내막증의 수정능력 vs 설명안되는 수정능력저하 (Sung et al., 1997; Jensen et al., 1998; Hammond et al., 1986; Toma et al., 1992; Omland et al., 1998; Nuojua-Huttunen et al., 1999):

	Monthly Fecundity Rate after Expectant Management (%)	Monthly Fecundity Rate after Intrauterine Insemination (%)	Monthly Fecundity Rate after Therapeutic Donor Insemination (%)	Pregnancy Rate after Donor Oocyte (In Vitro Fertilization) (%)[a]
Minimal-mild endometriosis	2.5	9	4	28
Unexplained subfertility	3.5 NS[b]	19 P <.01	16 P <.01	29 NS

NS, not significant.

[a] Data in this column from Diaz I, Navarro J, Blasco L, et al. Impact of stage III-IV endometriosis on recipients of sibling oocytes:matched case-control study. Fertil Steril 74(1):31, 2000.

[b] Two caveats:(a) women with red/white/vesicular lesions considered as controls(may have lowered control group outcome);(b) underpowered to show smaller difference (Berube, 1998).

▪ 프로스타글란딘, 사이토카인, 희발배란, 황체기 결함, 자가면역반응 증가

▪ 정자 운동성에 대한 중간-심한 자궁내막증을 가진 여성의 복막액의 방해 효과 (Oral and Arici, 1996)

▪ 치료 없이 5년후 누적 임신률: 90% (최소 질환) (D' Hooghw 등 2003)

● 설명 안되는 vs. 자궁내막증 (1기) 수정능력저하에서 시험관수정/세포질내 정자 주입후 임신 결과 비교 (Omland 등, 2005)

▪ 첫 주기 임신률 저하 (자궁내막증 48.6% vs. 설명 안되는 경우 58.8%; P<0.5)

▪ 살아있는 태아 출산률 낮음 (자궁내막증 66% vs. 설명 안되는 경우 78.8%; P<0.5)

▪ 제태연령 6주미만의 자연유산 (자궁내막증 19.3% vs. 설명 안되는 경우 11.7%; P<0.5)

● 3, 4기 자궁내막증을 가진 여성은 남성요인 때문에 시험관수정을 하는 같은 연령 대조군에 비해 난소 예비기능이 떨어져있다 (난포자극호르몬이 증가).

월경 불규칙성 (Vercellini등, 1997)

- 월경전 얼룩짐 (15~20%)
- 과다 월경이 더 흔함

위장관 관련 (Weed and Ray, 1987)

- ~5%의 위장관 연관
  - 직장/S자결장 (70%)>충수돌기>맹장>말단 회장>상행결장>횡행/하행결장
- 이런 여성에서 추가적인 자궁내막증 병변 발생률은 단지 ~50%
- 흔한 증상: 트름, 경련성 복통, 배변습관의 변화, 장 운동 저하, 혈변, 식욕저하
- 장막과 근육층이 가장 흔히 침범되나 점막은 거의 침범안됨 (Panganiban and Cornog, 1972).
- 항문에서 충분히 멀고, 부분 결장 절제를 할 수 있는 기술 좋은 복강경 외과의가 있다면 복강경으로 제거될 수 있다.

진단

검진

- 더글라스와에 제한된 압통
- 자궁천골인대의 결절성
- 더글라스와의 obliteration
- 자궁의 fixed retroversion
- 경직장 초음파상 난소 확장 (직장질 자궁내막증에서) (Fedele 등, 1998)
- 자궁의 측방 전위 (자궁천골인대의 흉터때문) (Propst 등, 1998)

경질 초음파

- 자궁내막종 진단에 유용 → 낮은 레벨의 음영의 균질한 저음영 병변 또는 유리질 모양 (Kupfer 등, 1992)

복강경

- 가장 흔한 위치: 난소, 쿨드삭 뒤, 넓은 인대, 자궁천골인대, 직장-S자결장, 방광
- 자궁내막증은 오른쪽보다 왼쪽 난소에서 더 흔하다.
  - 오른쪽 나팔관에서 역류된 세포들은 시계방향 복강내 흐름에 더 많이 노출되고 대식세포 제거계에 의해 제거된다 (Rosenheim 등, 1979).
- 좌측 골반에 자궁내막증 병변을 가진 여성은 오른쪽에 있는 여성보다 질병 재발이 더 잦고, 미래 임신의 지연 가능성이 높다 (Ghezzi 등, 2001).
- 검푸른색의 "가루 화상" 병변 (older, enclosed implant?)

- 다양한 모양: 빨간, 하얀, 노란, 투명한 (활동성 병변: 풍부한 혈관과 높은 유사분열력)
- 보이는 자궁내막증이 없는 여성에서, 정상으로 보이는 복막의 6%에서 자궁내막증이 조직검사상 나타난다 (Balasch 등, 1996).
- 병변이 중피를 뚫고 나가면 깊은 자궁내막증 (Koninskx 등, 1991)

위치에 따른 직장질 자궁내막증의 분류 (Donnez 등, 2004)

- I 형/직장질 중격 결절 (10% 빈도)
  : 질점막의 뒷벽과 직장앞벽 사이의 직장질 중격내
- II 형/후방 질궁 결절 (65% 빈도): 직장질 중격쪽 후궁 (자궁경부 뒤쪽)
- III 형/모래시계모양 결절 (25% 빈도): 앞쪽 직장벽으로 뻗치는 후궁 병변;
  평균 3 cm 크기

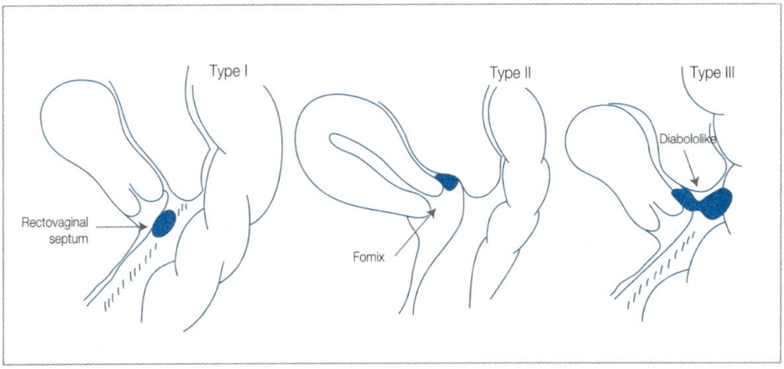

미국생식의학회 분류

● 미국생식의학회 병기분류 (미국생식의학회, 1997)

Paticnt' s Name________________ Date________________

Stage I (Minimal) - 1-5
Stage II (Mild) - 6-15
Stage III (Moderate) - 16-40
Stage IV (Severe) - >40
Total________________

Laparoscopy________ Laparotomy________ Photography________
Recommended Treatment________________
____
Prognosis________________

	ENDOMETRIOSIS	< 1 cm	1-3 cm	>3 cm
PERITONEUM	Superficial	1	2	4
	Deep	2	4	6
OVARY	R Superficial	1	2	4
	Deep	4	16	20
	L Superficial	1	2	4
	Deep	4	16	20

POSTERIOR CULDESAC OBLITERATION	Partial	Complete
	4	40

	ADHESIONS	<1/3 Enclosure	1/3-2/3 Enclosure	>2/3 Enclosure
OVARY	R Filmy	1	2	4
	Dense	4	8	16
	L Filmy	1	2	4
	Dense	4	8	16
TUBE	R Filmy	1	2	4
	Dense	4*	8*	16
	L Filmy	1	2	4
	Dense	4*	8*	16

* If the fimbriate end of the fallopian tube is completely enclosed, change the point assignment to 16.
Denote appearance of superficial implant types as red [(R), red, red-pink, flamelike, vesiclar blobs, clear vesicles], white [(W), opacifications, peritoneal defects, yellow-brown], or black [(B) black, hemosideri deposits, blue]. Denote percent of total described as R__ %, W__ % and B__ %. Total should equal 100%.

Additional Endometriosis: ________________

Associated Pathology: ________________

To be Used with Normal Tubes and Ovaries

L R

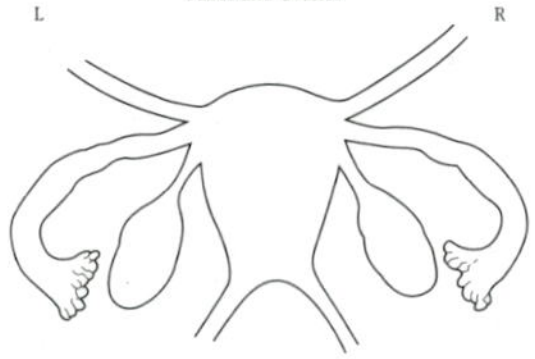

To be Used with Abnormal Tubes and / or Ovaries

L R

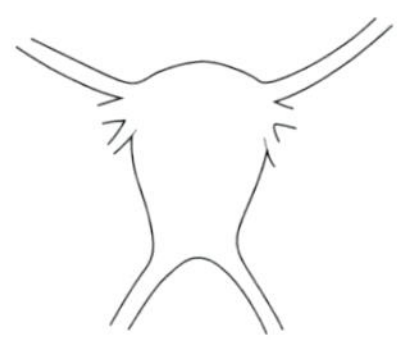

EXAMPLES & GUIDELINES

STAGE I (MINIMAL)

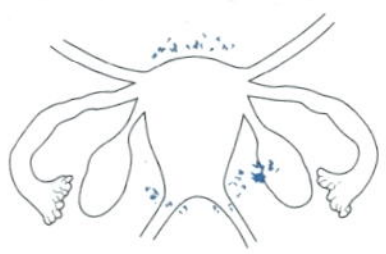

PERITONEUM		
Superficial Endo	1~3 cm	-2
R. OVARY		
Superficial Endo	<1 cm	-1
Filmy Adhesions	<1/3	-1
TOTAL POINTS		4

STAGE II (AND)

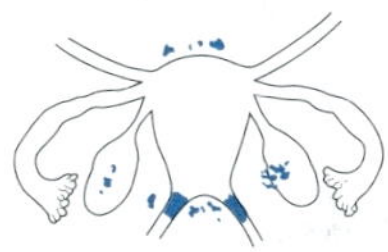

PERITONEUM		
Deep Endo	>3 cm	-6
R. OVARY		
Superficial Endo	<1 cm	-1
Filmy Adhesions	<1/3	-1
L. OVARY		
Superficial Endo	<1 cm	-1
TOTAL POINTS		9

STAGE III (MODERATE)

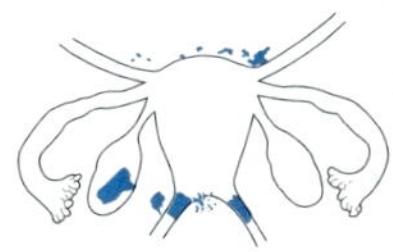

PERITONEUM		
Deep Endo	>3 cm	-6
CULD SAC		
Partial Obliteration		-4
L. OVARY		
Deep Endo	<1~3 cm	-16
TOTAL POINTS		26

STAGE III (MODERATE)

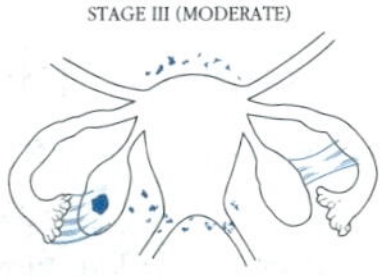

PERITONEUM		
Superficial Endo	3 cm	-4
R. TUBE		
Filmy Adhesions	<1/3	-1
R. OBARY		
Filmy Adhesions	<1/3	-1
L. TUBE		
Dense Adhesions	<1/3	-16*
L. OVARY		
Deep Endo	<1 cm	-4
Dense Adhesions	<1/3	-4
TOTAL POINTS		30

STAGE IV (SEVERE)

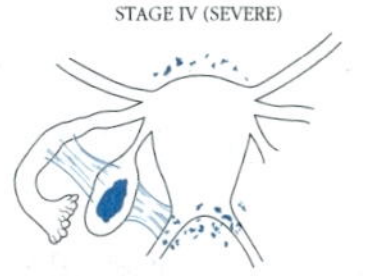

PERITONEUM		
Deep Endo	>3 cm	-4
L. OVARY		
Deep Endo	<1.3 cm	-32**
Dense Adhesions	<1/3	-8**
L. TUBE		
Dense Adhesions	<1/3	-8**
TOTAL POINTS		52

* Point assignment changed to 16

** Point assignment doubled

STAGE IV (SEVERE)

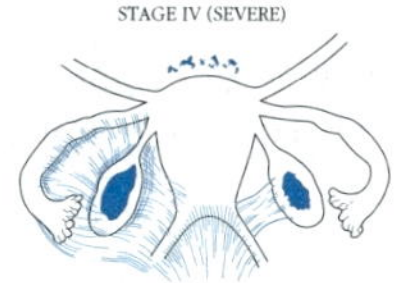

PERITONEUM		
Deep Endo	>3 cm	-6
CULDESAC		
complete Obliteration		-40
R. OVARY		
Deep Endo	<1-3 cm	-16
Dense Adhesions	<1/3	-4
L. TUBE		
Dense Adhesions	>2/3	-16
L. OVARY		
Deep Endo	1-3 cm	-16
Dense Adhesions	>2/3	-16
TOTAL POINTS		114

Determination of the stage or degree of endometrial involvement is based on a weighted point ststem. Distribution of points has been arbitrarily determined and may require further revision or refinement as knowledge of the disease increases.

To ensure complete evaluation, inspection of the pelvis in a clockwise or counterclockwise fashion is encouraged. Number, size and location fo endometrial implants, plaques, endometriomas and/or adhesions are noted. For example, five separate 0.5 cm superficial implants on the peritoneum(2.5 cm total) would be assigned 2 points. (The surface of the uterus should be considered peritoneum.) The severity of the endometriosis or adhesions should be assigned the highest score only for peritoneum, ovary, tube or culdesac. For example, a 4 cm superficial and a 2 cm deep implant of the peritoneum should be given a score of 6 (not 8). A 4 cm deep endometrioma of the ovary associated with more than 3 cm of superficial disease should be scored 20 (not 24).

In those patients with only one adenexa, points applied to disease of the remaining tube and ovary should be multipled by two.

** Points assigned may be circled and totaled. Aggregation of points indicates stage of disease (minimal, mild, moderate, or severe).

The presence of endometriosis of the bowel, urinary tract, fallopian tuve, vagina, cervix, skin etc., should be docuemnted under " additional endometriosis." Other pathology such as tubal occlusion, leiomyomata, uterine anomaly, etc., should be documented under "associated pathology." All pathology should be depicted as specifically as possible on the sketch of pelvic organs, and means of observation (laparoscopy or laparotomy) should be noted.

American Society for Reproductive Medicine revised classification of endometriosis. Endo, endometriosis. (Source: Reproduced with permission from Revised American Society for Reproductive Medicine classification of endometriosis: 1996. *fertil Steril* 67(5):817, 1997.)

치료

1. 관찰
2. 수술
3. 약
4. 보조 생식 요법

- 주의: 60%가 넘는 경우에서, 호르몬 그리고/또는 수술 치료 후 1~5년 내 병변이 재발한다 (Regidor 등, 1996).

관찰 치료

- 장기 임신률: I~III기에서 55~90%

수술 치료

대중적 수술

- 진단에 이용된 첫 수술이후 2차 관망 복강경 시행한 여성의 30~40%에서 질환 퇴축 (Harrison and Barry-Kinsella, 2000)
- 자궁천골 신경 절제
  - 2개의 무작위 대조군 연구가 자궁내막증 통증이 있는 여성에서 추가적인 복강경 자궁신경 절제술 시행의 근거가 없음을 밝혔다 (Johnson 등 2004b; Vercellini 등, 2003a).
- 수술 단독보다 수술전 도는 수술후 약 복용 치료가 임신률이 높다고 밝힌 대조군 연구가 없다.
- 낭종제거술 또는 흡입/응고술 후 낭종 재발률을 분석한 메타분석 (Vercellini 등, 2003b)
  - 21~36개월 공통 총 대응위험도 = 3.09 (CI, 1078~5.36) 낭종 절제를 지지한다.
  - 수술 후 낮은 임신률 때문에 낭종절제술 후 질병 재발을 보는 게 좋은 결과인지는 논쟁의 여지가 있을 수 있다.
- RCT에서, 복강경 낭종절제술은 흡입과 응고술에 비해 24개월 임신율이 더 높다. (67% vs. 24%, P<0.5)
- 복강경적 자궁내막종과 난소 잔여물 제거:
  - 한쪽 난소에서 자궁내막종을 제거한 46주기 이상의 32명의 환자
  - 이전의 자궁내막종이 있었던 난소의 우성 난포수가 53% 감소 (P<.001)

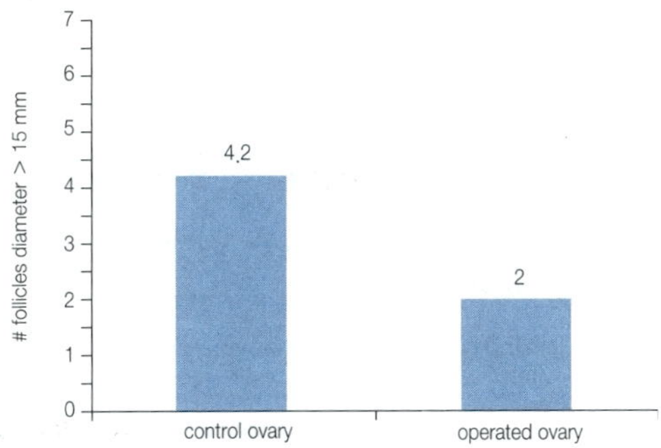

- IVF 주기보다 먼저 자궁내막종 (>3 cm)에 복강경 낭종 절제술을 시행한 것이 생식력을 증가시키지 못했다.; 마찬가지로, 대증적 수술 요법이 IVF의 성공률을 손상시키지 못했다.
- 대증적 수술 요법에 의한 생식력증가의 증거
  - Marcou 등:
    - RCT: 36주간 자료; I ~ II 기 (30% II 기); 2년간 불임률

n=341	Ablation (%)	Diagnostic Laparoscopy Only (%)
Cumulative pregnancy[a]	31.0[b]	18.0
Fecundity[c]	4.7	2.4

[a] >20 wks' gestation.
[b] P <.01.
[c] Rates of 20-wk pregnancies per 100 person-years.

      - 8명은 추가적인 임신을 위해 수술을 필요로 한다.; 그러나, 우리가 자궁내막증을 수술 전에 진단할 수 없기 때문에, 실제로는 한번 임신을 위해 그 두배인 16번의 수술을 필요로 한다.
  - Gruppo Italiano (이탈리아 연구)
    - RCT: 12주간 자료; I - II 기 (60% II 기); 설명할 수 없는 불임>2년

n=96	Ablation	Diagnostic Laparoscopy Only
Spontaneous conceptions	24%	29%

· Secondary finding:

n=46	Adjuvant GnRH-a	No Adjuvant GnRH-a
Spontaneous conceptions	39%	18%

GnRH-a, gonadotropin-relesing hormone-agonist.

■ Marcoux + Gruppo Italiano common odds ratio benefit:

	Common Odds Ratio Benefit
All conceptions	1.7 (95% CI, 1.1-2.6)
>20-wk pregnancy	1.6 (95% CI, 1.0-2.7)

CI, confidence interval.

· 그러므로, 최소-경한 자궁내막증 가진 불임 여성의 임신률 증가에 자궁내막증 절제는 약간의 효율성을 가진다.

수술적 치료

- 약/대증적 수술에 반응이 없는 경우
- 양측 난소제거술과 자궁적출술: 성공률 90%
- 재발률: 0~5% (환자가 에스트로겐 치료를 받고 있다면 같음)
- 코호트 연구 (138명): 자궁내막증 대문에 난소제거술을 받은 여성과 비교하여, 난소는 유지하고 자궁을 제거한 여성의 경우 통증 재발의 위험성이 6.1배 높으며 재수술할 가능성이 8.1배이다.
- 자궁과 난소제거술 후 에스트로겐 치료는 증상 재발 발생률 증가 없이 수술후 기간에 시작할 수 있다.

수술후 보조 약물 치료

● 6가지 무작위 연구:

Regimen	Length of Treatment (mos)	n	Results
Dz vs. medroxyprogesterone acetate vs. placebo	6	51	Pain in treatment groups at l yr
GnRH-a vs. placebo	3	53	No difference in pain at 1 yr[a]
GnRH-a vs. placebo	6	93	↓ Pain at end of treatment but no difference at 1 yr[a]
Dz vs. no treatment	3	77	No difference in pain at 9 mosa
GnRH-a vs. no treatment	6	210	No difference in pain at 1 yr[a]
GnRH-a vs. no treatment	3	89	No difference in pain at 18 mosa

Dz, danazol;GnRH-a, gonadotropin-releasing hormone-agonist.

[a] Low statistical power to detect smaller, though clinically significant, differences.

Source: Adapted from Telimaa S, Ronnberg L, et al. Placebo-controlled comparison of danazol and high-dose medroxyprogesterone acetate in the treatment of endometriosis after conservative surgery. *Gynecol Endocrinol* 1(4):363, 1987; Parazzini F, Fedele L, et al. Postsurgical medical treatment of advanced endometriosis:results of a randomized clinical trial. *Am J Obstet Gynecol* 171(5):1205, 1994; and Hornstein MD, Hemmings R, et al. Use of nafarelin versus placebo after reductive laparoscopic surgery for endometriosis. *Fertil Steril* 68(5):860, 1997.

● GnRH 작용제 + 아로마타아제 억제제 (anatrozol, 1mg/day): 후향적, 무작위 연구

Regimen × 6 Mos Postoperative	% Free of Recurrence at 24 Mos	Median Time to Recurrence
GnRH-a	10.4	17 mos
GnRH-a + aromatase inhibitor	54.7	>24 mos[a]

GnRH-a, gonadotropin-releasing hormone-agonist.

[a] $P < .01$.

Source: Adapted from Soysal S, Soysal ME, et al. The effects of post-surgical administration of goserelin plus anastrozole compared to goserelin alone in patients with severe endometriosis:a prospective randomized trial. *Hum Reprod* 19(1):160, 2004.

■ 적은 수의 환자일지라도 (각 그룹에서 49), 폐경기 증상이나 골밀도 (24개월)에 유의한 차이는 없다.

약물 치료

프로제스틴

- 자궁내막 탈락막화: 위축과 가성탈락막화
- 메드록시프로제스테론 아세테이트 또는 트로제스틴만 들어있는 경구피임제 20~30 mg/일
- 레보노르제스트렐-자궁내 장치 (lng-IUD, 미레나)는 5년간 하루 20 μg의 레보노르제스트렐을 공급한다.
    - 6개월간의 lng-IUD를 이용한 준비조사는 통계학적으로 유의한 (P<.01) 통증 강도 감소 (시각 숫자 수치에서 7.7 → 4.6)와 중간-심한 월경통의 감소 (96 → 50%)를 나타냈다.

경구 피임제

- 지속적으로; 60~90% 효과적; 1년 재발률=17%, 연간 재발률 5~10%
- 1년내 자궁내막증 수술을 받은 50명 여성은 주기적인 경구 피임제 복용에도 재발성 월경통을 경험했으며, 이들은 2년간 지속적인 경구 피임제로 치료받았다 (에틸에스트라디올 20 μg+데소제스트렐 150 μg).
    - 시각 숫자 수치 59% 감소 (월경통) P<.001
    - 언어 표현 수치 71% 감소 (월경통) P<.001

GnRH 작용제: 데카펩타이드

- 광반 효과를 피하려면, GnRH-a를 다음 시기에 시작:
    - 황체기 중기 또는
    - OCs (주기 1 또는 2일에 시작된) 2주후, 1주는 겹쳐서 사용
- 부작용: 파탄성 출혈, 혈과운동신경성 증상 (2번재로 흔한), 질 건조, 감정 변화, 불면증, 두통, 안절부절 못함, 두통, 우울, 가역적인 골밀도 소실 (6개월의 치료 결과, DXA에서 5% 소실)

류프롤리드 디팟, 3.75 mg IM 28일 간격

고세렐린, 3.6 mg SC 28일 간격

나파렐린, 400~800 mg/일 비강내 주입

초기 발병 파탄성 출혈

1. 임신 제외
2. 첫 주기 이후 감소성 출혈 흔함
3. GnRH 작용제에 의해 적절한 억제 (E_2감소) 이뤄지는지 확인
4. 월경 시작과 근접하게 GnRH 작용제 시작
5. GnRH 작용제 쓰기 2주전에 프로제스틴이나 경구피임제를 고려

후기 발병 파탄성 출혈

1. 임신 제외
2. 일정 확인
3. 적절한 억제(E_2 감소) 확인
4. 위축성 출혈 제외(치료; 소량의 에스트로겐 대체 치료)

- 75~90% 효과적, 통증은 GnRH 작용제 치료 1년 이내에 돌아오며, 20%는 재치료를 요하는 재발 증상을 가진다.
- GnRH 작용제후 통증 재발 시기
    - Ⅰ~Ⅱ기: 5.3개월
    - Ⅲ~Ⅳ기: 5.9개월
- 추가 치료
    - 혈관운동신경성 증상과 뼈 보존 때문에 소량의 에스트라디올을 쓴다.
        - 치료적 용량

E_2 (pg/mL)	E_2-의존적 세분화
<80	지질 대사 감소
<60	질 상피 위축
<40	혈관운동신경성 증상
<20	골밀도 이상

        - 에스트라디올 25 μg 매주 경피 패치
        - 포함 에퀸 에스트로겐, 0.635 mg/일
    - 혈관운동신경성 증상과 뼈 보존 때문에 프로제스틴 쓴다.
        - 노르에틴드론 아세테이트, 경구 5 mg/일
    - 프로제스틴 단독이나 추가 요법을 견디지 못하는 여성은 연합 치료

아로마타아제 억제제

- 약물 요법: 레트로졸 (페마라), 2.5 mg/일; 노르에틴드론 아세테이트, 2.5 mg/일; 비타민D, 800 IU/일; 칼슘 사이트레이트, 1.25 g/일
- 10 ud의 환자에서의 작위적 조사 연구
  - 치료전 진단적 복강경 (III~IV기인 8병 환자)후 6개월 치료와 치료한 복강경
    - ASRM 자궁내막증 점수 의미있게 감소: 44.1 → 29.7
    - 이전에 반응 없던 10명 중 9명에서 통증 의미있게 감소

면역 조절제 (펜톡시필렌, 트렌탈)

- RCT: 트렌탈, 400 mg po bid로 27명이 치료 받고, 27명은 위약으로 치료 받았다.
- 12개월 총 임신율: 31% (트렌탈) vs. 18.5 (위약), 비록 환자수가 적어서 2형 오류가 있을 수 있긴 하지만 통계학적으로 유의하지 않았다.

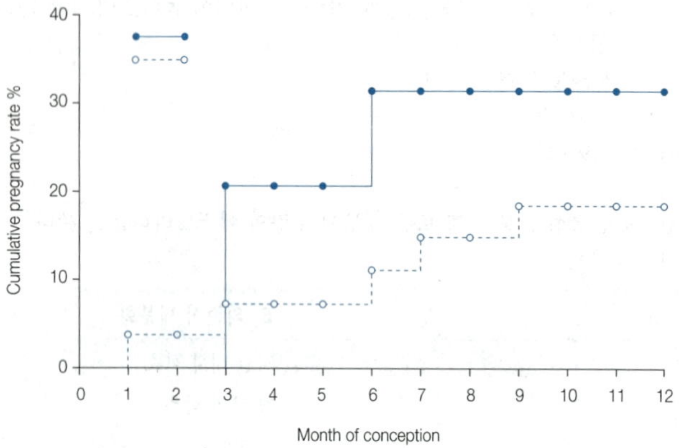

자궁내막증 치료제 요약

분류	약	용량
안드로겐	다나졸	4~6개월간
		하루 400~800 mg PO
GnRH 작용제	류프롤리드	하루 500 μg SC
	류프롤리드 디팟	3.75 ng IM, 28일간
	부세렐린	400 μg, qid, 비강내 주입
	고세렐린	28일간 3.6 mg 28일간, 또는 10.8 mg 3달간
	나파렐린	200 μg bid, 비강내 주입
프로제스틴	제스트리논	하루 2.5~5.0 mg
	메드록시프로제스테론	20-30 mg PO 6개월간, 그 후 2달간 100 mg IM
	아세테이트	2주 간격, 그리고 나서 200 mg IM 한달 간격
		으로 4개월간
경구피임제	단기성 에스트로겐	에틸 에스트라디올, 30~35 μg과 프로제스틴;
	/ 프로제스틴	하루 1정 × 4~6개월
아로마타아제	레트로졸 (페마라)	페마라, 하루 2.5 mg PO; NET 아세테이트,
억제제	(비타민 D, 칼슘,	하루 2.5 ng; 비타민 D, 하루 800 IU;
	NET-아세테이트)	칼슘, 하루 1.25 g
면역조절제	펜톡시필렌	트렌탈, 400 mg PO bid

NET: 노르에틴드론

보조 생식 기술

- 생식력: 자궁내막증의 불임 치료에는 약물 (경구피임제, 프로제스틴, GnRH 작용제)의 역할이 없다.
- 자궁내막증이 있는 여성에서의 배란 유도

Regimen	n	Cycle Fecundity Rate (%) Treatment Group	Expectant Group
Clomiphene citrate, IUI	67	9.5	3.3
Human menopausal gonadotropin, human chorionic gonadotropin, IUI	49	15.0	4.5
Follicle-stimulating hormone, IUI	103	11[a]	2[a]

IUI, intrauterine insemination.
[a] Live birth rate (%).
Source: Adapted from Deaton JL, Gibson M, et al. A randomized, controlled trial of clomiphene citrate and intrauterine insemination in couples with unexplained infertility or surgically corrected endomctriosis. Fertil Steril 54(6):1083, 1990; Fedele L, Bianchi S, et al. Superovulation with human menopausal gonadotropins in the treatment of infertility associated with minimal or mild endometriosis:a controlled randomized study. Fertil Steril 58(1):28, 1992; and Tummon IS, Asher LJ, et al.
Randomized controlled trial of superovulation and insemination for infertility associated with minimal or mild endomctriosis. Fertil Steril 68(1):8, 1997.

- IVF 결과: 자궁내막증 단독 vs. 나팔관 요인 단독, 메타분석:

Regimen	Pregnancy Rate Stage I-II	Stage II-IV	Control Group
In vitro fertilization	21.1%	13.8[a]	27.7

[a] Odds ratio, 0.46 (0.28, 0.74).
Source: Adapted from Barnhart K, Dunsmoor-Su R, et al. Effect of endometriosis on in vitro fertilization. Fertil Steril 77(6):1148, 2002.

- IVF 전에 GnRH 작용제 치료; 한 가지의 후향성 무작위 연구:

Regimen	n	Cycle Pregnancy Rate (%)
No GnRH-a	26	55
GnRH-a × 3 mos	25	80[a]

GnRhH-a, gonadotropin-releasing hormone-agonist
[a] $p < .05$; NNT = 4
Source: Adapted from Surrey ES, Silverberg KM, et al. Effect of prolonged gonadotropin-releasing hormone agonist therapy on the outcome of in vitro fertilization-embryo transfer in patients with endometriosis. Fertil Steril 78(4):699, 2002.

치료 알고리즘

- 자궁내막증 (골반통)
    - NSAID 또는 지속적 경구피임제
        - 성공: 약물치료 유지
        - 실패: 수술적 복강경 → GnRH 작용제, 아로마타아제 억제제 + NET 아세테이트, 비타민 D, 칼슘
- 자궁내막증 (불임)
    ① 조절된 난소 과자극
    ② 증상 (통증)이 있다면 수술적 복강경 → 관찰 치료 → 성공 / → 실패 → 조절된 난소 과자극 / → IVF
    ③ IVF

17. 섬유종

PREVALENCE

- 20-50% (Novak and Woodruff, 1979)

CLASSIFICATION

Submucosal (wamsteker et al., 1993)

- 섬유종은 자궁강을 일그러뜨린다.

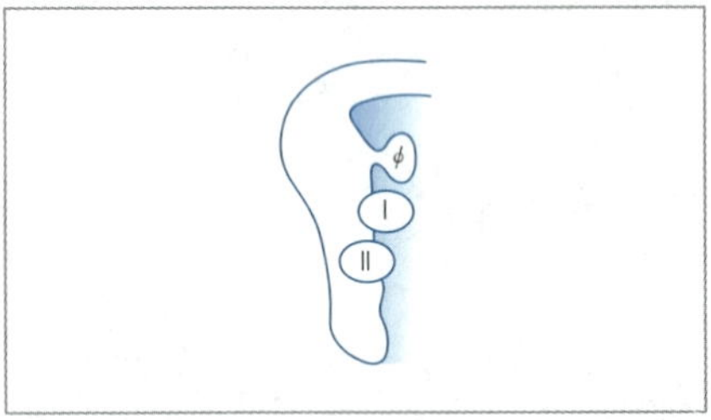

Type ø	Pedunculated (intraluminal) without intramural extension
Type I	Sessile with intramural extension <50%
Type II	Sessile with intramural extension ≥50%

Intramural

- <50%는 장막 표면 안으로 돌출한다. >50%의 근종은 자궁근층에 있다.

Subserosal

- >50%은 장막 표면 밖으로 돌출 (sessile 또는 pedunculated)

FIBROIDS AND BLEEDING

- 자궁 혈류를 폐쇄해서 자궁내막 소정맥의 extasia를 유발 → 자궁근층과 내막층의 proximal 울혈 → 월경과다
- ↑자궁강 크기 (때때로 HSG에 도움이 됨)는 표면이 커져 자궁내막이 벗겨지게 된다.

FIBROIDS AND PAIN (Lippman et al., 2003)

- ↑ 성교통의 심화, 섬유종을 동반한 비주기성 골반 통증
- 월경통은 섬유종이 없는 것에 비해 섬유종이 있을 때 더 심하지 않다.
- Fundus의 섬유종은 더 심한 성교통과 골반통과 연관될 수 있다.

FIBROIDS AND INFERTILITY

- 단독적인 불임 요인으로는 불임 case의 <10% (Wallach and Vu, 1995)
- 자궁강을 침해하지 않는 Submucosal or intramural myoma < 4 cm를 이러한 근종이 없는 환자와 비교해 봤을 때 IVF-ICS 결과는 비슷하다.
- 점막하의 불임 기전
    - 자궁 수축의 비기능 (vollenhoven et al., 1990)
    - 국소적 자궁내막 혈관의 교란
    - 자궁 내막의 염증; 자궁내막염
    - 혈관활성화 물질의 분비
    - Androgen 환경의 강화 (Buttram and Reiter, 1981)
- 환자들은 근종절제술 후 임신까지 4~6개월 기다릴 것을 조언받는다.
- 자궁동맥 색전은 앞으로의 임신을 고려하는 환자에서 추천되지 않는다.

FIBROIDS AND REPRODUCTIVE OUTCOME

- 임신한 동안 80%의 섬유종은 같은 크기로 남아있거나 줄어든다 (Lev-Toaff et al.,1987).
- 부작용: 유산, 자궁외 임신, 조기 진통 (15~20%), 복통, 태반 박리, IUGR (10%), 폐쇄성 진통, 산후 출혈, 위치이상 (20%) (Phelan, 1995)
- 5개의 후향성 코호트 연구

	Pregnancy Rate (%)	Spontaneous Abortion (%)[a]
Submucosal	9	40
Intramural	37	33
Subserosal	16	33
Control	29	20

[a] Small numbers.
Source: Adapted from Bajekal N, Li TC. Fibroids, infertlity, and pregnancy wastage. Hum Reprod Update 6:614, 2000.

- Recent review of 27 studies:자궁근종적출술을 하기전에 근종의 위치, 수, 크기가 수술 후의 임신에 영향을 끼치는지의 여부에 대해서는 아직 결정적일 만한 증거는 없다 (Vercellini et al., 1998).
- Ten retrospective studies, prognosis after myomectomy:

Pregnancy rate	50~68%
Spontaneous abortions	6~40%
Live births	57~93%

Source: Adapted from Bajekal N, Li TC. Fibroids, infertility, and pregnancy wastage. Hum Reprod Update 6:614, 2000.

Submucosal Fibroids

	Pregnancy Rate	Delivery Rate
Submucosal myoma	0.3 (CI, 0.1-0.7)	-
Submucosal myomectomy		
Compared with infertile control subjects with fibroids	1.7 (CI, 1.1-2.6)	-
Compared with infertile control subjects without fibroids	-	1.0 (0.5-2.4); no difference

CI, confidence interval.
Source: Adapted from pritts EA. Fibroids and infertility: a systematic review of the evidence. Obstet Gynecol Surv 56(8): 483, 2001.

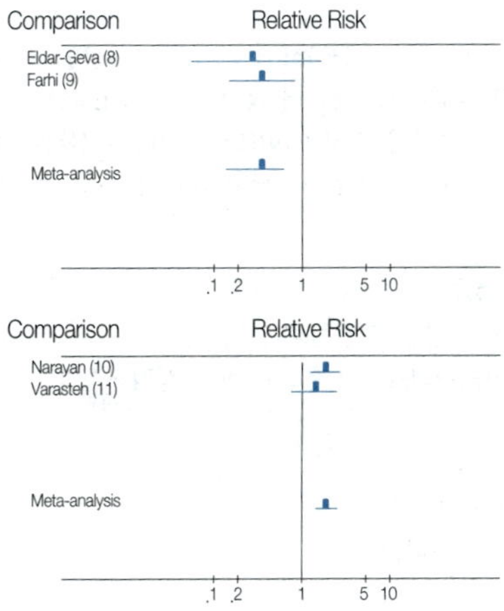

A: Metaanalysis of pregnancy rate for patients with submucosal fibroids compared with infertile controls (data from in vitro fertilization).

B: Metaanalysis of pregnancy rate for submucosal myomectomy compared with controls (data from assisted reproductive technologies + spontaneous conceptions). (Reproduced with permission from Pritts EA. Fibroids and inferility:a systematic review of the evidence. Obstet Gynecol Surv 56:483, 2001.)

- 대부분의 여성들은 근종절제술 이후 1년 안에 임신한다.
- 많은 연구들이 자궁절제술 이후의 높은 임신율은 일반화되지 않고 선택적 bias에 의한 것임을 보여준다. 자궁강을 침범하지 않은 Subserosal과 intramural의 섬유종 절제술 이후의 결과에 대한 자료는 없다. 자궁강 내의 변형이 없는 경우에 관한 자료는 없다 (Surrey et al., 2001).

RALOXIFENE VERSUS GONADOTROPIN-RELEASING HORMONE-AGONIST

- 치료하지 않은 군에 비교해서 3개월간의 raloxifene (120 mg/day) 치료는 fibroid의 부피를 ~22%까지 감소시켰다 (GnRH-agnist의 기대치보다는 적다.).; 대상자들은 치료전후 모두 증상이 없었다 (Jirecek. et al., 2004).
- Raloxifene (60 또는 180 mg/day) 6개월 치료는 섬유종 크기에 영향이 없었다. (Palomba, 2002a)
- 6개월간의 raloxifene (60 mg/day)+GnRH-a 치료는 GnRH-a 단독 치료보다 훨씬 효과적이다 (섬유종 크기 감소가 30% 더 많다.).; 비록 raloxifene group은 치료 후 bone mineral density에 변화가 없고 GnRH-a group은 심각하게 저하되었지만 섬유종과 연관된 증상에는 차이가 없었다 (P<0.5) (Palomba, 2002b).

MIFEPRISTONE (RU-486) (Steinauer et al.,2004)

- 프로게스테론은 섬유종 성장을 촉진할 것이다.
- 5~50 mg/day mifepristone을 3~6개월간 사용한 6개의 임상적 시험의 metaanalysis (무작위선정되지 않은)
  - 자궁의 부피 27~49% 감소
  - 평활근종의 부피 26~-74% 감소
  - 월경통의 심각성, 월경과다, 골반 압력 감소
  - 자궁내막의 과형성 28%

PREOPERATIVE GONADOTROPIN-RELEASING HORMONE-AGONIST

Background

- Native GnRH보다 반감기가 길고 potency가 크다.
- Analogs: decapeptide로 이루어져 있으며 6번과 10번에 부속물이 달려있다.
- 초기에 gonadotropin 분비를 자극하면 1~2주 지속된다.
- 섬유종의 성장은 에스트로겐과 프로게스테론에 의해 촉진된다.

- GnRH-a에 의해 down regulation 되어서 저에스트로겐 상태 (<30 pg/mL)가 되고 무배란이 된다.
- GnRH의 장기치료는 부작용 (bone mineral density loss와 홍조) 때문에 제한된다.
- 이중맹검 시험에서 GnRH-a (leuprolide) 사용시 위약 사용 그룹에 비해 근종 부피는 30.4% 감소 (Schlaff et al., 1989)
- 무작위, 위약 시험에서 수술전 GnRH-a 사용이 작은 근종의 크기 감소에 영향을 미치지 못한다 (Friedman et al., 1992).
- 섬유종은 GnRH-a를 중단한 이후 다시 자란다.
- 그러므로 GnRH-a는 완전한 치료인 자궁절제술이나 보존적 치료인 근종절제술 이전에 쓰는 것이 주된 사용이다.

Outcomes of Gonadotropin-Releasing Hormone-Agonist-Treated Groups versus Nontreated

Preoperative Gonadotropin-Releasing Hormone-Agonist Treatment × 3-4 Month

	Weighted Mean Difference	95% Confidence Interval
↑ Hematocrit	3.1%	1.8-4.5
↓ Uterine volume	-159 mL	-169 to -149
↓ Gestational size	-2.2 wks	-2.3 to -1.9
↓ Fibroid volume	-12 cc	-18.3 to -6.6
Pelvic symptom score	-2.1	-2.4 to -1.9

Source: Data from Lethaby A, Vollenhoven B, Sowter M. Efficacy of pre-operative gonadotropin hormone releasing analogues for women with uterine fibroids undergoing hysterectomy or myomectomy: a systematic review. BJOG 109:1097, 2002.

Intraoperative Outcomes

	Myomectomy	Hysterectomy
Blood loss	ND	↓ 58 mL (-76 to -40)
Duration of surgery	ND	↓ 5.2 mins (-8.6 to -1.8)
Hospital stay	ND	ND
Rate of blood transfusions	ND	ND
Proportion of vertical skin incisions	0.11 (0.1-0.8)	0.4 (0.2-0.6)

ND, no difference.
Source: Data from Lethaby A, Vollenhoven B, Sowter M. Efficacy of pre-operative gonadotropin hormone releasing analogues for women with uterine fibroids undergoing hysterectomy or myomectomy: a systematic review. BJOG 109:1097, 2002.

Postoperative Outcomes

	Myomectomy	Hysterectomy
Postoperative complications	ND	0.6% (0.4-0.9)
Postoperative hematocrit	ND	↑1.8% (1.1-2.4)
Fibroid recurrence[a]	4.0[b] (1.1-14.7)	Not applicable

ND, no difference.
[a] Only two published trials.
[b] May not see small fibroids at the time of surgery in pretreated women.
Source: Data from Lethaby A, Vollenhoven B, Sowter M. Efficacy of pre-operative gonadotropin hormone releasing analogues for women with uterine fibroids undergoing hysterectomy or myomectomy: a systematic review. BJOG 109:1097, 2002.

Laparoscopic Myomecctomy: Outcomes of GonadotropinReleasing Hormone-Agonist Treated Groups versus Nontreated

Preoperative Gonadotropin Releasing Hormone-Agonist Treatment × 2 Month

	Value	P Value
Blood loss	↓60.3 mL	<.01
Duration of surgery[a]	↓14.8 mins	<.05
	↑13.4 mins	<.05

[a] Exception:hypoechoic fibroids
Source: Adapted from Zullo F, Pellicano M, et al. A prospective randomized study to evaluate leuprolide acetate treatment before laparoscopic myomectomy: efficacy and ultrasonographic predictors. Am J Obstet Gynecol 178 (1 Pt 1): 108, 1998.

18. 다낭성 난소 증후군

- 가임연령여성의 ~10%가 다낭성 난소 증후군 (PCOS)를 가진다.
- 유전:

Affected 1st-Degree Relative	Risk of Polycystic Ovary Syndrome (%)
Mother	35
Sister	40

Soutce: Adapted from Kahsar-Miller MD, Nixon C, Boots LR, et al. Prevalence of polycystic ovary syndrome (PCOS) in first-degree relatives of patients with PCOS. Fertil Steril 75(1):53, 2001.

- PCOS 환자는 흔히 나이가 들면서 규칙적인 월경주기를 갖게 되는데, 여포 집단의 크기가 작아져서일까? 또는 인히빈의 감소 때문일까?
- 원인 이론: 증강된 세린 인산화 단일화 이론 → 난소의 CYP17 활성도 증가와 말초의 인슐린 수용체 활성 감소가 PCOS의 내분비교란을 가져온다.

다낭성 난소 증후군의 병리

정상 배란 요구사항

- 적절한 시상하부, 뇌하수체, 난소
- 생식선자극호르몬, 스테로이드, 인히빈, 액티빈, 인슐린 유사 성장인자-I (IGF-I), 인슐린 유사 성장인자-II (IGF-II), 그리고 그들의 결합 단백질, 단백질 분해효소, 프로스타글라딘의 조화로운 활성

내분비 기능이상

황체화 호르몬의 과분비/증가

- 분비량과 빈도 증가, 황체화 호르몬의 생화학적 활성 증가 (난소 기능이상에 의한 이차적 황체화 호르몬 분비 이상):
  - 음성 피드백 없음 (프로제스테론 감소)?
  - 안드로젠에 의한 시상하부-뇌하수체 축의 프로그램 이상?
  - 인슐린과다혈증과 안드로겐과다혈증으로 인한 성호르몬-결합 글로불린 (SHBG) 감소로 인해, 자유 에스트라디올 수치 증가해서 황체화호르몬에 비해 난포자극호르몬이 적어진다.
    - 인슐린은 SHBG의 가장 강력한 억제제이다.

인슐린 과다 혈증

- 인슐린 과다혈증은 SHBG 감소, IGF-결합 단백질-Ⅰ의 감소, 그리고 자유 안드로젠의 증가를 유발한다.
- 총 serum IGF-I level은 PCOS에서 정상이나 IGFBP-I 농도 감소는 free IGF-I 수치를 높일 수 있다.
- IGF-Ⅰ과 Ⅱ는 포막세포(theca cells)에서 안드로겐에 의한 황체화호르몬 자극을 증가시킴.
- 인슐린은 또한 직접 안드로겐 생성을 증가시킬 수 있고, 또는 시상하부에서의 황체화호르몬의 분비를 증가시킬 수 있다.
- 허리-엉덩이 비율>0.85 (중심성 비만)은 인슐린 감수성과 유의하게 연관되어 있으나 체질량지수 (BMI)는 그렇지 않다.

안드로겐 과다

- 난소 생산: LH증가로 포막 과증식 (포막세포 기능이상), 이로 인해 테스토스테론 (T), 안드로스테네디온 (A4), 디하이드로에피안드로스테론 (DHEA), 17-수산화 프로제스테론 (17OHP), 그리고 에스트론 (E1)이 증가한다. 난소의 에스트라디올 (E2)생산은 변화 없다.
- 부신은 증가된 혈청 안드로겐의 이차적 생성 장소이다. 비고전적 부신비대증 (NCAH)-21-수산화효소 (CYP21B)이나 3β하이드록시스테로이드 탈수산화효소 (3βHSD) 유전자의 이상은 일차적으로 부신 안드로겐을 증가시킨다. (예: DHEA-설페이트)
- SHBG감소는 자유 안드로겐과 에스트로겐의 증가를 가져온다 (증가된 인슐린과다 안드로겐혈증, 과다프로락틴혈증에 의한 SHBG 감소).
- PCOS 환자의 30%는 약한 과다프로락틴혈증을 가진다.

기관 기능이상

- 뇌하수체: 안드로겐 과다는 P_4의 LH 억제기능의 대항하여 LH과다를 초래할 수 있다.
- 난소: 기능성 난소 과다 안드로겐증 (기질 증식, 다낭성)은 내분비질환의 결과 또는 원인일 수 있다.
  - 증가된 LH가 포막 세포를 자극하고 난소 기질을 두껍게 하며, 난소 내 국부적 안드로겐 생산을 증가시켜, 여포 성숙을 막게 된다.
  - 낮은 정상치의 순환 FSH는 여포자극을 위한 지속적 자극을 유지한다.
    - 배란 전 여포수는 역동적이다: 위축성 여포는 지속적으로 새로운 여포로 대체되지 못한다. 이 중 어느 것도 우성, 배란성 여포로는 성숙하지 못하는 제한된 성장능력을 가진다.
  - 난포막과다형성은 증후군의 극단적인 변이이다: 황체화 된 포막세포 집단은 난소 기질에 걸쳐서 보인다.; 난포막과다형성은 거의 인슐린저항과 항상 연관된다.

- 국부 안드로겐 과다는 여포성숙을 방해할 수 있다.
- 크기를 맞춘 대조군 여포에 비해 PCOS 여포로부터의 포막세포에는 LH 수용체 발현, 스테로이드성 급성 조절 단백질 (StAR), CYP11A, 그리고 CYP17 메신저 RNA가 증가되어 있다.

- 자궁내막: 무배란 → P_4생산 중단 → 증식성 자궁내막 → 과다증식 그리고/또는 암의 위험 증가
- 부신: 대략 PCOS 환자의 절반이 스테로이드성 중단의 증거 없이 17-케노스테로이드, 특히 DHEA의 부신피질호르몬 (ACTH)에 대한 반응이 약간 증가되어 있는 특징적인 부신 기능이상을 보인다.

다낭성 난소 증후군의 가능한 장기 결과

PCOS의 확실한 또는 가능성 높은 결과	PCOS의 가능한 결과
인슐린 저항; 2형 당뇨 (같은 체중의 대조군보다 높음)	고혈압 관상동맥질환
자궁내박 과증식/위축	지질이상혈증
임신성 당뇨	난소암 (논쟁의 여지가 있는 자료)
수면무호흡증 (체질량이 같은 대조군과 비교했을 때도)	자연유산 (생식력 낮은 군보다 높지 않을 수 있음)

- 과다지질혈증이 플라스미노겐 활성인자 억제제 (PAI: 주요한 섬유소 분해 억제요인)을 증가시킨다고 보고되었다.; PAI는 동맥경화증의 독립적인 위험인자이다.
- 대조군과 비교하여 PCOS 무증상 여성들의 좌심실 질량 지수 증가
- PCOS와 심혈관 질환의 뚜렷한 연관성을 밝히지 못한 연구들은 PCOS 연구 환자들이 쐐기 절제술을 했기 때문에 편견이 생겨서 일 수 있다.
- 2형 당뇨: PCOS 환자에서 발생률 3~7배 증가

임상 징후와 증상

월경 이상

- 초경때 시작: 희발/무월경

불임

- 배란 기능이상

비만

- PCOS여성의 35~65%에서 비만이 일어난다 (>80%가 사춘기 이전에 비만시작).
- 안드로겐이 말초지방에서 E1으로 전환되고 자궁내막 과다증식에 기여한다.
- 지방이 인슐린 비감수성에 기여한다.

다모증

- 몇 달에서 몇 년에 걸쳐 점차 시작; 대개 사춘기 때 시작
- 어둡고, 거친 털이 안드로겐-의존적 장소에 있다.
- 과다안드로겐혈증 (고전적 PCOS)과 특발성 말초기관 감수성 증가와 연관된다.
- Ferriman-Gallway점수 (이 장의 부록B를 보시오)가 다모증 정도와 치료에 반응하는 정도 등급을 정량하는데 이용된다; 매일매일 임상 바탕으로, 대부분의 내분비의학자들은 환자의 왁싱이나 전기분해요법에 의지한다.

다양한 기타 징후와 증상

- 여드름: 여드름의 심한 정도와 혈장-유리 T와의 연관은 알려지지 않았다.
- 흑색극세포증: 대개 유의한 인슐린 저항에서 보인다.; 과다 안드로겐증, 인슐린저항-흑색극세포증 (HAIR-AN) 증후군이라 불린다.:
  - 표피의 과각질화와 유두종등이 갈색 또는 회색, 벨벳같은, 가끔 사마귀같은, 과침착된 외음부 (가장 흔함), 겨드랑이, 사타구니, 배꼽, 유두밑 영역에 나타난다.
- IR (~30%)또는 뚜렷한 이슐린 비의존성 당뇨 (NIDDM) (~8%)
- 피부 꼬리

- 다낭성으로 보이는 난소 (PCOS)는 진단에 필수 전제조건일 필요는 없다.; 30%에서 존재한다.

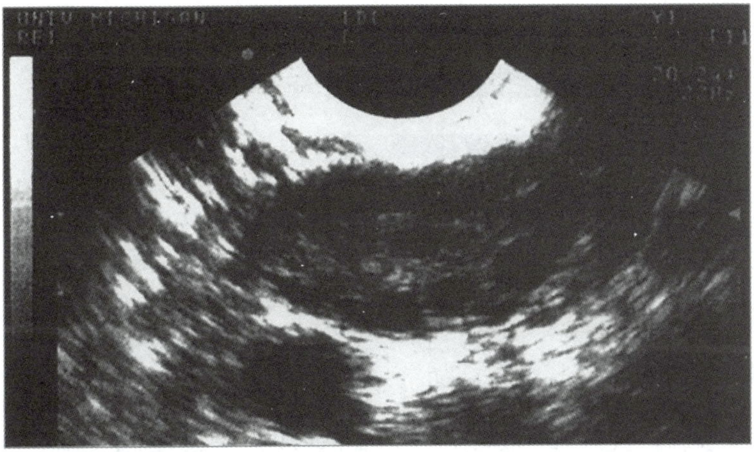

다낭성 난소 증후군/다모증의 임상 평가

- Dr. Andrea Dunaif (개인 소통): "PCOS는 포르노와 같다.; 정의하기 어렵지만, 보게 되면 인지한다."
- 유럽 Rotterdam 인간 생식과 배아학회 (ESHRE)/미국생식의학회 (ASRM) 후원의 2003 교정판 PCOS의 진단기준 (3중의 2)

1. 희발 - 그리고/또는 무월경
2. 과다안드로겐증의 임상 그리고 / 또는 생화학적 (전체 T>70 ng/dL, A^4>245 ng/dL, DHEA-S>248 g/dL) 징후
3. 다낭성 난소 (각 난소에서 직경 2~9 mm의 여포 >12개)

다른 원인을 제외 (예: 비고전적 선천성 부신비대증, 과다프로락틴혈증, 쿠싱증후군, 안드로겐 분비 종양)

- 대부분의 경우, 진단은 과거력과 신체 검진에 의해 이루어진다.; ~10%의 발생률

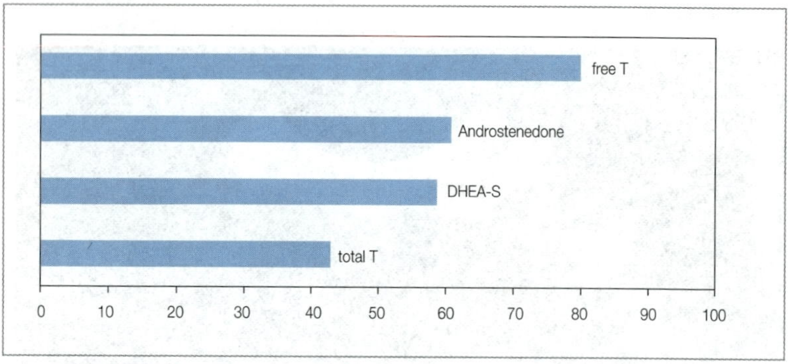

진단 연구

테스토스테론

- 전체 T의 상한치 = 200 ng/dL; 6.9 nmol/L; 유리 T상한치 = 2.2 pg/mL
- T >200 ng/dL; 6.9 nmol/L라면, 난소의 안드로겐분비 종양을 배제시켜야 한다.

에스트라디올과 여포자극호르몬

- 시상하부기능저하성 생식선기능저하증 (E_2감소, FSH감소)와 조발 난소 부전 (E_2감소, FSH증가)를 배제한다.

DHEA-S

- 상한치 = 430μg/dL; 11.7μmol/L
- 만약 >700μg/dL; 19μmol/L라면, 부신의 안드로겐-분비 종양을 배제한다.
- 주의: T가 정상이라면 큰 도움이 되지 않을 수도 있다.

17-하이드록시프로제스테론 (여포기, 오전 8시) + 프로제스테론

- 17-OHP 상한치 = 2 ng/dL; 69 pmol/L; 만약 P4<3 ng/mL; 104 pmol/L라면, 이는 여포기를 의미한다.
- 비고전적 21-수산화효소 결핍증을 배제한다.
- P_4는 환자의 17-OHP가 생리적으로 증가하는 황체기가 아닌지 확인하기위해 채취해야 한다; P_4<3 ng/mL; 104 pmol/L여야 한다.

24시간 소변 코티솔

- 코티솔은 대개 <50 μg/24 hr (<135 nmol/24 hr)
- 만약 환자 혈압이 높다면 쿠싱 증후군을 배제한다.

프로락틴

- 상한치 = 30 ng/mL
- 배란 기능 이상의 원인으로 과다프로락틴혈증을 배제한다.
- 또한 갑상선기능 저하로 인한 과다 프로락틴혈증을 배제하기 위해 갑상선자극호르몬 (TSH)을 확인한다.

갑상선자극호르몬

- 배란 기능이상의 원인으로 갑상선 질환을 배제한다.

경구 당부하 검사 vs. 금식

당: 인슐린 (glucose: mg/dL; insulin: μU/L)

- 만약 BMI>27 kg/m^2 또는 당뇨 가족력이 있다면 → 경구 당부하 검사 (OGTT)
- 만약 BMI<27 kg/m^{2}이고 가족력이 없다면 → 과다인슐린혈증을 평가하기 위해 당:인슐린 비를 확인 (비>4.5라면 이차적인 OGTT로 추적)
- 값>4.5는 비정상 (민감도 = 95%; 특이도 = 84%); 2시간 OGTT로 추적 (75 g 경구 당) : >200 ng/dL면 당뇨 의미.
- 당뇨와 과다지질혈증 위험성이 높은 경우를 증명하는데 이용된다.

	Fasting Plasma Glucose (mg/dL)	2-hr Plasma Glucose (mg/dL)
Normal	≤99	≤139
Impaired	100~125	140~199
Type II diabetes mellitus	≥126 mg/dL	≥200

- PCOS 여성에서 IR 또는 NIDDM의 발생률
  - IR: 30%
  - 2형 당뇨: 8%

지질 일람 (Lipid profile)

- 콜레스테롤, 고밀도지단백, 저밀도지단백, 트리글리세리드

안드로겐

- 비결합 (유리) T (uT), 전체 T, 17-OHP, DHEA-S
- 전체 T중 유리 T %
  - 남성: 3%
  - 여성: 1%
  - 다모증 여성: 2% (T와 A^4증가의 주요 공급원은 난소)
  - 분비가 박동성이기 때문에 안드로겐 수치 한가지로 평균을 대변할 수 없을 수 있다.; 24시간 평균에서 혈청 T 수치는 38%만큼 다를 수 있다.
- (a)평형 투석 또는 (b)황화 암모니아 침강

여포자극호르몬과 에스트라디올

- 시상하부기능저하성 생식선기능저하증 (FSH와 E_2 감소)과 POF (FSH↑, E_2↓)를 배제하는 것이 도움이 될 수 있다.

부신피질호르몬 자극 검사

- P_4는 정상인데 17-OHP (2~4 ng/mL)가 중간 정도 상승된 경우, NCAH가 의심된다 (비고전적 선천성 부신비대증 장을 보시오).

골반 초음파

- PCAO (polycystic-appearing ovaries)와 자궁내막이 두꺼워진 경우
- 모든 가임연령의 여성의 ~30%에서 PCAO
  - 다양한 원인에서 발생 가능
  - 순환 인슐린 양에 난소 크기가 비례
- 자궁내막: PCOS가 있는 56명의 비만 여성에서 자궁내막 이상 발생률
  - 비대증: 36%
  - 위축: 9%
    - 암으로 진행
      - 치료받지 않은 비정형 (atypia) 없는 비대증의 2%
      - 비정형 (atypia)이 있는 치료받은 비대증의 23%
  - PCOS에서의 자궁내막암의 위험성 증가에 관한 증거는 불완전하며 모순적이다.; 이는 비만한 소그룹 (BMI>27)에만 적용할 수 있을 것이다.

다른 진단 배제

남성화시키는 난소 또는 부신의 종양

- 남성화증상이 급하게 시작되고 진행
- 심한 다모증: 남성형 탈모, 음핵비대증, 체중 증가
- 전체 T >200 ng/dL 또는 DHEA-S >700 μg/dL
  - 반복하여 실시한 T >250 ng/dL의 양성예측률: 9%

T>250 ng/dL		종양의 존재 Y	종양의 존재 N	
1/11	Y	1	10	1/11
467/467	N	0	467	467/467
		1/1	467/477	

- 종양이 의심된다면 골반과 부신의 조영증강 컴퓨터촬영 (CT) (난소/부신 정맥에 선택적 정맥 도관법이 필요할 수 있다.)
  - 가장 흔한 남성화시키는 난소 종양: 남성배세포종
  - 부신 종양: DHEA-S >700 μg/dLaus 의심
    - 진단: dexamethasone 0.5 mg 경우 q6 hr × 2 days
      - DHEA-S and 17-OHP, 전후
        - 정상으로 감소 없음 → 비록 어떤 종양은 DHEA-S를 억제할 수 있지만, 남성화시키는 부신 종양 (쿠싱증후군)
        - 수치 감소 → NCAH vs. PCOS; 17-OHP 확인 필요

쿠싱 증후군

- 환자 혈압이 높다면, 24시간 소변 코티솔을 평가; >50 μg이면 쿠싱 증후군에 적합

특발성 다모증

- 정상 안드로겐 수치와 규칙적인 배란주기를 가지는 임상적 과다안드로겐증
  - PCOS 여성은 건강한 여성보다 5α환원효소의 활성이 크다.
  - DHT를 분해하는효소 (3α-수산화스테로이드 탈수소화효소, III형)이 어떤 다모증여성에서 결핍이다.

비고전적 선천성 부신비대증

- PCOS와 NCAH 구분을 위해 17-OHP와 P_4를 측정;
  - 일중 변동 때문에, 오전 여포기

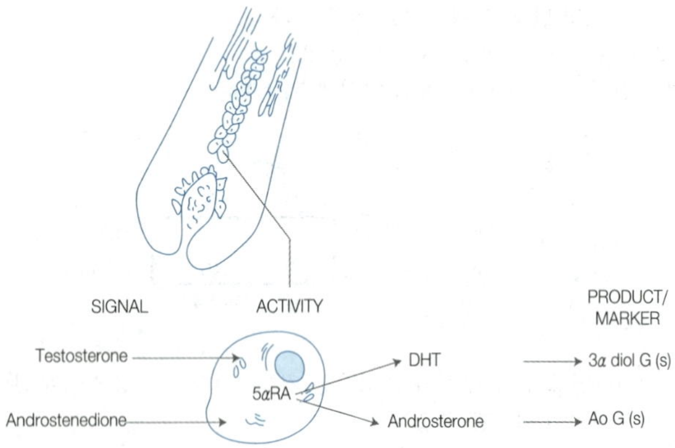

  - NCAH 환자의 50%는 DHEA-S 증가

17-Hydroxyprogesterone (17-OHP) (ng/mL)	Diagnosis
<2	Polycystic ovary syndrome
2-4	Cortrosyn stimulation test[a]
>4	Nonclassic congenital adrenal hyperplasia

[a] Cortrosyn stimulation test:Measure 17-OHP at t = 60 after 0.25 mg IV adrenocorticotropic hormone administration(see list below).

t = 60 17-Hydroxyprogesterone (ng/mL):

>15 = NCAH

>10 = Likely NCAH

<10 = Polycystic ovary syndrome

- 21-수산화효소 결핍 (유전자: CYP21A2) (효소 활성 20~50%)은 다양한 유전형-표현형을 가지는 상염색체열성 질환이다. 21-수산화효소 결핍에 의한 NCAH와 연관된 CYP21A2 유전변이가 40가지 이상 발견되었다.
  - 발생률: 1/1,000
  - 치료: 프레드니손 2번으로 나누어서 5.0~7.5 mg
    - 배란을 회복할 수 있지만 존재하는 다모증에는 상대적으로 비효과적; 의원성 쿠싱증후군 (빠른 체중 증가, 고혈압, 복부 선조, 골다공증)을 감시한다.
    - 치료 효용성은 17-OHP 최하 혈중 스테로이드 농도가 17-OHP 1에서 10 ng/mL 사이인 목표치에서 고려된다.
  - 임신중 치료
    - 임신한 NCAH 여성은 필요하다면, 병에 걸린 여성 태아에서 성기애매성*을 개선하고 임신 단계 동안 정상 농도를 유지하려면 A^4, T, 17-OHP를 2주마다 측정해서 글루코코르티코이드 (정맥용 덱사메타손, 20 μg/kg체중/일, 3번 나눈 용량) 용량을 늘려야 한다. 임신반응검사에서 양성이 나올 때 시작해서, 융모막검사에서 CYP21유전형이 나왔을 때에만 유지한다. 안드로겐 생산이 정상수준으로 억제되지 않을지라도, 태반의 아로마타아제 활성이 태아의 생식기와, 아마도, 뇌의 남성화를 예방한다.
- 3β-수산화스테로이드 탈수소화효소 결핍 (유전자: HSDB2) (덜 흔하고, 이 진단에 관한 합의가 없다.)

* 임신<12주에서, 높은 태아의 안드로겐 수치는 여성 태아의 음순-음낭의 다양한 정도의 융합과 음핵 비대를 유발한다; >12주에서의 안드로겐 노출은 음핵비대만을 일으킨다.

- ACTH 자극 검사로 진단 (0분과 60분)

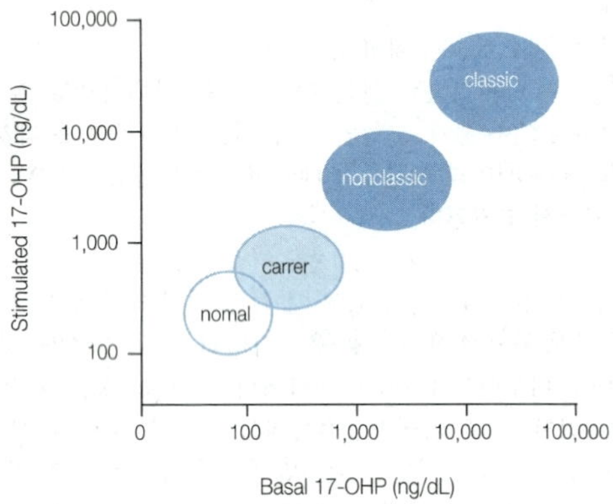

0.25 mg IV cosyntropin 주입 전후의 17-OHP ratio를 비교한 nomogram (carriers = heterozygotes). (Source: Reproduced with permission from White PC, Speiser PW. Congenital adrenal hyperplasia due to 21-hydroxylase deficiency. *Endocr Rev* 21[3]:2454, 2000.)

치료

목표

- 자궁내막 과증식/암 예방
- 정상 월경 회복; 무배한/불임 해소
- 다모증과 여드름 개선

체중 감소

- 체중 5~7%감소는 PCOS 여성의 75%에서 과다안드로겐증을 감소시키고, 인슐린 감수성을 개선시키며, 자연 배란과 생식력을 회복시킨다.
  - 저열량 식이 (1000~1500 kcal/일)
  - 허리-엉덩이 비 >0.85에서 더 높은 사망률
  - 메트포민은 체중감소를 자극할 수 있다.

경구 피임제

- 약물치료의 첫 번째 선택 (예: 야스민[에틸 에스트라디올, 30 μg; 드로스피레논, 3 mg; 노르제스테렐과 레보노르제스트렐은 피한다.)
- 작용 기전: SHBG 증가, LH 억제, 5α-환원효소와 안드로겐 수용체 결합의 억제
- 여드름에 최대 효용성 보인다 (다모증은 대개 추가적인 항안드로겐을 필요로 한다.).
- 프로제스틴의 아드로겐성 효과 때문에 레보노르제스테렐 함유 경구피임제는 피한다.
- 경구피임제는 LH를 줄이지만 정상 수치까지는 못한다.
- GnRH 작용제 + 추가요법은 경구피임제 단독보다 더 좋지는 않다.

프로제스틴

- 자궁내막 과증식을 막기 위해 1달 또는 2~3달 간격으로 프로제스틴을 준다.

항안드로겐

- 항안드로겐은 6~9개월 후 다모증의 치료에 효과적이다.; 그러나 항안드로겐 치료를 중단하면 다시 재발한다.
  - 스피로노락톤 (알닥톤, 100~200 mg/일)+OCs; 남성태아의 불완전한 남성화가 일어날 수 있기 때문에 스피로노락톤을 쓸 때는 피임이 필수이다. 임신 시도 시작 전에 스피로노락톤을 끊고 >2개월은 기다려야 한다.
    - 알도스테론 길항제, K^+절약 이뇨제 (K+-sparing diurtics):
      - 스테로이드 생성 효소를 억제하고, 모낭의 DHT 수용체에 결합한다.
      - 불규칙한 자궁 출혈을 일으킬 수 있다.
      - 25 mg정은 대중적이고 비싸지 않다.
  - 피나스터라이드 (프로스카, 5 mg/일), 2형 5α-환원효소 억제제; 효과적이고 안전한 항안드로겐의 징후를 보인다.
    - 순환 DHT 수치 감소; 경피적으로는 효과 없다.; 이런 용도로는 미국 식약청의 승인 받지 못한다.
    - 저용량 (2.5 mg)으로 매 3일마다 쓰는 것이 지속적으로 복용하는 것만큼 다모증 감소에 효과적이다.
    - 임신 첫 삼분기에 사용하면 남성 태아의 요도하열이나 기타 성기 이상을 유발할 수 있기 때문에 피임이 필수적이다.
  - 사이프로테론 아세테이트 (안드로커), 미국에서 승인 받지 못한다. (유럽[다이안 35]과 이스라엘에서 다모증에 많이 사용)
    - 안드로겐 수용체 길항제, 5α-환원효소 활성을 감소시키고, 안드로겐 합성을 손상시킨다.
    - 비글 (개)에서 간종양이 생겼다는 보고 때문에 미국시장에서 이 효과적인 약이 쓰이지 못하고 있다.

- 에플로니틴 (바니카, 13.9% 피부연고 bid)
  - 비가역적으로 오르니틴 탈탄산화효소 (ODC)를 억재해서 모발 성장에 필요한 모낭 폴리아민 합성을 억제한다.
  - 효과는 4-8주에 걸쳐 나타난다.; 약물 중단시 가역적이다.
  - 전신 흡수<1%, 피부 자극이 있을 수 있다.
  - 카테고리 C 약물

모발 제거 시스템

- 과다안드로겐증과 다모증의 전신적인 치료는 존재하는 털에 대한 최대의 효과를 위해 모발 제거 (쉐이빙, 왁싱, 탈모제[단기 작용], 또는 전기분해요법나 레이져[장기 작용]가 병합되어야 한다.

전기분해요법

- 전류 (모낭에 넣은 바늘을 통한)가 모낭을 파괴한다.
- 가장 효과적인 것을 혼합한다.: 직류 전기분해와 열분해가 가장 효과적이다.
- 비싸고, 아프고, 시간을 요하지만 영구적일 수 있다.
- 제대로 못하면 흉터가 남는다.

레이져-보조 모발 제거

- 모낭 멜라닌을 목표로 한 열손상 ("선택적인 광열분해")이 모낭을 파괴한다.
- 비록 새로운 레이져가 밝은 모발에 더 효과적일지라도, 밝은 피부와 어두운 모발을 가진 사람에게 가장 효과적이다.
- 색소 변화를 일으킬 수 있다.; 과소 또는 과다 색소침착증
- 여러번 (4~6)의 치료를 요한다.; 시술 전 왁싱으로 효과 개선이 가능하다.
- 켈로이드나 과증식성 흉터가 있거나 레티노이드를 쓰는 환자에서는 피한다.
- 어두운 피부에서는 긴 파장을 선택해라: Nd: YAG, Diode; 장파장의 Ruby는 피한다.
- 레이저의 종류
  - Nd:YAG: 1,064 nm, Q-스위치 또는 장파장, 일시적인 모발 소실, 모낭으로 들어가는 탄소 용매를 이용한다.
  - Ruby: 694 nm, 장파장, 장기적으로 hirsutism을 감소시키고 색소변화를 일으킬 수 있다.
  - Alexandrite: 755 nm, 장파장, 색소변화는 적을 수 있고 장기적으로 감소한다.
  - Diode: 800 nm, 색소변화는 적고 fine hair에는 덜 적용한다.

인슐린 감작 약제

메트포민 (글루코파지)

- 바이구아니드 경구 혈당강하제
- 간의 당합성 감소; 정의 당 흡수 감소; 말초 당 흡수와 이용 증가; 인슐린 분비는 변화 없으나 금식 중 인슐린 농도 감소; LH, free-T, PAI-I는 감소.
  - 50%는 월경 기능이 개선된다.
- 흔히 인슐린: 당 비율이 IR을 반영하든 안하든 흔히 사용된다.
- 만약 당: 인슐린 비<4.5라면, 환자는 당뇨를 배제하기 위한 추가적인 검사를 필요로 한다.;
  - 우선 2시간 GTT로 현성 당뇨를 배제
  - 크레아티닌 >1.2 mg/dL 또는 간기능 수치가 증가되어 있다면 메트포민 피하라 → 젖산 산성화의 위험 증가
  - 메트포민은 어지러움증 그리고/또는 위장 불편함을 일으킬 수 있고, 경정맥 조영제 (예: 자궁나팔관 조영술)와 같이 사용하면 안된다.; 조영제 연구 1일 전에 약을 끊도록 권장되어 진다.
  - 메트포민 XR 복용법 (적정 용량에 관한 합의가 없다.)

500 mg —(1주일)→ 1,000 mg —(1주일)→ 1,500 mg metformin XR, QHS

  - 예비조사에서 기형발생 없다고 하지만, 임신 첫 삼분기에는 끊어야 한다.
- 배란 유도에 관한 메트포민 단독 vs. 위약의 효과: 총 대응 위험도 = 3.91 (2.20, 6.95)
- 한 가지 무작위, 위약-대조군 연구 (요약)에서 PCOS를 가진 마르고 인슐린 저항성 없는 여성은 메트포민에 잘 반응한다.
- 높은 LH:FSH비 (>2.5)는 메트포민의 성공을 예측한다.
- 효과가 없다고 결정할 때까지, 언제까지 메트포민을 사용해야 하는가? 알려진 것은 없지만 3~4개월 정도이다.
- Velaquez (1997)의 연구결과
  - 메트포민치료 (500 mg PO상)는 22명중 21명 (96%)에서 월경 주기성을 회복했다.
  - 대부분의 연구는 배란율에 관한 것이지, 임신률에 관한 것이 아니다.

- 메트포민이 초기 임신 (EPL; 첫 삼분기) 소실을 줄일 수 있는가? 모든 후향적/과거 연구들, 일부는 추정하는 방법론을 쓴다.

Reference	Pregnancies (No.)	Spontaneous Abortion Rate (%)	
		Historical Controls	Metformin-Treated
Glueck et al., 2002b	46	62	26
Jakubowicz et al., 2002	65	42	9
Heard et al., 2002	20	Not available	35

- 메트포민 그리고 전자간증과 주산기 사망률의 발생률 - 내용이 빈약한 한 연구
  - 메트포민 vs. 인슐린 치료: 32% vs. 10% 전자간증 발생률 ($P<.001$)
  - 메트포민 vs. 인슐린-또는 설포닐유레아 치료: 11.6% vs. 1.3% 주산기 사망률 ($P<.02$)
- 무작위 대조군 연구에서 메트포민은 고위험군의 당뇨 발생률을 감소시켰다 (3년간 31% 감소; 치료하는 데 필요했던 수 = 14).

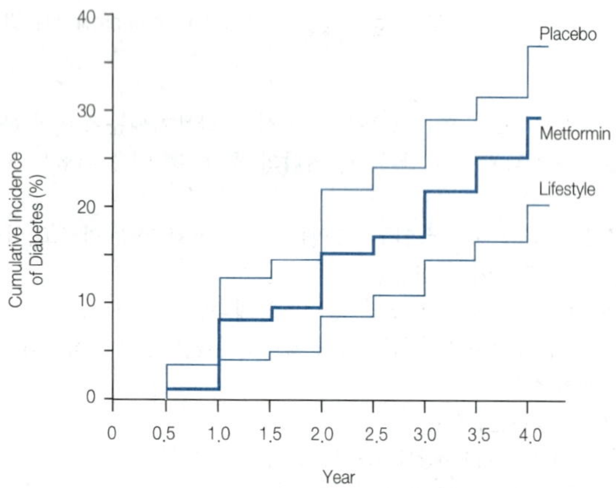

Source: Reproduced with permission from Knowler WC, Barrett-Connor E, Fowler SE, et al. Reduction in the incidence of type 2 diabetes with lifestyle intervention or metformin. *N Engl J Med* 346(6); 393, 2002.

로지글리타존과 피오글리타존 (아반디아와 악토스)

- C군
- 2형 당뇨 치료에 이용되는 PPAR-γ (Peroxisome proliferator-activated recepter) 작용제
- 공복 혈당, 공복 인슐린, 당화 혈색소 (HbA1c)를 감소시킨다.
- 로지글리타존 (4 mg/일)+클로미펜 사이트레이트 vs. 사이트레이트를 이용한 후향적 연구는 개선된 결과를 보인다.
- LFT를 확인해라, 만약 LFT>정상치의 2.5배라면 이 약들이 금기이기 때문이다.

무배란과 불임의 치료

- 체중감소 (5%): Guzick 등에 의한 최근 연구에서 비만하고, 과다 안드로겐성, 무배란 여성에서 체중 감소 한 것과 하지 않은 것을 비교했다. 치료받은 그룹에서 SHBG 증가, 유리 T 감소, 공복 인슐린 수치 감소를 보였다. 6명 중 4명은 자연 배란했다. 7%의 체중 감소를 하면 유의하게 과다안드로겐증이 개선되었다. 5-10%의 체중 감소는 6개월간 55~100%의 여성에서 배란을 회복하는 데 충분하다.
- 메트포민: 메트포민 부분 참고
- 아로마타아제 억제제
- 클로미펜 사이트레이트: 무배란 환자에서의 일차 선택약 (메트포민을 시작한 이후)
  - CC와 함께 메트포민을 복용한 CC-저항성, 무배란, PCOS 환자
    - 배란율 증가 (3배: 27% vs. 75%), 임신률 증가 (8배: 7% vs. 55%)
- ~80%의 배란율
- 첫 6개월간 임신률 60~70%
- 배란 예상 키트 + 황체기 중기 프로제스테론 (LH키트 양성 이후 8일)를 감시
- 5가지 5의 규칙
  - 경구 프로제스틴, 하루마다 10 mg × 5일 (β-hCG 음성이 나온 이후)
  - 출혈한 5일 째 CC시작
  - CC 하루마다 50 mg × 5일
  - 5일후, 그리고 5일간 격일로 시간 예정된 성교 (vs. 자궁내 정자 삽입, IUI)
  - 5일간 CC>150 ng/일의 용량이 필요한 여성은 연장된 CC 복용법, 보조적인 FSH, 또는 보조 경구 덱사메타손 (0.25 mg/일) 또는 프레드니손 (5.0~7.5 mg/일)에서 도움을 얻을 수 있다. 글루코코르티코이드는 임신 양성인 여성에서는 중단된다.

- 생식선자극호르몬: PCOS 환자는 과다자극에 과민감하다; 저용량으로 시작
- 글루코코르티코이드
  - 스테로이드 치료는 과도한 안드로겐 수치의 억제와 연관이 있어 보인다.
  - 2개의 무작위 연구는 CC-저항성 여성에서 임신률 증가 (40~75% vs. 5~-35%)를 밝혔다.
- 무배란 PCOS 환자에서의 치료 알고리즘 (이 장의 부록A 참고)
- 메트포민+배란유도
  - PCOS 있는 비만여성의 90%는 CC+메트포민에 반응했다.
  - 임신율에 관한 자료는 없다.

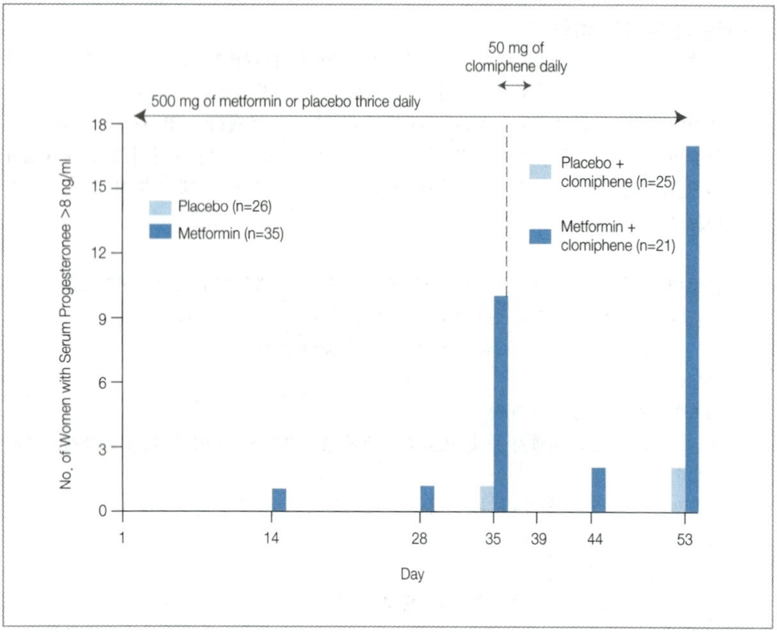

Number of women with a serum progesterone concentration >8 ng.mL by day. (Source: Reproduced with permission from Nestler JE, Jakubowicz DJ, et al. Effects of metformin on spontaneous and clomiphene-induced ovulation in the polycystic ovary syndrome. *N Engl J Med* 338[26]:1876-80, 1998.)

- 복강경 난소 소작술/구멍뚫기 (drilling):
  - CC-저항성 과다안드로겐성 여성의 ~50%에서 자연 배란 회복
  - 안드로겐 수치 감소와 가능한 음성 효과간의 균형을 고려한다.
    - 수술후 유착 형성
    - 전신 기도내 마취
    - 의인성 난소 기능 감소
  - 자연유산 (SAB)율은 의학적 배란유도한 경우보다 난소 소작한 경우가 더 낮을 수 있다.
  - 성공 예측인자:
    - 좋은 반응자:
      - 과다인슐린혈증 여성은 과다인슐린혈증이 없는 혈당 낮고 인슐린 수치가 낮은 여성보다 ovarian drilling에 더 잘 반응한다.
      - LH>10IU/L
    - 낮은 반응자:
      - BMI>35 Kg/m^2
      - Total T>4.5 nmol/L 또는 1.3 ng/mL
      - 불임 기간>3년
- PCOS 여성에서, drilling 후 12년과 18개월 후의 소급한 임신율은 55%와 70%이다.
- CC-저항성 PCOS 여성의 무작위 대조군 연구: 난소소작술 또는 재조합 FSH:

Technique	Pregnancies (%)	Live Births (%)
r-hFSH	67	60
Ovarian cauterization	34	34
Ovarian cauterization → anovulatory women given CC	29	29
Ovarian cauterization → anovulatory women given r-hFSH after failed CC	65	52

CC, clomiphence citrate (Clomid); r-hFSH. recombinant human follicle-stimulating hormone.
Source: Adapted from Bayram N, van Wely M, et at. Using an electrocautery strategy or recombinant follicle stimulating hormone to induce ovulation in polycystic ovary syndrome:randomised controlled trial. BMJ 328 (743.3):192, 2004.

- CC-저항성 PCOS 여성의 무작위, 이중맹검, 위약 대조군 연구: 복강경+메트포민 vs. 복강경 난소 소작술+위약:

Outcome	Laparoscopy + Metformin	Cautery + Placebo
Ovulation rate (%)	54.8	53.3
Pregnancy rate (%)	18.6[a]	13.4
Spontaneous loss rate (%)	15.4[a]	29.0
Live birth rate (%)	82.1[a]	64.5

[a] $P<.05$.

Source: Adapted from Palomba S, Orio F, Jt, et al. Metformin administration versus laparoscopic ovarian diathermy in clomiphene citrate-resistant women with polycystic ovary syndrome: a prospective parallel randomized double-blind placebo-controlled trial. J Clin Endocrinol Metab 89(10):4801, 2004.

코크런 도서관 리뷰 정리 언급

모아진 자료가 부족하고, 이 외과적 기술에 관한 상대적으로 적은 RCT가 시행되었다. 통제된 방법으로 이렇게 적은 환자가 연구되고, 영향력이 적은 연구에서, PCOS의 복강경 치료에 관한 결론은 불확실하다. 비록 관찰 결과가 난소 구멍뚫기가 임신을 원하는 PCOS 환자에서 배란과 임신률을 높히는 것 같지만, 시술의 단-장기 안정성에 관한 더 많은 자료가 필요하다.

치료 요약

	용량/기술	작용기전	부작용
스피로노락톤	100~200 mg bid	알도스테론 길항제 경쟁적인 AR 방해 5α-환원효소와 CYP17 억제제 안드로겐 합성 억제	DUB, 두통, 유방통, 남성 자손의 애매한 성기
피나스터라이드	5 mg qd	아자스테로이드 5α-환원효소억제제	남성 자손의 애매한 성기
메트포민 XR	1500 mg qd	경구 비아구아니드 혈당강하 난소의 CYP450c17α감소; 성호르몬결합 글로불린증가	위장관: 구역, 구토, 고창, 설사
D-치로-이노시톨 (실험적)	1200 mg qd	인슐린 감수성 증강 혈청 안드로겐 감소	보고되지 않음
난소 구멍뚫기	5~8/난소 (전기소작) 25~40/난소 (레이저)	난소 내 스테로이드 환경과, 그럼으로써 시상하부-뇌하수체축의 음성피드백의 교란 >18년 지속 가능	유착 형성: 조발 난소 부전? 난소 상피 종양?

A. 무배란 PCOS에서의 치료 알고리즘

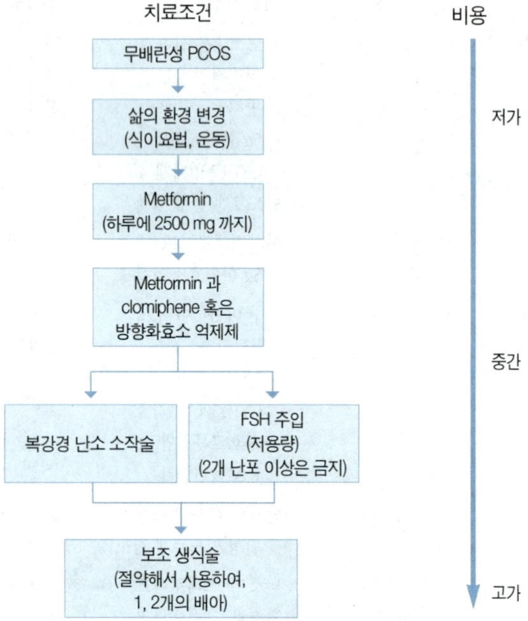

FSH, 난포자극호르몬; PCOS, 다낭성 난소 증후군

B. Ferriman-Gallway 점수

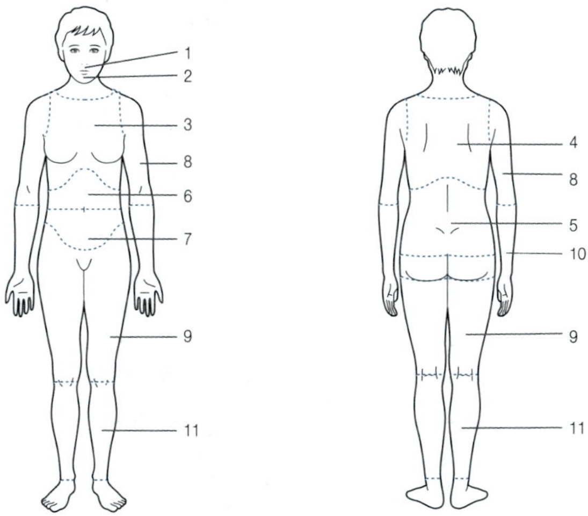

위치	등급	정의
윗입술	1	· 바깥 경계에 아주 적은 털
	2	· 바깥 경계에 적은 콧수염
	3	· 바깥 경계의 반을 넘는 콧수염
	4	· 중앙선을 넘어가는 콧수염
턱	1	· 산포된 아주 적은 털
	2	· 낮은 농도의 산포된 털
	3, 4	· 가볍고 무겁게 완전히 덮임
가슴	1	· 유륜주변의 털
	2	· 추가로 중앙부의 털
	3	· 이런 영역이 합쳐짐, 3/4를 덮음
	4	· 완전히 덮음
윗등	1	· 산포된 아주 적은 털
	2	· 산포하긴 했지만 약간 더 많음
	3, 4	· 가볍고 무겁게 완전히 덮임
아래등	1	· 털의 음낭 덤불 (tuft)
	2	· 약간의 가쪽 확장 종반
	3	· 3/4 덮음
	4	· 완전 덮음
상복부	1	· 중앙부의 아주 약간의 털
	2	· 중앙부이긴 하지만 좀 더 많은 털
	3, 4	· 반과 전체 덮음
하복부	1	· 완전히 중앙부 털
	2	· 털의 중앙부 선
	3	· 털의 중앙부 띠
	4	· 뒤집힌 V 모양 성장
팔	1	· 사지 표면적<1/4의 엉성한성장
	2	· 완전히 덮지는 않지만 이보다 많음
	3, 4	· 가볍고 무겁게 완전히 덮임
윗팔	1, 2, 3, 4	· 배쪽면을 완전히 덮음; 가벼운 성장의 2등급과 무거운 성장의 2등급
넓적다리	1, 2, 3, 4	· 팔과 같음
다리	1, 2, 3, 4	· 팔과 같음
총 점수	-	

C. 스테로이드 호르몬 합성

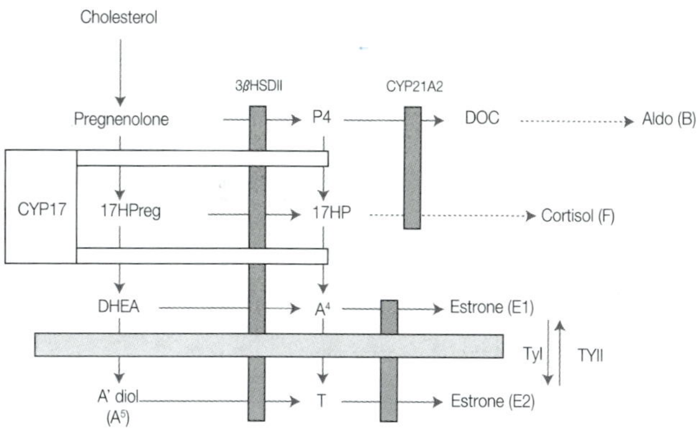

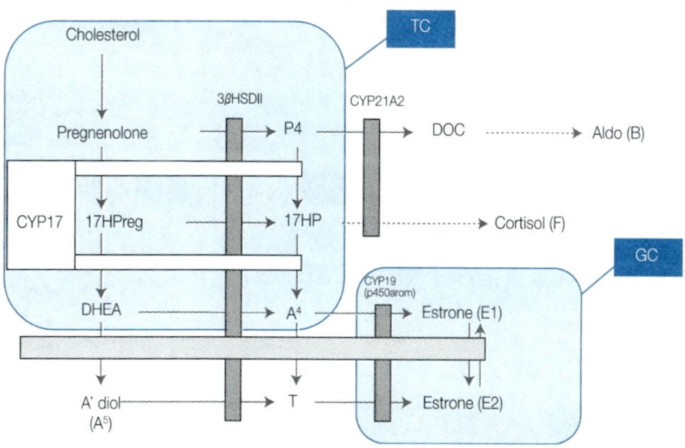

A^4, androstenedione; A' diol, androstenediol; Aldo (B), aldoterone; DHEA, dehydroepiandrosterone; DOC, deoxycorticosterone; 17HP, 17OH-progesterone; GC, granulosa cell; HSD, hydroxysteroid dehydrogenase; 17-HPreg, 17OH-pregnenolone; P_4, progesterone; T, testosterone; TC, theca cell; TyI, type I; TyII, tyle II.

(계속)

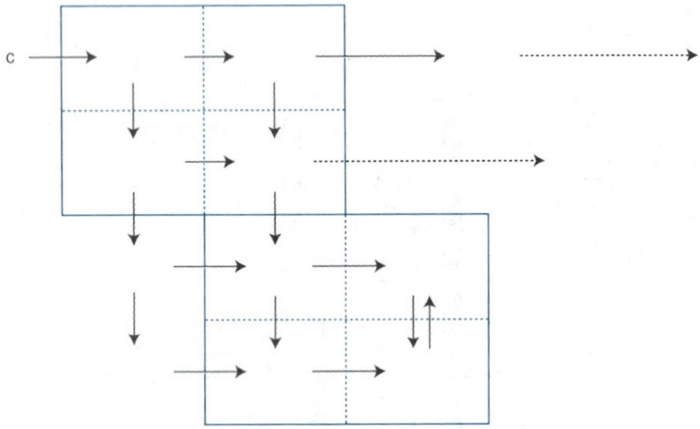

Steroid biosynthesis worksheet.

19. 여성의 생식력 저하

- 모든 커플의 12%는 아이가 없다.
  - 설명할 수 없는 생식력 저하 커플의 18개월 이후 달 별 임신률 (PR): 1.5~3.0%
  - 첫 방문이후 1년, 3년 후의 설명할 수 없는 생식력 저하 커플의 누적 임신률은 후향적으로 13%와 40%였다.
- 건강한 여성의 대략 50%가 첫 2주기 동안 임상적으로 임신하며, 첫 6개월간 80~90%가 임신한다 (Gnoth 등, 2003; Wang 등, 2003).

정의

- 생식력 저하: 보호하지 않은 성교 (IC) 1년 후 임신 실패
- 가임확률: 임신률, 대개 달별
  - 정상: 20%
  - 불임력 3년의 38세 여성: 2%
- 생식력: 달 별 출산률

원인

불임 원인	%
여성 인자 (한 가지)	36
난관 요인	14
자궁내막증	6
난소 기능 이상	6
난소 예비기능 감소	9
자궁 요인	1
남성 인자 (한 가지)	17
다른 원인[a]	7
설명 안되는 원인[b]	10
다양한 인자 (여성만)	13
다양한 인자 (여성+남성)	17

[a] 면역학적 이상, 염색체 이상, 항암치료, 심각한 질환등을 포함
[b] 배우자 2명 모두에서 불임의 원인을 찾지 못한 경우

산모 연령

- 생식력은 산모 연령이 높을수록 감소한다.

Age	Subfertile (%)
≤30 yrs old	25
30-35 yrs old	33
35-40 yrs old	50
>40 yrs old	>90

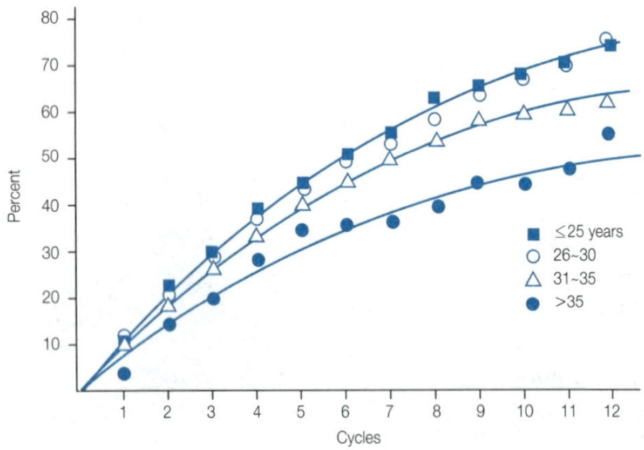

donor insemination program에서 누적임신율에 미치는 영향. 나이가 더 젊은 그룹 (<31 yrs)는 나이든 그룹 (older groups)과 의미있게 차이가 난다. (source: Reproduced with permission from Schwartz D, Mayaux MJ. Female fecundity as a function of age: results of artificial insemination in 2193 nulliparous women with azoospermic husbands, federation CECOS. *N Engl J Med* 306:404, 1982.)

여성의 평가

가족력

- 자궁내막증
- 자연유산 재발

의학적 과거력

- 감염, 성전파 질환, 골반 염증 질환 (PID)
- 산후, 또는 유산 후 감염
- 충수돌기염 (터진?)

수술

- 난소낭종
- 충수돌기절제술

월경력

- 주기의 길이: 정상=24~35일
- 흐름: 과다월경 (Hypermenorrhea)은 섬유종이나 무배란을 암시한다.
- 산통: 배란은 어느 정도의 월경통과 연관된다.

성교력

- 성교통은 나팔관염이나 자궁내막증을 제시한다.
- 빈도가 중요하다.:
  - q.o.d. 초과하면 숫자 감소 유발 가능하다.
  - 성교를 덜 자주하면 생식력이 떨어진다.
  - 반드시 배란에 선행해야 한다.

신체검진

- 신체 모발 분포; 유방발달; 유즙분비; 음핵비대증; 남성형 음모 분포; 부속기관 종양; 자궁천골 결절성
- 질: 무월경과 함께 다낭성 난소 증후군 (PCOS)을 가진 여성은 에스트로겐화는 잘 되어있으나 시상하부기능 저하성 무월경이 질 위축과 연관된다.

특이 기능의 평가

- 진단 검사의 시기

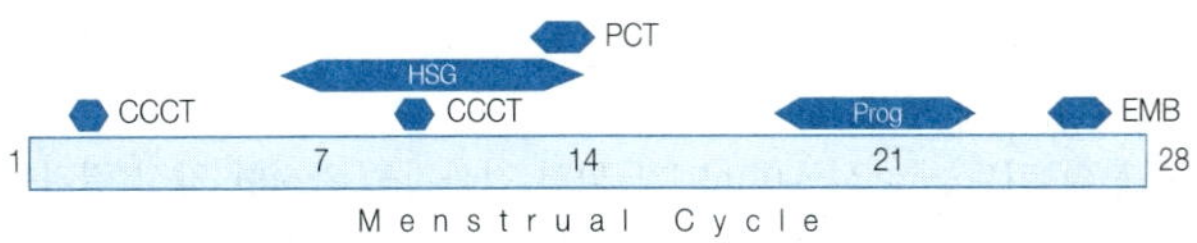

CCCT, clomiphene citrate challenge test; EMB, endometrial biopsy (historical purposes only); HSG, hysterosalpingogram; PCT, postcoital test (historical purposes only); Prog, progesterone.

- 1년 미만의 생식력 저하라면 Chlamydia trichomatis 정량 (controversial)
  - 혈청 면역글로불린G 항체량 >1:256 → 독시사이클린으로 치료 (배우자도 함께)
  - 나팔관 폐쇄, 대응 위험도, 2.4 (신뢰구간 1.7~3.2) (가임 대조군과 불임 대조군 비교)
- 배란
  - 기초체온 (BBT) 챠트: 정상 → 이상성 (biphasic), 황체기 12에서 14일
  - LH는 감수분열 재개를 자극한다 (배아포 → 감수분열 II).
  - LH 소변 탐지 키트: 배란은 LH 증가후 20~24시간 후에 일어난다. (95% 신뢰구간, 14~26시간) or LH peak 16시간 후에 일어난다.
    - 혈청 LH 증가는 베란 36시간 전에 일어난다.
    - LH 고조는 혈청에서 나타나고 12시간 후에 소변에서 나타난다.
    - 그러므로, 양성 소변 LH 키트는 배란 24시간 전에 일어난다.
    - 주의: 배란은 hCG 복용 후 36시간 후에 일어난다.
  - IUI를 하는 가장 적당한 방법은 무엇인가?

Type of Study (Using Clomiphene Citrate (Clomid))	No Difference in Pregnancy Rate
Retrospective (Awonuga and Govindbhai, 1999)	LH-timed
	hCG-timed
	hCG-boost (after positive LH)
Randomized, cross-over (Zreik et al., 1999)	LH-timed
	hCG-timed

hCG, human chorionic gonadotropin; LH, luteinizing hormone.

- 배란 예측 키트의 핵심 사항

1. 적합한 검사 시간 → 오후2시; 정오부터 오후 8시까지 아무 때나 괜찮음; 첫 아침 소변은 권장되지 않는다. 대부분의 여성이 아침에 고조를 겪기 때문인데, 이것이 소변에 보이려면 4시간이 걸린다.
2. CC (클로미드)는 검사가 너무 금방 되면 위양성 결과를 일으킬 수 있다.; CC를 끝내고 적어도 3일은 기다려야만 한다 (3-7 복용법 → 10일에 시작; 5-9복용법 → 12일에 시작).
3. 대부분의 키트는 >24~40 mIU가 되기 전까지는 완전한 양성 결과를 보이지 않지만, 많은 경우 LH >10 mIU가 되면 희미한 선을 보인다.

4. 프로게스테론 (P_4) 증가에 의한 배란후 BBT 변동; 양성 키트는 배란 전 시기를 허락한다.
5. 최대 LH 농도 <40 IU/I면 위음성 결과가 나올 수 있으며, 이는 배란 주기의 35%에서까지 일어날 수 있다.

- 생식력 모니터는 LH, 에스트로겐, P4수치를 평가한다.
- 혈청 P4: 황체기 중기 (LH 고조~후기의 8일)
  - >5 ng/mL → 배란성
  - >10 ng/mL → 적합한 P_4 생산
- hCG는 수용체 결합성이 ~4배이고, LH에 비해 T1/2이 3배이다.

- PRL: 정상<20 mg/mL; 만약 자기공명영상에서 선종이 보이면, 25%에서 PRL도 분비하는 성장호르몬 종양 (acromegaly)때문에 인슐린 유사 성장인자-1을 확인할 필요가 있다.
- TSH: >10 mIU/mL = 갑상선저하
- 다모증 실험실 검사: (여포기 오전) 유리 T; 총T; DHEA-S; 17-OHP; P_4 (주기의 정확한 시간 모르는 경우); 공복혈당/인슐린 (<4.5면 인슐린 저항); 환자 혈압이 높다면 24시간 소변 코티솔
- TSH: >5 mIU/mL=갑상선기능저하증
- 난소 기능 검사: 주기 3일째 (D3) FSH/E_2 또는 CC 도전 검사
  - 변동성이 예후 카테고리에 영향을 미치지 않음
  - 기초 FSH 집단검진은 한 개의 난소를 가진 여성에서 예측치를 얻는다.
  - D3값이 >25 mIU/mL라면, IVF 또는 FSH/IUI로 임신할 확률이 <4%이다.
  - 다른 달의 변동성은 바람직하지 않다.

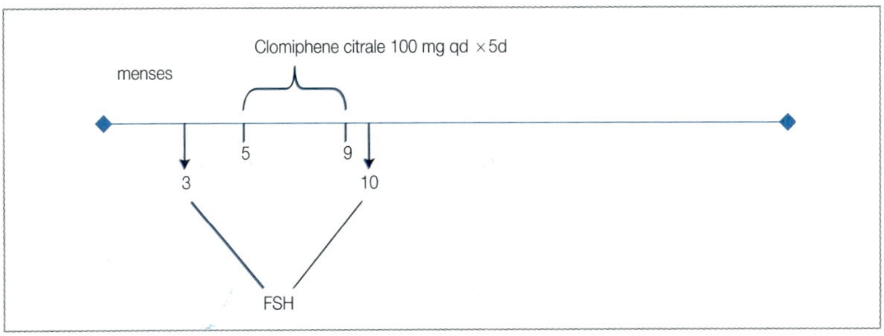

FSH, follicle-stimulating hormone.

	Follicle-Stimulating Hormone (mIU/mL)[a] D3 or D10 via Chemiluminescence Assay
Gray zone	15-25
<4% pregnancy rate	≥25

[a] Chemiluminescence assay.

- 난소 기능이 감소된 여성은 정상 난소 기능을 가진 환자에 비해 높은 임신 소실률을 가진다.

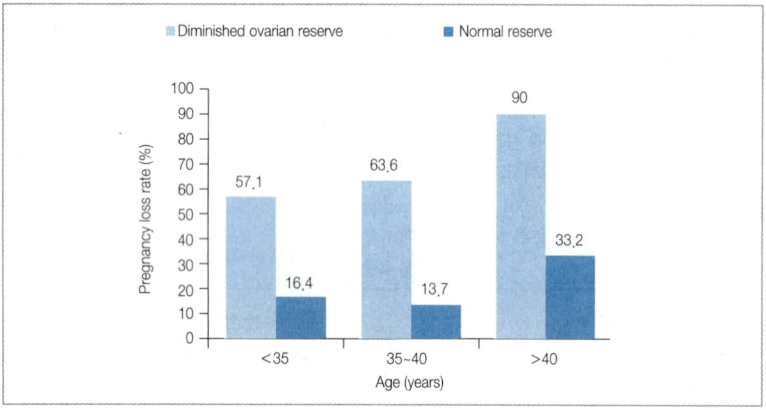

Source: Adapted from Levi AJ, Raynault MF, et al. Reproductive outcome in patients with diminished ovarian reserve. *Fertil Steril* 76(4):666, 2001

- 대조군과 비교한 다운증후군 산모의 평균 FSH 증가

	Down' s Syndrome Mothers (n=118)	Control Subjects (n=102)	P
Age (yrs)	33.8	34.2	NS
Single FSH > 11.5 IU/L	16 (18.9%)	5 (5.1%)	.03
Mean FSH concentration (IU/L)	6.9 ± 2.1	6.3 ± 1.7	.02

FSH, follicle-stimulating hormone; NS, not significant.
Source: Adapted from van Montfrans JM, Dorland M, et al. Increased concentrations of follicle-stimulating hormone in mothers of children with Down's syndrome. Lancet 353(9167):1853, 1999.

■ 거의 모든 임신은 배란일 6일자부터 배란일까지인 IC 동안에 일어날 수 있다.

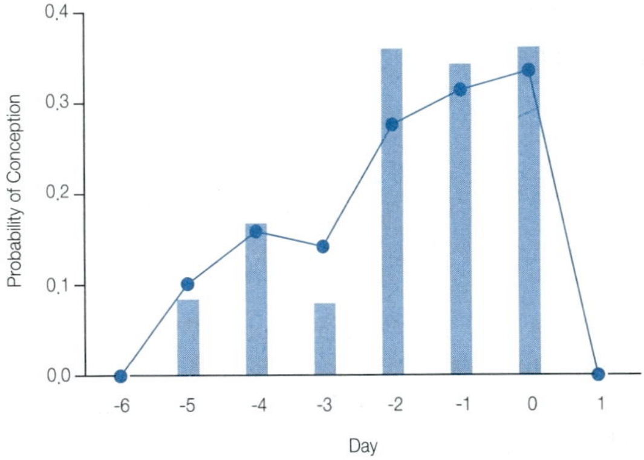

"O" denotes the day of ovulation. (Source: Reproduced with permission from Wilcox AJ, et al. Timing of sexual intercourse in relation to ovulation. Effects on the probability of conception, survival of the pregnancy, and sex of the baby. *N Engl J Med* 333:1517-1521, 1995.)

■ 높은 빈도의 IC를 한 연속적인 6일은 자궁내 장치를 하거나 나팔관 절제술을 한 여성 연구에서의 임신 가능한 6일과 일치한다.

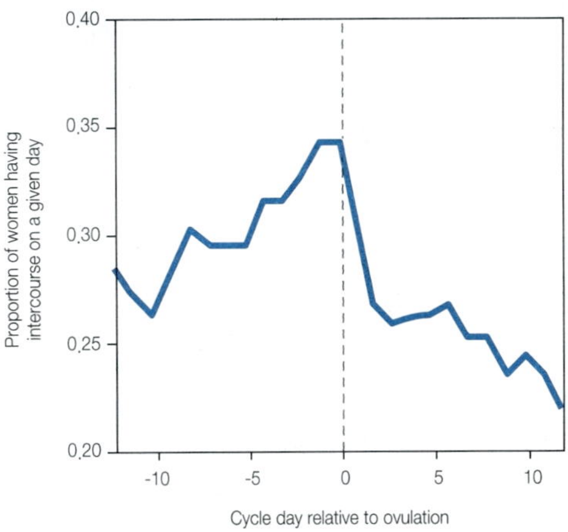

Source: Reproduced with permission from Wilcox AJ, et al. On the frequency of intercourse around ovulation: evidence for biological influences. Hum Reprod 19(7): 1539, 2004.

- 나팔관 개방성과 자궁 이상
  - 초음파: 섬유종/용종 관찰; 난소의 위치; 난관수종
  - Sonohysterogram 또는 굴곡성 자궁경: 자궁내강평가
  - 자경궁: 나궁내강평가에 가장 정확함
  - 진단적 복강경:
    - · 골반 유착
- 자궁내막증: 불임여성의 25~35% (가임여성의 ~10%)
- 자궁경부 점막: 성교 후 검사 (더 늦게 시행되면 연관성 나오지 않음)
  - 성교 후 (Simms-Huhner)검사는 LH 키트가 양성이면 배란전에 시행된다.; 성교 후 2~18시간
    - · 정상: 1개의 운동성 있는 정자/5개중 3개 hpf; 풍부한 점액; 국수가락 만들기 (Spinnbarkeit), 8~10cm; 무세포성
    - · 낮은 타당성, 기준 방법론의 부재, 그리고 알려지지 않은 재생산성
    - · PR에 유의한 효과는 없다.

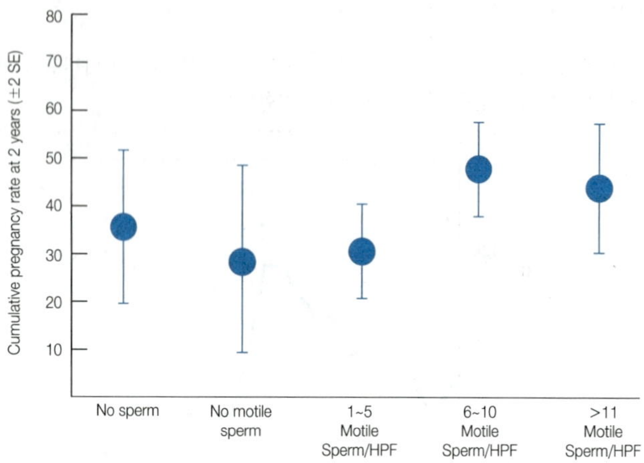

성교후검사에서 high-power field 당 정자수에 대한 Cumulative pregnancy rate

치료

비정상 정액 분석

- 20장 남성 생식력저하 참조

배란 기능이상

- 내분비 이상을 치료:
  - 브로모크립틴; 갑상선 대체
- 배란 유도: CC, 재조합 인간 FSH, hCG
- 10,000mIU/mL 주입 후 β-hCG 8~11일은 <50 mIU/mL여야 한다.
- 난소암 위험 → 8 케이스-대조군연구에서 나온 자료
  - 출산력이 없는 여성에서의 생식성 약물 사용은 경계성 장액성 종양과 연관(OR=2.4; 95% CI, 1.01~5.88)되지만, 침윤성 조직 아형과는 관련이 없다.
- CC: 클로미펜
  - 2개의 트리페닐에틸렌 유도체 기하성 이성체의 ~3:2 비로 가능함: 엔글로미펜(62% 비활성 이성체)와 주클로미펜 (38% 활성 이성체)
  - $t_{1/2}$=5일
  - 체중과 과다안드로겐혈증은 CC 이후의 배란의 유력한 예측인자이다, 반면 연령과 주기력이 배란가능한 여성에서의 임신 기회를 알려준다.
  - 용량에 의한 배란률: 50 mg (52%), 100 mg (22%), 150 mg (12%). 200 mg (7%), 250 mg (5%)
  - CC 실패 vs. 임신
  - 연령 (<30은 10%의 생식력 증가)
  - 주기력 (무월경은 46%의 생식력 증가)
  - 설명할 수 없는 불임 환자에서의 기본 임신율 1~2%는 CC로 주기당 2~4% 증강될 수 있다.
  - 임신한 환자의 2/3에서 첫 3번의 배란성 CC 치료 주기내에 종결점에 도달했다.
  - 드문 시력 변화 (반복보임=지속된 나중영상 또는 주변 영역의 반짝임)가 비가역적일 수 있다.

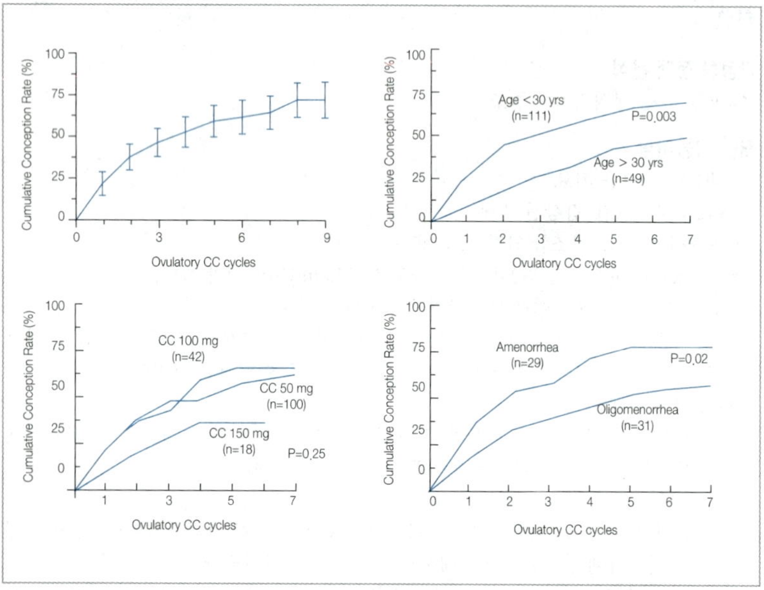

CC, clomiphene citrate.

- 레트로졸(페마라): 레트로졸은 FSH용량을 줄이고 CC의 자궁내막에 대한 항안드로겐효과를 감소시킨다; FSH-단독에 동등한 PR
  - 레트로졸의 마지막 제거 반감기는 대략 2일
  - 레트로졸, 5 mg/일, 3~7번째 날, 그리고 FSH 주입 (50-150 IU/일 7일째 시작해서 hCG 10,000 IU될 때까지 지속)
  - 임상 연구
    - · 전향적: 10명의 PCOS 여성 (4명은 CC로 배란 실패; 6명은 배란했으나 CC로 5 mm정렬)
      - 레트로졸 → 70% 배란; 20% 임상 PR
    - · 전향적 무작위 임상 연구 (RCT): CC vs. 레트로졸
      - CC → 5.6% & PR vs. 레트로졸 → 16.7% (P=.55, 2형 오류)
    - · 전향적 연구: 12명의 부적합한 CC 반응 PCOS 여성
      - 레트로졸 → 75% 배란; 25% 임상 PR
    - · 전향적: 324 치료 주기

Method	Cycles (n)	Chemical Pregnancy Rate (%)
CC	80	12.5
Letrozole	33	18.2
CC + FSH	33	12.1
FSH	110	13.6
AI + FSH	30	6.7

AI, aromatase inhibitor; CC, clomiphene citrate; FSH, follicle-stimulating hormone.
Source: Adapted from Mittwally MF. Casper RF. P-486: Pregnancy outcome after the use of an aromatase inbibitor for ovarian stimulation. Fertil Steril 78(3.51): S278, 2002.

· 전향적 연구: 설명되지 않는 불임 또는 약한 남성 인자

Method (+ Intrauterine Insemination)	Clinical Pregnancy Rate (%)[a]
FSH	21.4
FSH +CC	11.1
Letrozole + FSH	22.2

CC, clomiphene citrate; FSH, follicle-stimulating hormone.
[a] P<05.
Source: Adapted from Mitwally MF, Casper RF. Aromatase inhibition reduces gonadotrophin dose required for controlled ovarian stimulation in women with unexplained infertility. Hum Reprod 18(8):1588, 2003.

Drug	Half-Life (Days)	Pregnancy Category
Clomiphene citrate (Clomid)	5	X
Aromatase inhibitor (Femara)	2	D

- 글루코코르티코이드
  - 스테로이드치료는 과도한 안드로겐 수치 억제와 연관된 것으로 보인다.
  - CC-저항성 여성에서 2개의 무작위 연구는 임신률 증가 (40~75% vs. 35~50%)를 밝혔다.

나팔관 질환

- 수술적 복강경
- 난관수종: 난관수종을 제거하거나 자른다; Strandell 등 (1999)은 자궁나팔관촬영에서 발견되면 주기 중간에 초음파로 다시 확인할 것을 유지했다.
  - PID, 충수돌기염, 자궁내막증에 이차적인 폐쇄
  - 메타분석: 난관수종은 50%까지 PR 감소시키고, 자연유산을 2배로 증가시킨다.
  - 부작용 기전
    - · 난관수종액의 영양 감소
    - · 배아 그리고/또는 정자에 대한 액체의 독성 효과
    - · 발현 감소: $\alpha v\beta 3$, LIF, HOXA10
    - · 수액으로 인한 세척효과
  - 난관수종 결찰이나 나팔관절제술은 정상 PR을 회복시킨다.
  - 치료 계산에 필요한 수: 7에서 8명의 여성이 추가적인 단일 생산아를 얻기 위해 IVF 전에 나팔관절제술을 필요로 할 것이다.
  - 초음파에서 난관수종이 보이면 나팔관절제술:
    - · 난소 자극의 감소 없음
    - · RCT (192명 환자; 결과 = 첫 배아 이동 후 출산률):

	Birth Rate (%)[a]
Salpingectomy	28.6
No intervention	16.3

[a] P<.05.

Source: Adapted from Strandell A, Lindhard A, et al. Hydrosalpinx and IVF outcome: a prospective, randomized multicentre trial in Scandinavia on salpingectomy prior to IVF. Hum Reprod 14:2762-2769, 1999.

    - · RCT (186명 환자; 결과 = 누적 주기 자료의 출산률; 452 이동):
      - OR, 3.8; 95% CI, 1.5~9.2; P<.05
  - 미세외과적 기술을 사용한 개복술 (나팔관 역전술-나팔관의 재문합술후 나팔관의 길이가 가장 중요한데, >4 cm 길이가 필요하다.; 불임 기간은 중요하지 않다.); 복강경 나팔관 문합술은 6개월에 50% PR을 가진다.
  - IVF

자궁 이상

- 중격, 점막하 근종, 용종 (>0.5 cm)의 자궁경적 절제
- 여러 개의 근종의 제거를 위한 개복술

자궁내막증

- 약물치료: 억제적이나, 치료적이지 않음
- 수술치료: 재발률, 년 당 5~20%; 5년 후 40%

자궁경부 이상

- 감염: 항생제
- 부적절한 점액: IUI
- 협착: IUI

설명되지 않는 불임

- IC, IUI, CC, CC/IUI, FSH, FSH/IUI, IVF
  - 45가지 연구의 후향적 분석

Method	Pregnancy Rate (%)
Intercourse	4
IUI	4
CC	5.6
CC + IUI[a]	8
FSH	7.7
FSH + IUI[a]	17
In vitro fertilizationa	21

CC, clomiphene citrate: FSH, follicle-stimulating hormone; IUI, intrauterine insemination.
Note: No randomized control trial: CC vs. CC/IUI: CC vs FSH.
[a] Statistically significant difference.
Source: Adapted from Guzick DS, et al. Efficacy of treatment for unexplained infertility. Fertil Steril 70:207, 1998.

- IUI vs. FSH/IUI (무작위)

Method	Pregnancy Rate (%)	LB/Couple (%)	LB/Cycle (%)
IUI	18	13	4
Follicle-stimulating hormone/IUI[a]	33	22	8

IUI, intrauterine insemination; LB, live birth.
[a] Statistically significant difference.
Source: Adapted from Guzick DA, et al. Efficacy of superovulation and intrauterine insemination in the treatment of infertility. National Cooperative Reproductive Medicine Network. N Engl J Med 340:177, 1999.

- 불임 치료는 대개 임신한 것과 임신하지 못한 것 사이에 차이를 만들지 않는다.; 차이는 늦는 것보다 일찍 하는 것이다. 다태임신, 난소 과자극 증후군, 감정적 스트레스, 그리고 재정적 비용의 측면에서 "일찍" 선택의 위험은 받아들이지 못할 정도로 높을 수 있다.

다태임신 위험

- 다태임신에서 뇌성마비 발생률

0.15%	Singletons (general prevalence)
1.5%	Twins
8%	Triplets
4.3%	Quadruplets

Source: Adapted from Yokohama Y, Shimizu T, et al. Prevalence of cerebral palsy in twins, triplets and quadruplets. Int J Epidemiol 24(5):943, 1995.

임신간 간격

- 생산아 이후 18~23개월 후에 임신된 유아는 저출산체중, 미숙아, 그리고/또는 부당경량아 출산 위험이 가장 낮다.

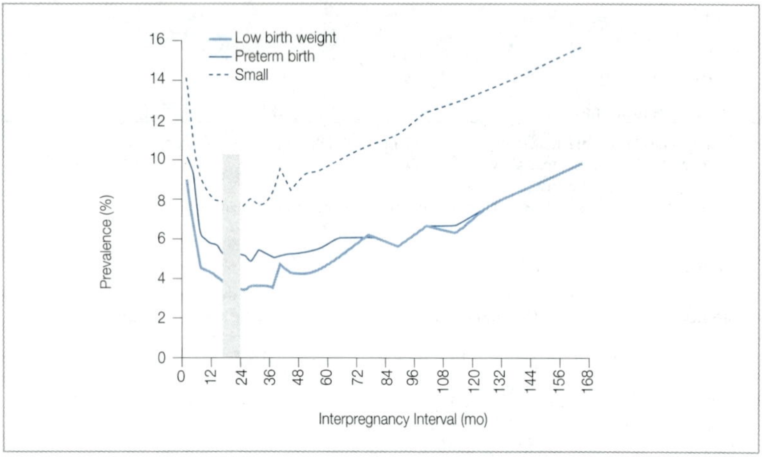

Source: Adapted from Zhu BP, et al. Effect fo the interval between pregnancies on perinatal outcomes. *N Engl J Med* 340(8):589, 1999.

A. Non-Assisted Reproductive Technology Treatment Outcomes

Diagnostic Group	Treatment (Unit)	Live Birth Rate(%)
Amenorrhea	None (3 yrs)	6
	Clomid (cycle)	19
	Gns (cycle)	21
Oligomenorrhea	None (3 yrs)	46
	Clomid (cycle)	9
	Gns (cycle)	21
	Metformin + Clomid (cycle)	11
	Ovarian cauterization (1 yr)	38
Hyperprolactinemia	None (3 yrs)	30
	Bromocriptine (1 yr)	31
Tubal obstruction	None (3 yrs)	5
	Tubal surgery (1 yr)	18
Other tubal disease	None (3 yrs)	22
	Tubal surgery (1 yr)	28
	Gns + IUI (cycle)	8
Endometriosis, I - II	None (3 yrs)	25
	Laparoscopic ablation (1 yr)	18
	CC + IUI (cycle)	5
	Gns + IUI (cycle)	8
Endometriosis, III-IV	None (3 yrs)	10
	Surgery (1 yr)	30
	Gns + IUI (cycle)	8
Azoospermia	None (3 yrs)	5
	Therapeutic donor insemination (cycle)	13
Oligospermia	None (3 yrs)	32
	IUI (cycle)	5
	Gns + IUI (cycle)	5
Unexplained infertility	None (3 yrs)	36
	CC + IUI (cycle)	5
	Gns + IUI (cycle)	8

CC, clomiphene citrate; Gns, gonadotropins; IUI, intrauterine insemination.
Source: Adapted from Collins JA, Van Steirteghem A. Overall prognosis with current treatment of infertility. Hum Reprod Update 10:309-316, 2004.

20. 남성의 불임

- 불임 부부의 대략 20%가 남성의 단독 인자 기여에 의한다.
- 남성의 불임 요소는 다음과 같이 나눌 수 있다.
  - Idiopathic 40~50%
  - 고환 30~40%
  - 고환 이후 10~20%
  - 고환 이전 1~2%

EVALUATION OF THE MALE PATIENT

- Evaluation은 최소한 재생산 과거력과 두 번의 정액 분석을 포함해야 한다.

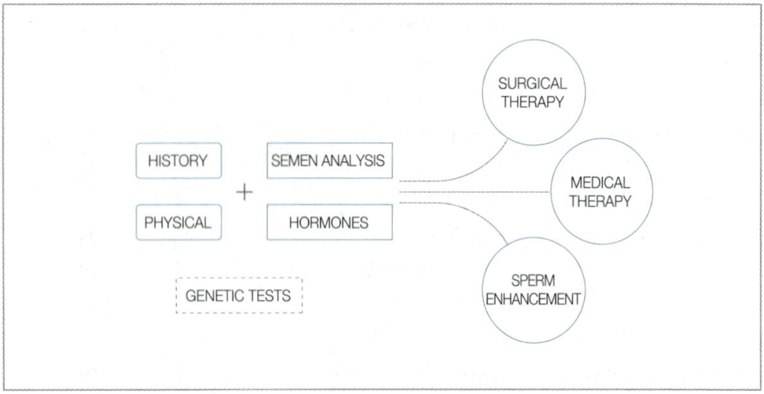

- 목표는 다음을 확인하는 것이다.
  - 교정 가능성의 상태인지
  - 남성 파트너의 정액을 사용하여 ART를 받아 되돌릴 수 없는 상태인지
  - 불임에 underline하게 의학적 주목이 필요한 삶이나 건강이 해를 입을 상태인지
  - ART로 인한 자손에게 영향을 미칠만한 유전적인 비정상이 있는지

Semen Analysis

- 첫 번째 하나가 비정상이라면 Collect×2번 한다. 한 번의 test는 불충분하다. 환자는 정액을 모으기 전 2~3일 동안 금욕해야 한다.
- Semen collection용 콘돔이나 masturbation을 이용해서 정액을 모으는데 정액에 해로운 물질을 사용해서는 안된다.
- 집에서나 실험실에서 모은다.; 옮기는 동안 일상 온도로 유지해야 하고 모은지 1시간 안에 검사해야 한다.
- 매개변수는 다양할 수 있다. 심지어 수정력이 있는 남자에서도 계절별로 variation이 있을 수 있다.

Parameter	Reference Value	Possible Pathologies
Volume	1.5-5.0 mL (pH, 7.2)	Low:ejaculatory dysfunction, hypogonadism, poor collection technique Acidic semen: ejaculatory duct obstruction, congenital absence of the vasa deferentia
Concentration	>20 million/mL	Azoospermia or oligospermia: varicocele, genetic, cryptorchidism, endocrinopathy, drugs, infections, toxins or radiation, obstruction, idiopathic
Total motile count	≥10 million	-
Motility	>50%	Asthenospermia: prolonged abstinence, antisperm antibodies, partial obstruction, infection, sperm structural defects, idiopathic
Normal morphology	>30% normal (World Health Organization, 1999) >14% normal (Kruger and Coetzee, 1999)	Teratospermia: varicocele, genetic, cryptorchidism, drugs, infections, toxins or radiation, idiopathic
Indirect immunobead assay (sperm antibodies)	≥20%	Ductal obstruction, prior genital infection, testicular trauma, and prior vasovasostomy or vasoepididymostomy (50~70% incidence)

Source: Adapted from World Health Organization. WHO Laboratory Manual for the Examination of Human Semen and Semen-Cervical Mucus Interaction. New York: Cambridge University Press, 1999.

Total Motile Count

- Total Motile Count (TMC) before processing (million=볼륨×농도×%motility)
  - 10~20 million: 자궁내 정액주입 (IUI) helpful
  - 5~10 million: IVF
  - <5 million: 세포내 정자 주입 (ICSI)

Morphology

- 만약 비정상이면 (<14% normal Kruger) → 비뇨기과 컨설트 (Kruger et al., 1987)
  - 4~14%의 수정율 (Guzick et al.,2001)
  - 정자의 형태와 IUI: metaanalysis (Van waart, 2001)

Morphology	Other	Recommendation
>4%	Irrespective	IUI
≤4%	IMC > 1 million Motility > 50% ≥2 follicles	4 IUI cycles
≤4%	IMC < 1 million Motility < 50%	Intracytoplasmic sperm injection/in vitro fertilization

IMC, inseminating motile count; IUI, intrauterine insemination.
Source: Adapted from Van Waart J, Kruger TF, Lombard CJ, et al. Predictive value of normal sperm morphology in intrauterine insemination (IUI): a structured literature review. Hum Reprod Update 7(5):495, 2001.

Motility

- <50%면 나쁨 (더 긴 금욕기간은 농도를 높이고 운동성이 떨어진다.)

Antisperm Antibodies

- sperMAR≥20% 필요로 하는데 면역 시험에서 머리에 binding하는 항체가 꼬리에 binding하는 항체보다 더 나쁘다. >50% 머리에 binding하는 항체가 성가시다.
- 임신율은 >50%의 정자가 항체에 결합할 때 낮아진다.
- ICSI는 항정자 항체의 부작용을 우회할 수 있다.
- 정상적인 정자 농도에서 정자의 응집, 독립적인 정자무력증이 있거나 성교 후 검사가 비정상일 때 항정자 항체에 대한 선별검사를 한다.
- 항정자 항체는 직접 검사에서 정자의 표면에서 발견되는 것이 serum이나 정액의 plasma에서 간접검사로 발견되는 것보다 더 중요하다.
- 만약 정자를 ICSI로 사용한다면 항정자 항체 검사는 필요하지 않다.

Round Cells

- Leukocytes와 미성숙 생식 세포는 비슷하게 보이며 이름을 round cells.
- >5 million/mL or >10/hpf (hpf=40×증폭)일 때, 세포학적 염색과 면역화학적 기술을 분류해야 한다.
- 경미한 전립선염, 부고환염? (치료는 ciprofloxacin[Cipro])

Postejaculatory Urinalysis

- 부피가 <1 mL인 환자에서 시행, 환자가 양측 맥관의 무형성이나 임상적으로 hypogonadism이나 모으는데 문제가 있거나 짧은 금욕기간이 아니라면 모두 해명된다.
- 원심분리기에서 10분, 최소 300 g으로 돌리고 400배에서 세심하게 관찰한다.
- 희소정자증이나 무정자증 환자에서 정자가 하나라도 보이면 역사정임을 암시한다.

Specialized Clinical Tests on Semen and Sperm

- 진단을 위해 필요한 것이 아니다.
- 소수의 설명되지 않는 불임에서 ART를 하기 위해 남성 기여 요소를 확인하는데 유용하다.

Sperm Viability Tests

- 신선한 정액을 eosin이나 trypan blue와 같은 초생체 염색약 처리를 하거나 저농도에서 swelling 시험을 한다.
- 비운동성 정자가 intact한 세포막을 가지고 생존력이 있는지 확인한다.
- 저농도 swelling 시험으로 확인된 비운동성이나 생존가능한 정자는 성공적인 ICSI에 이용할 수 있다.

Sperm Penetraion Assay

- 햄스터의 oocyte에서 zona pellucida를 제거하면 사람 정자가 햄스터의 ova와 융합할 수 있게 된다 (햄스터 egg 투과 분석[HEPA]).
- test 대상의 sperm이 egg당 몇개가 penetration되었는지가 정상적 수정력을 지닌 남성 sperm이 egg당 penetration된 수와 비교된다.
- Capacitation, Acrosome의 반응, oocyte와 융합, 막을 통과하는 능력을 평가한다.
- 결과는 배양 조건에 민감하고 표준화시키기 어렵다.
- 가격면에서나 시간면에서나 큰 가치는 없다.
- 정자의 기능은 또한 사람이 zona pellucida-binding시험에서도 확인할 수 있다. 흔히 쓰이는 것은 아니다.

Computer-Assisted Sperm Analysis

- 컴퓨터 연관 정자 분석은 정자의 움직임 성격을 정량 분석하기 위한 비디오 이미지를 디지털화하기 위해 정교한 기계를 필요로 한다.; 운동학이 더 특이적이다.
- 중요한 요소 정자의 수정 잠재력을 확인하는데 중요한 요소가 될 것이다.

Acrosome Reaction

- Acrosome reaction: acrosome과 plasma 막과의 융합 → acrosomal 효소가 분비되고 정자의 머리가 노출된다.
- 불임남성은 자발적인 acrosome의 소실 유병율이 높고 acrosome의 반응율이 감소되어있는데 이것은 fluorescein-labeled pea나 peanut agglutnins 그리고 특정 monoclonal 항체에 의한 분석으로 알 수 있다.

Biochemical Tests

- 정자의 creatine kinase와 반응성 산소 (ROS)를 측정한다.
  - 낮은 수정률이나 IVF 실패의 추정 원인을 알 수 있다.
  - 정자의 creatine phosphokinase 효소는 세대, 수송, 정자내의 에너지 사용과 관계되어있다.
  - 정자의 기능에 대한 ROS의 간섭은 정자의 지질막의 과산화와 독성 지방산 과산화기에 의한다.
  - 결과를 반영하는 연구들이 산출된다.

History

- 잠재적 원인에 초점을 맞춤

Medical History

- 어린시절의 질환과 발달력, 고환의 하강, 2차 성징, 체모의 소실이나 면도 횟수의 감소, 학교에서의 수행
  - 전신적 질환: 당뇨, 암, 상기도 질환, 감염
  - 수술력: 잠복 고환, 탈장 정복, 외상, 꼬임
  - 약물 투여: nitrofurantoin, cimetidine, sulfasalazine, spironolactone, α-blockers

Fertility History

- 수정능력이 떨어진 기간과 그 전의 정상적 수정 기간; 이전의 불임 치료

Sexual History

- 성전파성 감염; 성관계의 빈도와 시간; 윤활제

Family History

- 잠복 고환, 중앙선의 결함 (칼만 증후군), hypospadias, primary ciliary dyskinesia (immotile cilia syndrome)

Social and Occupational History

- 성선의 독소에 대한 노출:
  - 에탄올, 코카인, anabolic steroids

- 이온화 방사선에 노출, 만성적인 열에 노출 → 숫자가 감소하고 운동력이 떨어진다.
- Aniline dyes, 살충제, 중금속 (납)
- 담배 → 운동성 감소
- 마리화나 → 숫자의 감소, 운동력 감소, 테스토스테론과 acrosome reaction의 감소; cannabinoid-binding site가 사람 정자에서 발견된다.

Physical Examination

- Androgen 부족의 증거를 찾는 것에 초점

Penis Examination

- 요도의 도관 위치 찾는 것을 포함

Palpation of the Testes and Measurement of Their Size

- 정상 남성에서 고환은 단단하고 15~25 mL정도의 부피가 된다.
- 작고 부드러운 고환은 고환 실패를 암시한다.

Presence and Consistency of Both the Vas Deferens and Epididymis

- 선천성 양측성 무정관증은 단독적인 신체검사로 진단되며 음낭 초음파나 개복은 필요하지 않다.

Presence of a Varicocele

- 유병률
  - 11%: 정상 정액 분석
  - 25%: 비정상 정액 분석
  - 35%: 일차성 남성 불임
  - ~80%: 이차성 남성 불임
  - 53%: 정삭정맥류 환자의 아들
- 정자의 손상 기전은 결론이 나지 않는다.:
  - 고환에서의 혈액 배출이 방해를 받아 간질의 온도가 증가, 저산소증, 고환의 압력 증가, 그리고 adrenal의 대사물이 역류하게 되는 것 유도
- 테스토스테론의 감소와 연관 (통계학적으로 중요하지만 임상적인 중요성은 떨어진다.); 전체 정자 수 감소, 형태, 운동성 감소
  - 정삭정맥류가 있는 남성에서는 일정한 정액 분석 결과를 얻을 수 없다.
- 복구는 테스토스테론 부족을 개선하나 이 변화는 임상적으로 큰 의미가 없다.
- 일측의 grade1의 정삭정맥류는 수정력을 저하시키지 않을 수도 있으며 그 경우에는 정맥류 복구가 개선을 가져다주지 못한다.
- 초음파 측정에서 정삭정맥류 절제술은 복구보다 심각하게 낮은 이득을 가져다준다.
- 정삭정맥류 절제술 후 개선과 관련된 요인
  - grade3의 정계정맥류
  - 고환이 위축이 없다.

- TMC >5 million
- 정상적 FSH 농도
- 운동성 >60%

● 정삭정맥류의 복구가 생식력에 미치는 영향에 대한 controlled, prosective trials은 거의 없으며 있다하더라도 서로 상반된 결과를 보이는 연구들이 보고되었다.

Secondary Sexual Characteristics

● 몸의 체질, 체모의 분포, 유방의 발달
- 클라인펠터 증후군 (47XXY)의 남성은 전형적으로 키가 크고 환관증이 있으며 여성형 유방과 작은 고환을 가지고 있다.

Digitla Rectal Examination

● 전립선의 크기와 대칭성을 알아보고 중앙선에 낭이 있거나 seminal vesicle이 늘어나 있으면 사정관의 폐쇄를 의심할 수 있다.

Hormones

● 뇌하수체-성선 축의 평가 (1.7%의 비정상 유병률); 만약 정자 농도가 <10 million /mL일 때 평가, 성적 기능의 손상이나 다른 특정 내분비적 병리가 의심될 때 평가
- 테스토스테론: prolactinoma나 hypogonadism일 때 감소
  · 만약에 낮다면 다시 한 번 전체, 그리고 유리 테스토스테론을 측정한다.
- FSH: 무 생색세포증에서 증가
- Prolactin (PRL): 성욕 감소, 발기 부전
- 갑상선 자극 호르몬 (TSH): hyperprolactinemia를 유도

Clinical Condition	Follicle Stimulating Hormone	Luteinizing Hormone	Testosterone	Prolactin
Normal spermatogenesis	Normal	Normal	Normal	Normal
Hypogonadotropic hypogonadism	Low	Low	Low	Normal
Abnormal spermatogenesis[a]	High/normal	Normal	Normal	Normal
Complete testicular failure/ hypergonadotropic hypogonadism	High	High	Normal/low	Normal
Prolactin-secreting pituitary tumor	Normal/low	Normal/low	Low	High

[a] Many men with abnormal spermatogenesis have a normal serum follicle-stimulating hormone, but a marked elevation of serum follicle-stimulating hormone is clearly indicative of an abnormality in spermatogenesis.

Urologic evaluation

- 경직장 초음파는 혈관이 만져지고 사정 부피가 작은 희소정자증 환자에서 사정관의 폐쇄가 존재하는지 알아보기 위한 적응이 된다.
  - seminal vesicles가 확장되고 사정관이 확장되고 midline prostatic structute인 소견들은 완전 혹은 불완전 사정관의 폐쇄를 나타내는 소견이다.
  - 완전 사정관 폐쇄: 적은 부피, frutose 음성, 산성, 희소정자 사정
  - 부분 사정관 폐쇄: 적은 부피, 희소정자무력증, 앞으로 전진의 불량
  - 경음낭 초음파는 고환의 덩이가 의심되는 환자를 검사할 때 이상한 소견을 명확히 하는데 유용하다.
  - 만져지지 않는 정삭정맥류를 찾을 수 있으나 임상적으로 중요하지 않다.

GENETICS OF MALE SUBFERTILITY

Cystic Fibrosis Gene Mutations(Autosomal Recessive)

- 선천성 양측성 무정관증은 염색체 7번의 CFTR gene의 mutation과 강력한 관계가 있다.
  - 선천성 양측성 무정관증은 CF gene의 mutation이 있는 남성의 70~80%에서 연관되어 있다.
  - 선천성 양측성 무정관증은 불임 남성의 1%이다.
- CF gene mutaion이외에도 이차적유전적 원인이 mesonephric duct의 비정상적인 분화와 관련이 있다.
- 폐쇄성 희소정자증환자들에게 흔한 진단중 하나이다.
- 정액의 부피는 적다. (<1 cc), pH<7.0
- 그의 정자를 이용해 치료하기 전에 환자의 배우자를 시험하는 것이 중요한데 배우자가 CF carrier일 risk가 있기 때문이다.

Chromosomal Abnormalities Resulting in Impaired Testicular Function

- 불임 남성에서의 비정상 핵형의 존재: 7%
- 빈도는 정자 숫자에 역비례
  - 무정자증 환자에서 10~15%
  - 희소정자증 환자에서 5%
  - 정상 정자 수 남성에서 <1%
- 클라인펠터 증후군 (47,XXY 또는 46XY/47XYY)은 염색체 이상이 관찰되는 불임 남성의 2/3이다.
- 역위, 그리고 전위 같은 상염색체의 구조적 이상 또한 불임남성에서 정상인보다 빈도가 높게 관찰된다.

- 남성이 총체적인 핵형 이상일 때 부부는 유산과 염색체 이상 아이, 선천성 기형 아이에 대한 risk가 높아진다.
- 비폐쇄성 무정자증 남성이나 심각한 희소정자증 (<5 million/mL) 남성에서 IVF나 ICSI 시행 전에 핵형분석이 제공되어야 한다.
- 유전적 문제가 발견되었을 때는 언제라도 유전 상담이 제공되어야 한다.

Y-Chromosome Microdeletions Associated with Isolated Spermatogenic Impairment

- 비폐쇄성 무정자증 환자와 심각한 희소정자증 환자 (<1million/mL)에서 ICSI 시행 전에 Y염색체 분석이 제공되어야 한다.
- 대략 10%의 무정자증이나 심각한 희소정자증 환자에서 발견된다.
- Standard한 핵형분석에서는 너무 작아서 찾기 어려우나 polymerase chain 반응을 이용하여 찾을 수 있다.
- Y염색체의 부수적인 큰 조각은 남성 특유의 Y로 알려져 있으며 정자 생산에 관여하는 많은 유전자를 가지고 있다.
- 미세 소실이 일어나기 쉬운 부분: AZFa, AZFb, AZFc

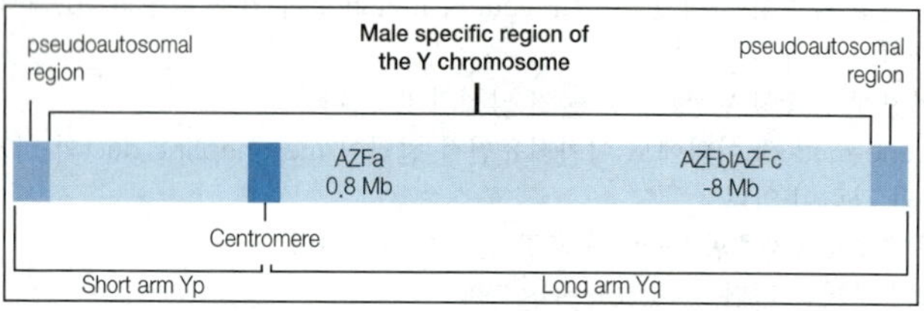

Source: Adapted from Oates RD. The genetics of male reproductive failure: what every clincian needs to know. *Sexuality, Reproduction and Menopause* 2(4): 213, 2004.

- AZFc 부분에서의 미세 소실은 남성의 1/4000; 비폐쇄성 무정자증의 분자적 원인 중 가장 흔하다.
  - AZFc 미세소실 남성의 대략 70%에서 정자를 소유하고 있다.
  - 비폐쇄성 무정자증 남성의 13%가 AZFc 미세소실이 있다.
  - 대략 6%의 심각한 희소정자증 (<5 million/mL) 남성이 AZFc 미세소실을 가지고 있다.

CAUSES OF MALE FACTOR SUBFERTILITY

- Four main areas:
  1. 고환 전 (hypothalamic) (1~2%)
  2. 고환 (primary hypogonadism) (30~40%)
  3. 고환 후 (정자 운반의 문제) (10~20%)
  4. Idiopathic (40~50%)

Hypothalamic Disease

Gonadotropin Deficiency (Kallmann Syndrome)

- 1/50,000으로 드물게 발달시 뉴론이 olfactory pladode로부터 이동에 문제가 생긴 것
- 임상적으로 가장 흔한 두가지 결함: 냄새를 못 맡는 것과 GnRH가 없는 것
- 다른 증상과 증후
  - 얼굴의 비대칭성, 색맹, 신장 기형, 미소음경증, 잠복고환, 그리고 이 질환의 특징인 사춘기 발달의 지연
- 낮은 테스토스테론, 낮은 LH, 낮은 FSH 수준
- 남성들은 FSH와 LH를 투여해서 정자 생산을 자극, 수정 할 수 있다. 테스토스테론과 hCG를 이용해서 남성화 시킬 수 있다.

Isolated Luteinizing Hormone Deficiency ("Fertile Eunuch")

- 드물다.; 부분적 성선 호르몬 결핍 때문
- 고환 내의 테스토스테론 생산 자극과 정자 생산에 충분한 LH가 생산되지만, 테스토스테론이 남성화를 촉진시키기에 부족하다. 환관증, 다양한 남성화, 여성형 유방이 있을 수 있다.
- 정상 고환 크기를 가지나 사정액에 정자의 수가 감소되어 있다.
- FSH 수준은 정상이나, serum의 LH와 테스토스테론 수준은 낮아져 있다.

Isolated Follicle-Stimulating Hormone Deficiency

- 극도로 드물다.; 불충분한 FSH
- FSH 수준만 단독으로 낮은데 GnRH의 자극에 반응하지 않는다. 정자 수의 범위는 무정자증에서부터 희소정자증까지 있을 수 있다.

Congenital Hypogonadotropic Syndromes

- 프라더 윌리 증후군 (1/20,000): 유전적으로 비만이고, 지체가 있으며 손발이 작고 성선이 작다.
- 시상하부의 GnRH 부족이 원인이다.
- 이 증후군과 연관되어 염색체 15번의 단일 유전자 결손이 발견된다.
- 정자 생산은 FSH와 LH를 외부 주입함으로 유도 가능하다.

- 바더 비들 증후군: 드물고 상염색체 열성 유전, GnRH 부족의 결과이며 지체, 망막 색소증, 다지증, hypogonadism이 있을 수 있다.
- Hypogonadism은 FSH와 LH로 치료할 수 있다.

Pituitary Disease

Pituitary Insufficiency

- 종양, 침습적 시술, 수술, 방사선, 침전

Hyperprolactinemia

- 전신 질환과 약물에 의한 경우는 제외
- PRL-분지 뇌하수체 선종
- PRL 증가는 보통 불임의 원인이 되는 FSH, LH, 테스토스테론 저하를 초래한다.
- 연관된 증상으로는 성욕 저하, 발기 부전, 유루증, 여성형 유방이 있다.
- 다른 뇌하수체 호르몬 교란 (ACTH, TSH)에 의한 증상과 증후도 조사되어야 한다.

Exogeous Hormones

- 에스트로겐과 안드로겐 과다, glucocorticoid 과다, 갑상선 기능 항진 그리고 저하증
- 과도한 비만, 부신 피질의 종양, 세르톨리 세포 종양, 고환 간질 종양이 에스트로겐을 생산할 수 있다.
- 21-hydroxylase 효소 부족이 주된 이유인 선천성 부신 과다형성: 부신피질에서 androgenic steroids 비정상적 과다형성
- 호르몬을 분비하는 부신 피질의 종양이나 고환의 Leydig cell 종양
- 궤양성 대장염, 천식, 류마티스 관절염 같은 만성 질환의 치료가 외부 glucocorticoid 과잉의 원인이 될 수 있다.
- 쿠싱 증후군은 내인성 glucocorticoid 과잉의 흔한 원인이다.
- 갑상선의 이상은 남성 불임의 드문 원인 (0.5%)이다.
- 일부 불임 남성은 성장 호르몬 자극 시험에 불충분한 반응을 보이는데 이 때는 성장 호르몬 치료를 하면 정액의 quality가 개선될 수 있다.

Testicular (Primary Hypogonadism) Effects

- 고환 (일차성 성선 기능 저하증)의 효과는 되돌릴 수가 없다.
- 염색체 이상 (클라인펠터 증후군 [47,XXY], 46,XX sex reversal, 47,XYY증후군)
- 누난 증후군 (남성의 터너 증후군): 75%에서 잠복 고환을 가지고 있다.
- 근강직성이영양증: 고환의 위축; 수정력이 보고되었다.
  - 고환의 생검 소견은 75% case에서 seminiferous tubule의 손상이 있다.
- 흔적 고환 증후군: 드물다. 남성의 1/20,000
- Sertoli cell only 증후군 (생식 세포의 무형성)

- Y염색체 미세 소실
- 생식선 독소 (방사선, 약제)
  - Ketoconazole, spironolactone, 그리고 alcohol이 테스토스테론 생산을 막는다.; Cimetidine은 androgen의 antagonist이다.
  - 마리화나, 헤로인, methadone은 낮은 테스토스테론과 연관되어 있다.
  - 살충제는 에스트로겐 같은 효과를 낸다.
- 전신 질환 (신부전, 간부전, 겸상 적혈구 빈혈)
- Androgen activity의 결함
  - 5a-reductase 결핍
    - 고환과 woffian duct 구조는 정상 발달하나 (내부 생식기) 외부 생식기는 불명확하다.
  - Androgen 수용체의 결핍: X 염색체 연관
- 고환 손상 (고환염, 꼬임, 외상)
- 잠복 고환
- 정삭정맥류
  - 복구의 목적
    - 통증의 해소
    - 정액 parameter의 개선
    - 연구들은 복구가 정액의 parameter를 60~70%까지, 자연적인 임신율을 50%까지 개선시켜줌을 보여준다. (Nagler et al., 1997). 그러나 Cochrane의 몇몇 무작위화 된 시험에 대한 review는 치료의 효과에 대한 충분한 증거를 보여주지 못한다. (Evers and Collins, 2003)
    - 고환 기능을 강화한다.
    - 정삭정맥류에 의한 남성요소의 불임 부부에서 임신율을 개선한다.

Posttesticular Cause of Infertility

Reproductive Tract Obstruction

Congenital Blockages

- 선천성 무정관증
- 영 증후군: 만성 부비동염, 기관지 확장증, 폐쇄성 무정자증의 Triad. 폐쇄는 부고환 안에 나타난다.
- 다낭성신: 흔히 2차적으로 부고환이나 seminal vesicle에 폐쇄성 낭종이 생긴다.
- 사정관 폐쇄: 폐쇄부위의 요도관을 통한 resection은 대략 2/3의 남성에서 정액 부피를 증가시키고 무정자증 남성의 1/2서 다시 정액이 사정되게 해준다.
- 특발성부고환 폐색증

Acquired Blockages

- 정관절제술: 남성의 5%에서 정관절제를 복구하는데 대부분 재혼이 그 이유이다.
    - 전체 임신율: 50%
    - 선택은 대개 여성 인자의 존재 여부에 따라
    - 정관 절제술 후 시간이 지날 수록 임신율 감소

Years since Vasectomy	Pregnancy Rate (%)
2	77
5	49
10	43
15	30

Source: Adapted from Belker AM, Thomas AJ, Jr, et al. Results of 1,469 microsurgical vasectomy reversals by the Vasovasostomy Study Group. J Urol 145 (3): 505, 1991.

- 서혜부 수술은 1%에서 정관의 폐쇄를 가져올 수 있다.
- 감염은 흉터가 있거나 폐쇄가 있는 부고환에 관련된다.

Functional Blockages

- 교감 신경의 손상: 척수 신경손상이 있거나 demyelinating에 의한 신경통, 당뇨, 후복강 림프절의 박리 받은 남성에서 사정은 진동으로 자극될 수 있으며 반응이 없을 때는 전기적사정을 사용한다.

Disorders of Sperm Function or Motility

- Immotile cilia syndrome: 카타제너 증후군은 이 질환의 하위질환이다 (1/40,000). 만성 부비동염, 기관지 확장증, 내부장기 역위의 triad가 있다. 대부분의 immotile cilia case는 호흡기나 부비동의 문제로 어린 시절에 발견된다.
- 성숙의 결함: 정관 절제가 유도
- 면역학적 불임: 자가면역 불임은 불임 부부의 10% 정도인 것으로 집계된다.
- 감염
- 연령 관련 효과: 몇몇의 연구는 정액의 부피와 정자의 운동성이 22세와 80세 사이에서 지속적으로 감소함을 보여준다.

Disorders of Coitus

- 발기 부전
- Hypospadias는 seminal coagulum의 부적절한 위치를 초래해서 자궁 경부로부터 멀어지게 한다.
- 시간과 빈도: 적절한 빈도는 배란기간 근처에서 매 2일 마다이다.
- 가능하다면 모든 윤활제를 피한다.

TREATMENT

Abnormal Semen Analysis

Antibiotics

- 요도염의 배양: 부고환염과 전립선염에 대한 경험적 치료

Surgery

- 정계정맥류 복구: 운동성 증가 수는 그대로

Intrauterine Insemination

Total Motile Count (Million)	Live Birth Rate (%)
<10	1.4
>10	6.0

Source: Adapted from Van Voorhis BJ, Sparks AE. Semen analysis: what tests are clinically useful? Clin Obstet Gynecol 42(4):957, 1999.

Therapeutic donor Insemination

- HIV 전파를 막기 위해 얼린다.

In Vitro Fertilization with Intracytoplasmic Sperm Injection

- 적응증: 형태 ≤1%; motility <10%; TMC<5 million
- 염색체 기형과 ICSI를 위한 정상 정액 분석 사이에는 연계가 없다.
- 주요 기형: IVF와 동일한 비율 (대략 2.3%)
- 고환이나 부고환 정자를 ICSI에 사용할 수 있다.

Aberration	General Public (%)	ICSI (%)
Autosomal	0.020 (2 in 1000)	0.83 (8 in 1000)
Sex chromosomal	0.25 (1 in 400)	0.83 (1 in 125)
Structural de novo (i.e., nonbalanced)	0.07	0.36

Source: Adapted from Bonduelle M, Aytoz A, et al. Incidence of chromosomal aberrations in children born after assisted reproduction through intracytoplasmic sperm injection. Hum Reprod 13(4):781, 1998a.

A. Approach to Diagnosis of Male Subfertility

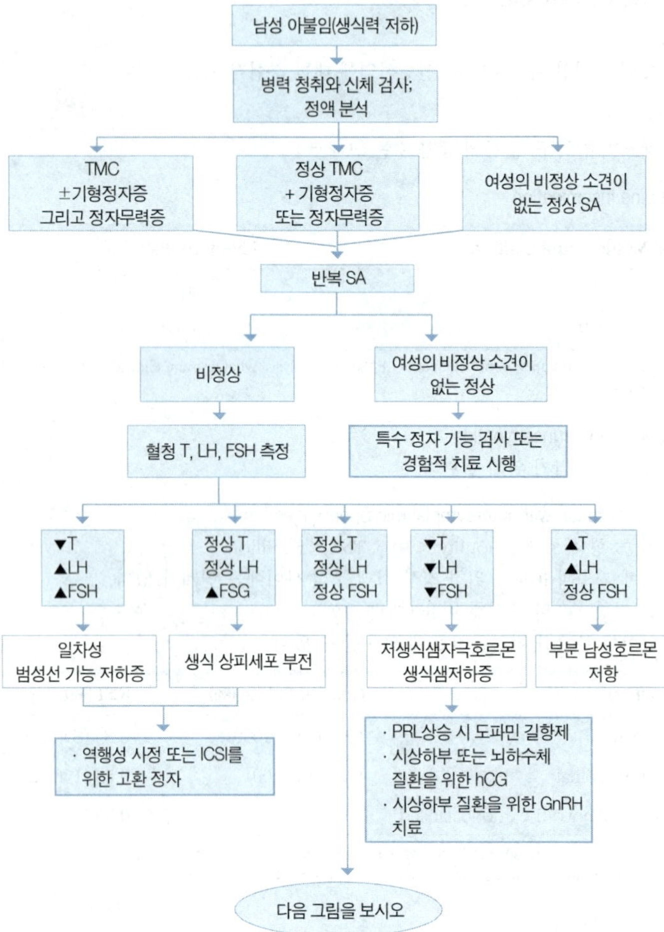

FSH, follicle-stimulating hormone; GnRH, gonadotropin-releasing hormone, ; hCG, human chorionic gonadotropin; ICSI, intracytoplasmic sperm injection ; LH, luteinizing hormone; NL, normal; PRL, prolactin; SA, semen analysis; T, testosterone; TMC, total motile count.

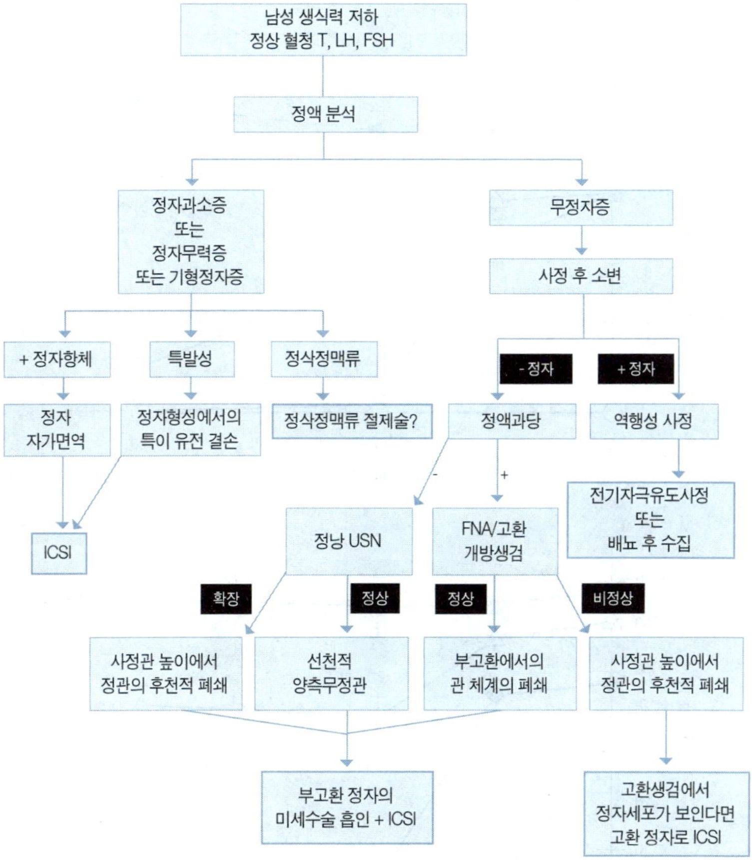

ABs, antibodies; FNA, fine-needle aspiration; FSH, follicle-simulation hormone; ICSI, intracytoplasmic sperm injection; LH, luteinizing hormone; NL, normal; T, testosterone; USN, ultrasound.

B. Lubricants and Sperm

질윤활제: 정자에 대한 영향

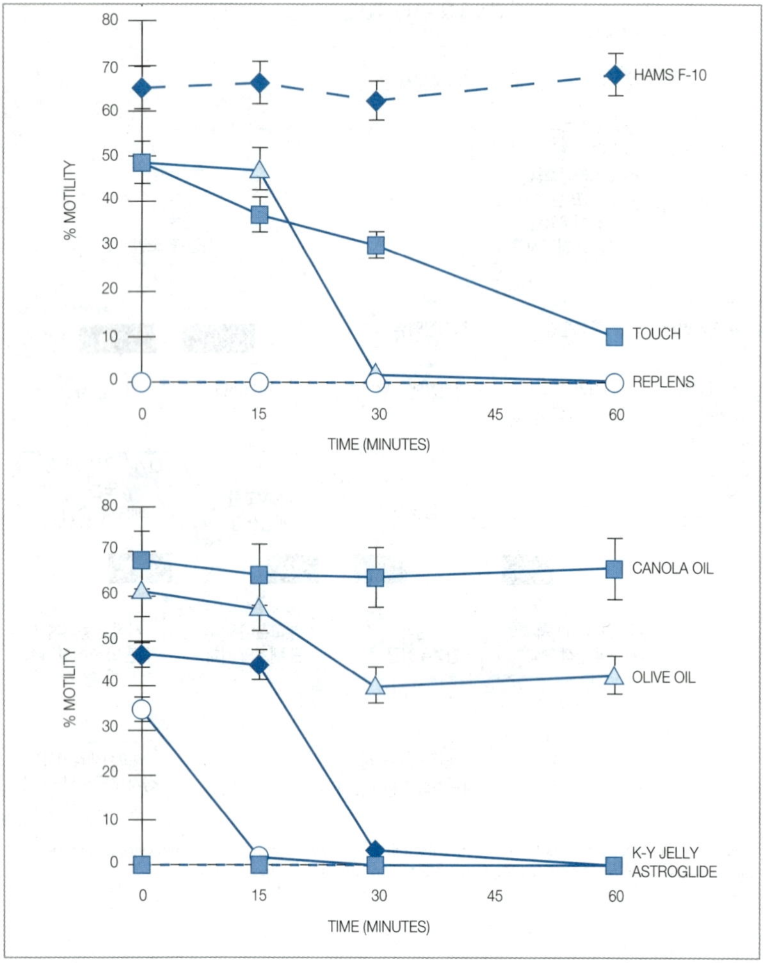

여러 sperm-lubricant 치료 후 1, 15, 30, 60분 후 computer-assisted sperm analysis를 이용한 motility 검사. 위쪽 그래프에 보이는 control media(Hams F-10)은 정자운동성에 거의 영향이 없다. nonoxynol 9와 spermicidal agent를 같이 사용하면 sperm motility에 즉각적이고 긴 inhibitory effect를 가진다.

21. Diminished Ovarian Reserve

DEFINITION

- 난소 보유량의 감소 (DOR)란 적은 수의 정상 난자를 가진 상태 또는 질이 낮은 정자를 가진 상태를 말한다.

BACKGROUND

- 연령이 증가할수록 임신 능력 감소, 생존 출생아 감소, 조기 난포기시 FSH 증가, 유산율 증가, 체외수정 IVF 실패율 증가 (부족한 자극 때문)된다.
- 연령에도 불구하고 일부 젊은 정상 주기의 여성들은 반복되는 IVF로도 임신하지 못하는데 자주 유산하거나 외인성 gonadotropin에 반응하지 않는다.
- 1969년부터 1994년까지 30세 이상에서 첫 아이를 임신한 여성은 4.1%에서 21.2%로 증가했다.
- Donor insemination 수령인 (recipients)의 1년간의 pregnancy rate:
  - <31세 = 74%
  - 31~35세 = 62%
  - >35세 = 54%

IMPLICATION

- 낮은 난소 보유량을 가진 여성은 IVF 주기에서나 자연적 주기에서도 임신율이 낮다.
- 이 여성들 중 일부는 난자를 기증받거나 입양을 상담 받아야 한다.
- 이것은 그들이 배란을 하지 않는다는 것을 의미하는 것이 아니고 gonadotropin이나 경구 배란 유도에 반응하지 않거나 난소에 좋은 난자들이 남아있지 않은 것을 의미한다.
- 이것은 선택적으로 좋은 난자를 자극해서 배란시킬 수 없음을 의미한다.
- 수정률을 증가키기 위한 적극적인 수술이나 불임 치료를 시작하기 전에 난소의 보유량을 검사하는 것은 좋은 방법이다.
- 나이와 관계없이 FSH가 높은 여성에서 다운 증후군의 발생률이 높다.

HORMONAL TESTS

Caveats

- 같은 검체에서 다른 호르몬 level 분석이 보고되었다. 이것은 분석방법 조정의 중요성을 말해준다.
- 기저 FSH 농도는 CD2-5에서 측정한 것만이 의미가 있는 반면 에스트라디올 (E_2)은 CD2-3에서 측정한 것이 의미가 있다.
- 야간의 상승은 산후 4주부터 시작된다.
- 난소가 하나인 여성에서도 연구는 동일한 의미를 가진다.
- 정상 FSH는 여성에 있어서 연령 증가와 관련된 생산성 감소를 향상시키지 못한다.
  - Dr. Toner's rule of thumb

나이 = 난자의 질, CD3 FSH = 난자의 양

Hormones

Day 3 Follicle-Stimulaton Hormone

- 대부분의 연구기관에서는 CD3 FSH≤10 mIU/mL를 정상수준으로, ≥20 mIU/mL를 비정상 수준으로 본다.
- CD3 FSH가 >25 mIU/mL일 때, 당시의 임신율은 2%정도이다.
- CD3 FSH는 연령보다 더 예측에 적합하다.
- 만약 CD3 FSH가 단독으로 비정상이라면 IVF 임신 확률은 5%이다.
- CD3 FSH가 두번 비정상 수치를 가지면(≥20 mIU) IVF pregnancy rate은 0%이다.
- 가변성은 예후인자에 영향을 주지 않는다.
- 많은 전향적 연구들은 CD3 FSH가 나이를 고려하지 않더라도 동등하게 결과를 예측할 수 있다고 보고한다. 하지만 한 전향적 연구는 완전한 IVF 주기에서 38세 미만의 여성들의 경우 live birth rates가 통계학적으로 차이가 없음을 보여주었다.
- 기저 FSH screening은 난소의 생리 주기를 가진 일반적인 생식력저하된 그룹에서는 가치가 없을 수 있다.

Day 3 Estradiol

- Level은 전형적으로 CD3에서 최저가 된다.
- CD3에서 증가된 E_2 level은 follicular phase로의 진행을 가리킨다. 이것은 luteal phase에서의 FSH의 조기 상승 때문이며 난소 보유 기능의 감소를 말해준다.
- E_2>80 pg/mL이면 IVF의 실패율이 높아진다.
- CD3 E_2 level <20 mIU/mL 거나 ≥80 mIU/mL인 경우 IVF 주기가 실패할 확률이 높아진다. 하지만 이 level은 임신의 결과를 예상할 수도 없고 실패하지 않은 환자들에서 난소의 반응을 예측할 수도 없다.

Clomiphene Citrate Challenge Test

- 단계: CD2-3 FSH를 측정, CD5-9에 환자에게 clomiphene citrate (Clomid) 100 mg을 주고, CD10-11에 FSH를 측정한다.
- 이 검사는 난소의 보유량이 줄어든다는 것을 알 수 있으며, 최초의 follicular pool의 감소를 명시하는데 clomiphene citrate challenge검사 (CCCT)의 민감도는 CD3 FSH 상승보다 더 높다 (26% vs. 8%).
- 비정상 CCCT의 유병율
  - <30 yrs old = 3%
  - >30 yrs old = 26%
  - 설명되지 않은 불임 =38%
- 어떤 비정상 값이라도 나쁜 예후를 나타낸다.
  - 초기의 연구: 51명의 35세 이상 CD3 FSH가 정상인 환자 중 18명이 CD10의 비정상 level을 나타낸다.; 이 18명은 아무도 임신하지 못했다.
  - 여러 후향적 연구에서 CCCT는 나이와 상관없이 IVF의 불량한 결과 (<10%)를 예측하는데 예상도가 높다.
- CCCT가 어떻게 작용하는지 이해하기
  - Clomid는 E_2가 시상하부와 뇌하수체에 작용하는 것을 차단, hypoestrogenic 상태와 비슷하게 만든다; 시상하부-뇌하수체 (HP) 축은 다량의 FSH를 분비하는 것으로 반응한다.
    - 정상 여성에서 건강한 follicle 집단은 충분한 E_2와 inhibin B를 생산되어 Clomid를 제거하고 FSH를 억제할 것이다.
    - 불량하고 나이든 folliccle들을 가진 여성에서는 Clomid를 제거하고 FSH를 억제하기에 충분한 E_2와 inhibin B를 생산할 수 없고 그러므로 FSH가 지속적으로 높아지게 된다.

Day 3 Inhibin B

- Inhibin B가 낮아지면 FSH level이 증가한다.; 낮은 inhibin B level은 FSH level 증가에 앞선다.
- Inhibin B≤45 pg/mL인 여성은 높은 level의 여성에 비하여 1/3의 임신율과 3배의 IVF 실패율을 가진다.
- 대부분의 자료는 이 검사를 사용하는 것을 지지하지 않는데 CD3 FSH보다 결과 예상률이 떨어지기 때문이다.

OTHER TESTS

Ultrasound

- CD3에 시행된다.
- 자료는 일관성이 없다.
- 5개보다 적은 follicle은 높은 gonadotropin 용량과 실패율을 예상할 수 있다.; 임신율은 낮지만 (IVF로 23%) 아직 가능하다.

Ovarian Volume

- 난소의 반응을 예상
- 부피가 작아지면 임신율은 낮아진다. 하지만 의미 있는 전향적 연구는 아직까지 없다.

Ovarian Biopsy

- 신뢰할 수 없다. Oocyte들은 난소의 피질 전체에 걸쳐서 불균일하게 분포되어 있다.

RECOMMENDATIONS FOR DIMINISHED OVARIAN RESERVE SCREENING

- 나이 >35세
- 설명되지 않는 불임
- 조기 폐경의 가족력
- 흡연
- 이전의 난소 수술
- 방사선치료나 화학치료의 과거력
- 이전의 gonadotropin에 대한 불량한 반응

22. 보조생식기술

- 보조생식기술 (ART)이란 난자와 정자 모두에 대해 조작하는 모든 불임치료를 말한다. 따라서 ART는 egg retrieval이라고 알려진 난자의 수술적 채취와 연관되어 있다.
- 체외 수정 (IVF)은 가장 흔한 ART 방법이다.; IVF는 미국에서 1981년부터 행해져 왔고, 자료는 질병관리본부에 보관되어 있으며 매년 출간된다.
  - 2002년에는 391개의 불임클리닉에서 115,392회의 ART 주기가 시행되었다.
    - 45,751명의 생산된 아기 중 33,141명의 생존자가 있다.

DEFINITIONS

- 체외 수정 (IVF): 배란 유도, 난자 채취, 실험실에서의 난자 수정; 배아는 그 후 3~5일간 배양되다가 복부 초음파 보조 하에 자궁목을 지나 자궁강으로 넣어 준다.
- 생식체 나팔관 주입 (GIFT): 난소 자극과 난자 채취 후 복강경보조하에 수정되지 않은 난자와 정자를 섞어 나팔관에 넣어 준다.
- 접합체 나팔관 주입 (ZIFT): 난소자극과 난자 채취, 수정된 난자를 수정 1일 째에 복강경 보조하에 나팔관에 넣어 준다.
- 난자 기증 IVF: 난자 수가 적거나 난자의 질이 안 좋은 환자들에게 유용하다.; 전형적인 과배란으로 난자 기증자를 자극해서 난자 채취 후 불임 여성 배우자의 정자로 난자를 수정시킨 후 배아를 불임 여성에게 전형적인 IVF 방법으로 넣어 준다.
- 세포내 정자 주입 (ICSI): 1990년대 심한 남성 요인의 불임 부부를 돕기 위해 개발되었다.; 한 개의 정자를 각각 성숙된 난자에 주입하며 전형적으로 50~70%의 수정율을 보인다.

EVALUATION BEFORE ASSISTED REPRODUCTIVE TECHNOLOGIES

Ovarian Reseve (21장 참고)

- 난소 보유량 검사는 불임치료를 하기 전에 존재하는 난자의 수와 질을 확인하는 것이다.

Day 3 FSH, E_2	3일째 FSH는 <10이 정상이다. 10~14는 FSH수치가 오르면 수정률이 낮아지는 경계부위이다. FSH>14인 경우는 한 주기당 임신 확률이 <1%이다. E_2는 Day 3에 <60가 정상이다. 더 높은 경우 난포의 조기 배란을 의미하며 경과가 좋지 않다.
Clomiphene citraate challenge test	난소 보유량에 대한 더 광범위한 검사이다. 35세 이상, 흡연, 한 쪽 난소가 설명되지 않는 불임인 경우, 난소 보유량 감소가 의심되는 환자에서 적응증이 된다. 3일째에 실험실에서 검사하며 앞에 설명했듯이 ciomiphene citrate를 100 mg을 5~9일 째에 투여, FSH를 10일 째에 다시 측정한다. 10일째 FSH 역치는 3일째와 동일하다.

Evaluation of Tubal Status

- 초음파상 hydrosalpinx인 환자
  - 임신율 50% 저하
  - 유산율 2배 증가
- 부작용의 기전
  1. Hydrosalpinx fluid의 적은 영양소
  2. Fluid의 배아 또는 정자에 대한 독성 작용
  3. $\alpha5\beta3$, LIF, HOXA10의 expression 감소
  4. Fluid에 의해 씻겨내는 영향
  5. Hydrosalpina fluid에 의해 자궁 내막의 연동운동 증가
  - Hydrosalpinx의 결찰 또는 salpingectomy가 정상 임신율로 소생시킨다.

Evaluation of the Uterine Cavity

- 자궁강의 기형이 있을 경우 IVF-ET로 임신율이 심각하게 낮아진다 (8.3% vs. 37.5%).
- 평가 기술: 초음파자궁조영술, 자궁나팔관조영술, 자궁경

Trial Transfer

- Trial transfer는 배란 유도 전에 배아를 옮길 때 쓸 것과 동일한 카테터를 사용하여 손상 없이 배아를 자궁강 내로 옮길 수 있는지를 시행해 보는 것이다.

Evaluation of Male Factor Infertility

- 정액 분석: 기초적 정액 분석은 사정 부피, 농도, 운동성, Kruger strict criteria를 이용한 형태를 포함한다.
- 항정자항체 검사: 항체가 존재할 때 전형적 정자 주입이 수행되면 수정율은 심각하게 저하된다. 이것은 ICSI를 통해서 교정될 수 있다.

OVULATION INDUCTION MEDICINES

- 새로운 IVF 주기 임신율은 환자의 연령과 연관하여 열 개의 성숙한 난자 채취 후 상승하는 경향이 있다. GnRH agonist 또는 antagonist는 난자 채취 전, 원래의 배란을 막는데 쓰인다 (40%에서는 그러한 약물을 사용하지 않음).
- 전향적의 무작위화 된 1,380명의 여성을 대상으로 한 연구에서 낮은 용량의 aspirin (80 mg/day)는 IVF 결과를 향상시킨다. → odds ratio, 1.2 (95% 신뢰도, 1.0~1.6)

Gonadotropin Preparaions

Trade Name, Manufacturer	Source
FSH/LH-containing preparations	
Pergonal, Serono[a]	Urine of menopausal women
Repronex, Ferring	Urine of menopausal women
Menopur, Ferring	Urine of menopausal women
Humegon, Organon[a]	Urine of menopausal women
FSH-containing preparations	
Bravelle, Ferring	Urine of menopausal women
Fertinex, Serono[a]	Urine of menopausal women
Gonal-F, Serono	Recombinant, Chinese hamster ovary cells
Follistim, Organon	Recombinant, Chinese hamster ovary cells
LH-only-containing preparation	
Luveris, Serono	Recombinant

FSH, follicle-stimulating hormone; LH, luteinizing hormone.

[a] Drug has been discontinued.

Human Chorionic Gonadotropin Preparations

Trade Name Manufacturer	Source	Formulations
Profasi, Serono[a]	Urine of pregnant females	10,000 IU IM
Pregnyl, Organon	Urine of pregnant females	10,000 IU IM
Novarel, Ferring	Urine of pregnant females	10,000 IU IM
Chorex, Hyrex	Urine of pregnant females	10,000 IU IM
Ovidrel, Serono	Recombinant, Chinese hamster ovary cells	250 g SC

[a] Drug has been discontinued.

Gonadotropin-Releasing Hormone Agonist/Antagonist Preparation

Trade Name, Manufacturer	Formulations
Lupron Depot, TAP	1 mg/0.2 mL = 20 U SC
Synarel, Searle	2 mg/mL intranasal
Zoladex, AstraZeneca	3.6 mg SC
Antagon, Organon	250 g/0.5 mL SC
Cetrotide, Serono	250 g/1 mL SC

Gonadotropin-Releasing Hormone Agonists

- Agonist는 뇌하수체의 GnRH 수용체에 결합하여 자극하고 긴 반감기를 가진다. 그것들은 궁극적으로 GnRH 수용체의 down regulation을 일으키고, 그러므로 해서 FSH와 LH 분비를 감소시킨다. 지속적인 GnRH 사용은 LH surge의 가능성을 없앤다. 첫 번째 주입은 보통 자연적 주기의 황체기에 시도되는데 낭 형성을 막기 위해서이다.

Advantages

- 더 많은 난자 채취
- LH surge의 제거
- 코호트의 동시화 증가

Disadvantages

- 가격 상승
- Gonadotropin 투여 필요성 증가
- 조기 임신 기간 동안의 투여 가능성

Gonadortopin-Releasing Hormone Antagonists

- 새롭게 개발된 합성 GnRH 분자는 GnRH 수용체에 내하여 antagonist 역할을 한다. 즉시 결합해서 GnRH 결합을 막는다. 난소 자극에서 전형적으로 투여하는 시기는 난포 크기가 14 mm가 되었을 때이다.

Advantages

- 즉시 작용의 시작
- 주입 횟수의 감소

Disadvantages

- 가격 상승
- Gonadotropin 투여 필요성 증가
- 조기 임신시 투여 가능성
- 착상율을 감소시킬 가능성

STIMULATION PROTOCOLS AND DOSES

- 수정 제제에 대한 환자들의 반응 평가
  - 연령, body mass index, 3일째의 FSH/estradiol (E_2), 난소의 부피, 난포 수, 처음 난소 자극에 대한 반응

Oral Contraceptive-Gonadotropin-Releasing Hormone Agonist Stimulaion Protocol

- 경구피임약은 IVF 주기의 스케쥴을 짜고 난소를 동시화하며 더 나은 코호트 크기를 만드는데 도움을 줄 수 있다. 경구피임약은 전형적으로 자극하는 동안 투약 총량의 필요를 증가시키고 연령이 높은 여성에서 난자 숫자를 감소시킨다.

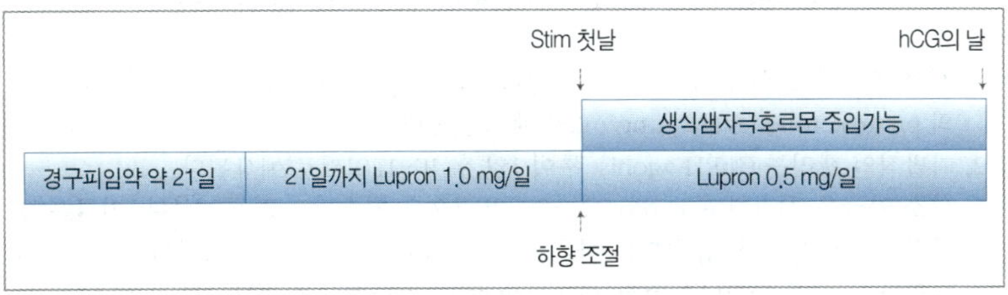

경구 피임약 (OC)/ 생식샘자극호르몬자극호르몬작용제 자극 (Stim). hCG, 인융모막 생식샘자극호르몬

1. 경구피임약은 생리 주기의 1일과 3일 사이에 시작한다. 전형적으로 15~21일 동안 관리된다.
2. 경구피임약이 완료되기 3~5일전에 GnRH를 시작한다. 이 경구피임약과 GnRH의 겹침은 난소 낭종 생성을 막아준다.
3. 자발적인 생리는 GnRH-agonist 투여 1일 후 10~12일째로 예상된다.
4. 난소 자극을 시작하고 GnRH agonist를 지속한다. 자극은 전형적으로 단계 저하 규칙으로 처음에 고용량의 약을 사용하고 점차적으로 용량을 줄인다. 자극은 FSH나 human menopausal gonadotropin (hMG)를 쓰거나 FSH와 hMG의 복합체를 쓸 수 있다.
5. 순차적인 초음파와 E_2 level은 난포의 발달을 관찰한다.; E2는 자극한 각각의 날에 50%씩 증가하여야 한다.
6. 난포의 크기가 18~22 mm에 도달하면 전형적으로 5000-10,000 U hCG를 SC나 IM으로 투여한다.
7. 난자 채취는 hCG 투여 후 34~35일에 한다.

Luteal Gonadotropin-Releasing Hormone Agonist Stimulation Protocol

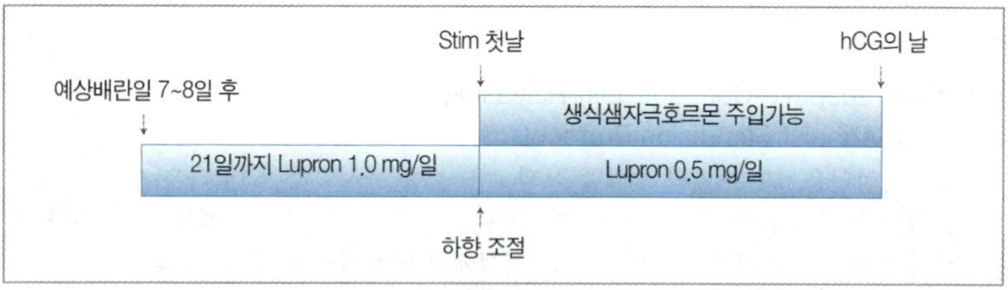

생식샘자극호르몬 분비호르몬 작용제 자극, hCG, 인융모막생식샘자극호르몬

1. 생리 주기의 21일에 GnRH를 시작한다. Luteal phase의 시작은 전형적으로 혈청의 progesterone level >4 ng/mL일 때 확인된다.
2. 자발적인 생리는 GnRH-agonist 투여 1일 후 10~12일째로 예상된다.
3. 난소 자극을 시작하고 Lupron을 낮은 용량으로 지속적으로 투여한다. 자극은 전형적으로 단계 저하 규칙으로 처음에 고용량의 약을 사용하고 점차적으로 용량을 줄인다. 자극은 FSH나 human menopausal gonadotropin (hMG)를 쓰거나 FSH와 hMG의 복합체를 쓸 수 있다.
4. 순차적인 초음파와 E_2 level은 난포의 발달을 관찰한다.; E_2는 자극한 각각의 날에 50%씩 증가하여야 한다.

5. 난포의 크기가 18~22 mm에 도달하면 전형적으로 5000~10,000 U hCG를 SC나 IM으로 투여한다.
6. 난자 채취는 hCG 투여 후 34~35일에 한다.

Microdose Gonadotropin-Releasing Hormone Agonist Flare Stimulation Protocol

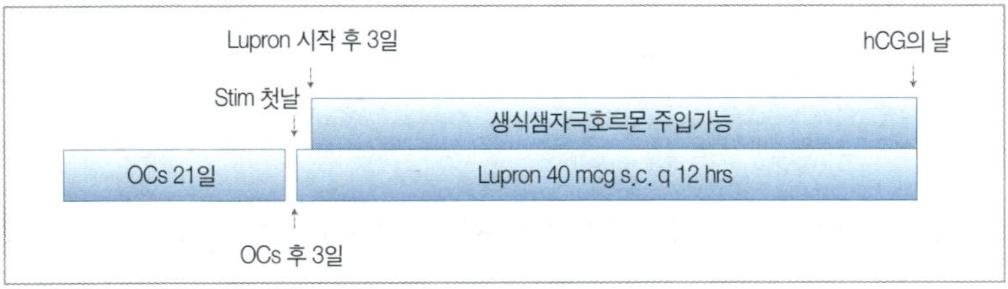

미세소량 생식샘자극호르몬 분비호르몬 작용제 폭발 자극 (Stim).
hCG, 인융모막 생식샘자극호르몬; OCs, 경구 피임약

1. 경구피임약을 MCD 1~3일 사이에 시작하고 21일 동안 복용한다 (주의: 많은 프로그램에서 경구피임약을 쓰지 않는다.).
2. Lupron을 40 μg SCq12hrs로 경구피임약 주기가 끝난 3일 후 시작한다 (i.e., day 24).
3. FSH나 human menopausal gonadotropin (hMG)를 쓰거나 FSH와 hMG의 복합체로 Lupron 시작 3일 후 난소 자극을 시작하고 Lupron을 계속 유지한다 (주의: 많은 프로그램에서 미세용량의 Lupron을 시작하는 날 동시에 gonadotropin을 시작한다.).
4. 순차적인 초음파와 E_2 level을 보면서 난포의 발달을 관찰한다.; E_2는 자극한 각각의 날에 50%씩 증가하여야 한다.
5. 난포의 크기가 18~22 mm에 도달하면 전형적으로 5,000~10,000 U hCG를 SC나 IM으로 투여한다.
6. 난자 채취는 hCG 투여 후 34~35일에 한다.

Oral Contraceptive-Gonadotropin-Releasing Hormone Antagonist Stimulation Protocol

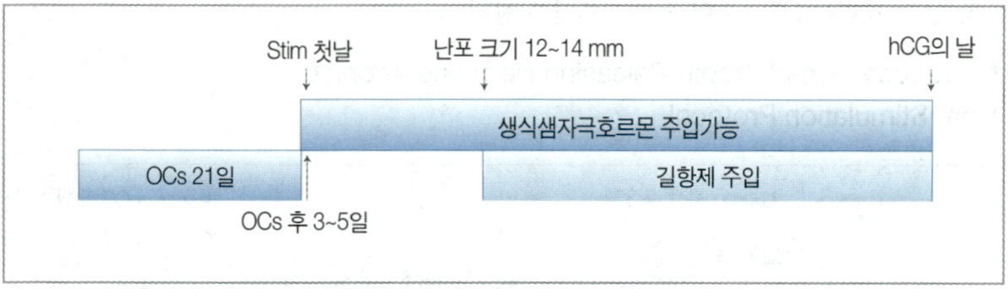

생식샘자극호르몬 분비호르몬 길항제 자극 (Stim). hCG, 인융모막 생식샘자극호르몬; OCs, 경구 피임약

1. 경구피임약은 생리 주기의 1일과 3일 사이에 시작한다. 전형적으로 15~21일 동안 관리된다.
2. 경구피임약을 중단한지 3~5일 후 난소 자극을 한다. 자극은 전형적으로 단계 저하적 규칙을 사용하여 조기 난소 자극에 고용량을 사용하고 점차적으로 용량을 줄인다. 자극은 FSH나 human menopausal gonadotropin (hMG)를 쓰거나 FSH와 hMG의 복합체를 쓴다.
3. 순차적인 초음파 follow up과 E_2 level을 관찰하면서 난포발달을 모니터한다. 자극하는 동안에는 E_2가 매일 50%씩 증가해야 한다.
4. 난포가 14 mm에 도달하면 GnRH antagonist를 시작하라. GnRH antagonist를 주입하면 endogenous E_2 level을 낮출 수 있다. 전형적으로 더이상의 gonadotropin 양은 줄이지 않는것이 좋다. 그보다 GnRH antagonist를 쓸 때 대부분의 임상의들은 FSH/LH를 add back한다.
5. 일단 난포크기가 18~22 mm에 도달하면 전형적으로 hCG를 5,000~10,000 IU SC 또는 IM 주입한다.
6. hCG를 inject 후 34~35 시간 후에 난자채취를 한다.

Oocyte Retrieval

- 전형적으로 hCG 투여 34~35시간 후 시행된다.
- IV sedation 상태에서 5-MHz의 질식 변환기와 needle guide로 수행한다. 16 gauge, 35 cm 흡인 바늘을 질식으로 여러 배란전의 난포들에 삽입, 순서대로 난자를 흡인한다 (low-grade sucton<100 mmHg). 흡인물은 embryologist에게 주어서 평가하게 한다.
- 부작용으로 복강내 출혈, 감염이 있을 수 있고 전형적으로 IVF case의 <1~2%이다.

EMBRYOLOGY

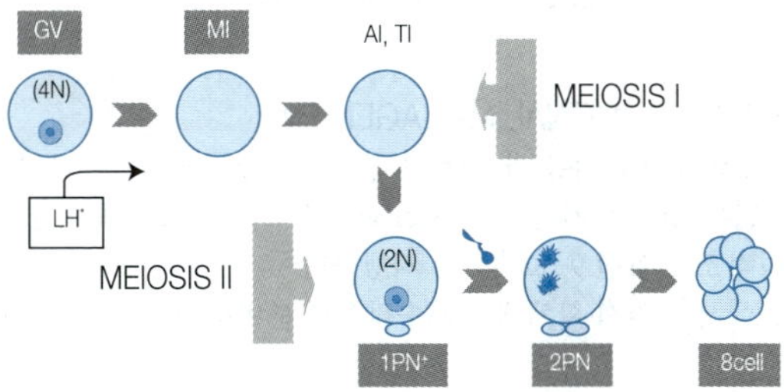

* 황체화 호르몬 폭발 (LH surge) 까지 전기 I 에서 멈춰있다. +수정 때까지 중기 II에 멈춰있다. AI, anaphase I ; GV, germinal vesicle; MI, metaphase I ; N, nuclei; PN, pronuclei; TI, telophase I.

- 난자 채취는 난포 흡인으로 확인되면 흡인액에서 꺼내서 배양 접시에 놓는다.
- 전형적인 IVF 정자 주입은 확인된 난자와 ≥50,000 sperm/mL를 함께 16시간 배양하는 것으로 수행된다. 다음날 아침, 난자는 수정이 되었는지에 대해 평가된다. 수정의 첫 번 째 신호는 세포질 안에 두 개의 풋핵이 생기는 것이다.
- ICSI는 심각한 남성 요인의 불임에서 시행되는데 이전의 주기에서 수정이 실패되었거나 심각한 항정자 항체 level일 때이다. 난포를 흡인해서 난자가 확인되면 난자는 배양 접시에 놓아진다. 난자 주위를 둘러싼 세포 복합체들을 stripping이란 과정을 통해 제거한다. 난자가 stripping되고 나면 성숙도를 평가한다. 오직 metaphase 2 (MII) 난자만이 수정될 수 있다. 모든 MII 난자에 대해 하나의 운동성 있고 형태가 정상인 정자를 각각 성숙된 난자 안에 주입한다.
- 표준적인 정자주입에서 수정율은 대략 70%정도이다. ICSI 수정은 50~70%의 수정율을 가진다.
- 배아는 체온과 사람 배아 배양에 특별한 배지가 유지된 인큐베이터에서 3~5일 동안 배양된다. 배아는 전형적으로 Day 3에 그들의 세포 숫자와 전체적 형태에 대해 평가된다.
- 배아이식은 Day 3에 가장 흔히 시행한다. 일부 연구소에서는 여러 개의 배아를 배양 기간을 2일 추가 연장해서 blastocyst 단계로 만든다.

- Blastocyst 단계까지 연장된 배아 배양은 임신에 대해 더 높은 예후 확인을 도와준다. Cochrane Review는 day 2~3에 시행한 배이이식과 blastocyst 때의 배아 이식 간에 major pregnancy outcome에는 큰차이가 없다고 결론지었다.
- Blastocyst 배아이식은 Day 2~3 배아이식보다 일란성 쌍둥이의 risk가 높아 보인다.

POSTRETRIEVAL HORMONAL MANAGEMENT

- GnRH와 그 antagonist 사용 때문에 황체에서의 progesterone 분비 감소가 우려된다. 따라서 많은 ART 주기는 progesterone 보충제를 IM이나 질을 통해 사용한다. 이것은 전형적으로 임신 9~12주까지 시행한다.
- 어떤 연구소에서는 역시 황체에서 부수적으로 분비하는 E2 또한 보충하기도 한다.

EMBRYO TRANSFER(배아 이식)

- 3일째나 5일째 되는 날 배아는 전형적으로 자궁경부를 통해 자궁강 내로 이식된다.
- 이식되는 배아의 숫자는 환자의 나이, 그전의 IVF 과거력, 난자의 질, 배아의 질, 그리고 IVF 연구소의 성공률을 기초로 최종적으로 결정된다. 전형적으로 <35세 환자는 2 배아를 >35세 환자는 3 배아를 이식시킨다.

● ASRM practice 위원회의 배아 이동 숫자에 대한 가이드라인

Parameter	Number	Notes
<35 yrs old	≤2	1 If 1st IVF, good quality of embryos, and excess number of embryos.
35-37 yrs old	≤2 if favorable prognosis ≤3 for all others	
38-40 yrs old	≤4	With consideration for ≤3 if favorable prognosis.
>40 yrs old	≤5	
≥2 prior failed IVF cycles or those with less favorable prognosis		Additional embryos may be transferred after consultation.
Donor egg cycles		Determine number based on age of donor.
Gamete intrafallopian tube transfer (GIFT)		One more oocyte than embryo may be transferred for each category considering potential for lack of fertilization.

IVF, in vitro fertilization.
Source: Adapted from Guidelines on the number of ember of embryos transferred. The Practice Committee of the Society for Assisted Reproductive Technology and the American Society for Reproductive Medicine. Fertil Steril 82(Suppl 1):SI, 2004.

- 배아이식은 전형적으로 초음파 유도 하에 시행된다. 방광을 꽉 채우는 것이 acoustic window를 제공해주고 앞쪽으로 굽은 자궁을 가진 환자에서 자궁 경부의 굽은 것을 감소시켜주는 도움이 된다.
- 환자는 보통 배아이식 12~24시간 휴식할 것이 요구된다.

RISKS OF IN VITRO FERTILIZATION

- High-order gestations: 큰 risk를 가지고 있다. 다태임신은 궁극적으로 이식 배아 숫자에 기인한다. <35세 환자에서는 2개의 높은 질의 배아가 이식되는데 쌍태임신이 될 확률은 20~40%정도이며 삼태임신이 될 확률은 1~3%이다.
- Ectopic pregnancy: 자궁은 배아가 이식될 때 자궁경부부터 fundus까지 수축하는데 자궁강에 넣어진 배아가 밀려서 나팔관으로 갈 수 있다. 자궁외 임신율은 나팔관 질환이 없는 환자에서 1~2%이고 질환이 있는 환자에서는 5%로 높다.
- Ovarian hyperstimulation syndrome: 이것은 전형적으로 IVF 주기의 3~5%에서 생기며 복부 팽만의 증가와 복수, 오심, 구토, 응고성향의 증가, 전해질 이상, 정맥혈전증과 뇌졸중의 위험 증가가 그 증거가 된다. <1%의 IVF환자는 난소 과배란 증후군으로 입원을 필요로 한다.
- 난자 채취로 인한 출혈과 감염은 드물게 일어난다.

Anomalies

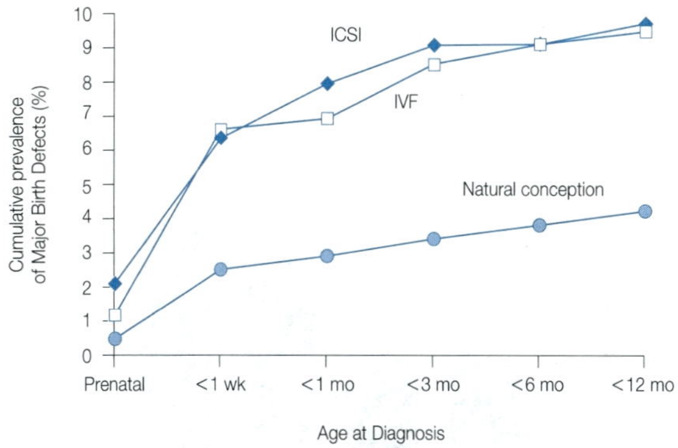

진단된 age에 따른 단태영아에서 진단된 major birth defect (근골격계와 심혈관계 defects에 대한 의미있는 차이) 의 누적 유병률 (IVF나 IVF/ICSI에서는 대략 9% vs. non-IVF에서는 대략 4%) (Souce: Reproduced with permission from Hansen M, Kurinczuk JJ, et al. The risk of major birth defects after intracytopasmic sperm injection and in vitro fertilization. *N Engl J Med* 346[10]:725, 2002.)

- 2005년의 계통적 reiview에서는 자연적인 임신에 비해서 ART의 경우 출생시 기형의 위험이 높아짐을 암시한다.
- IVF나 ICSI 후에는 낮은 출생 체중의 경향이 있다. = 6%; 임신 자체에는 큰 차이가 없다.
- IVF나 ICSI 후에는 주요 기형이 생기는 경향이 있다. = 9% vs. 4% (자연적 임신)

SUCCESS RATES

- 성공률은 IVF 연구소마다 다르고 환자의 특성에 따르며 난소 자극의 질, 배아 배양 구조, 그리고 이식의 기술에 따라 다르다. 연구소마다다의 임신율은 질병관리본부에서 매년 제공되고 http://www.cdc.gov/reproductivehealth/art.htm에서 확인할 수 있다.

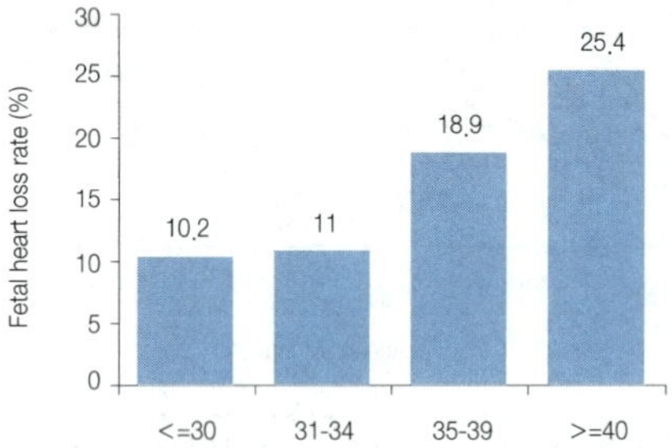

fetal cardiac activity 확인 후 나이별 pregnancy loss (IVF, retrospective analysis). (source: Reproduced with permission from Spandorfer SD, Davis OK, Barmat LI, et al. Relationship between maternal age and aneuploidy in vitro fertilization pregnancy loss. *Fertil Steril* 81[5]:1265, 2004.)

Terminology

- 임신율: 여러 정의 범위를 가질 수 있다. 혈청, 소변이 hCG 양성
- 임상적 임신율: ART center로부터 가장 흔히 보고되는 pregnancy rate이다. 이 환자의 비율은 적어도 임신 7주에 적어도 하나의 태아가 태아 심장 활동과 함께 자궁강 내에 있는 것이다.
- 생존 출산아 비율: 1회의 ART 주기랑 생존아를 출생할 환자의 %
- 착상율: 자궁강 내로 들어간 각 배아가 임상적 임신이 될 확률 (7주에 태아 심장 박동을 보이는 자궁내 임신). 임상적 임신의 숫자를 이동된 배아의 숫자로 나누어 계산한다.

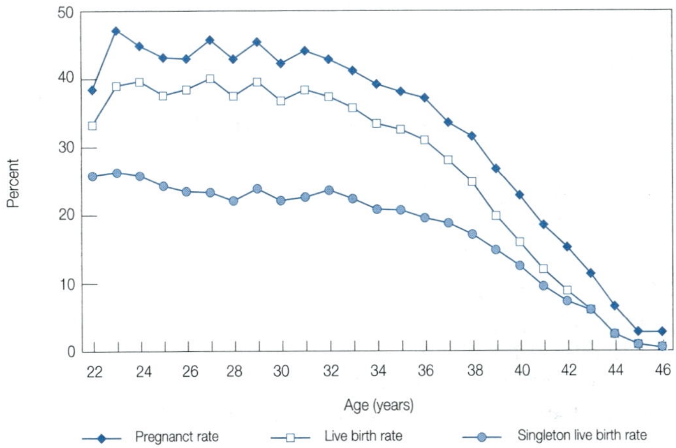

2002년 fresh, nondonor eggs를 이용한 ART cycle에서 pregnancy, live birth, 그리고 singleton live birth rate (Source: Reproduced from Centers for Disease Control and prevention *American Society for Reproductive Technology. 2002 Assisted Reproductive Technology Success Rates: National Summary and Fertility Clinic Reports.* Washington, DC: U.S. Department of Health and Human Services, 2004:22).

23. 난소 과배란 증후군

INCIDENCE

- 과배란 유도 치료로 인한 iatrogenic complication (드물게 clomiphene citrate에서) 임상적으로 그리고 실험실에서도 다양한 발현을 나타낸다.
- 과배란의 유병율
  - 경도의 과배란 증후군 (OHSS) → 33%
  - 중등도의 OHSS → 3~4%
  - 중증의 OHSS → 0.1~0.2%
- 유병율이 높아지는 요인
  - 어린 나이
  - 더 적극적인 보조 생식 기술
  - 다낭성난소증후군으로 인한 무배란 여성
  - hCG 투여 시에 많은 수의 작은, 중간 크기의 난포들이 있을 때

CLASSIFICATION

- 임상적으로, 실험적으로, 초음파의 확인

Grade	OHSS Stage		
	Mild	Moderate	Severe
1	Abdominal distention /discomfort.		
2	Features of grade 1+nausea and vomiting±diarrhea. Ovaries enlarged to 5-12 cm.		
3		Features of mild OHSS+ultrasound evidence of ascites.	
4			Features of moderate OHSS + clinical evidence of ascites ± hydrothorax or shortness of breath.
5			All of the above + change in blood volume. ↑blood viscosity due to hemoconcentration, coagulation abnormalities, and diminished renal perfusion and function.

OHSS, ovarian hyperstimulation syndrome.
Source: Data from Golan A, Ron-EIR, Herman A, et al. Ovarian hyperstimulation syndrome: an update review. Obstet Gynecol Surv 44:430, 1989.

- 증상은 전형적으로 hCG 투여 3~4일째 시작하고 환자가 임신되지 않는다면 배란 혹은, 난포 흡인 7일째 최고조에 이르고 이때에 증상은 계속되고 더 악화된다.
- 통증은 종종 처음으로 나타나는 증상이다.

PATHOPHYSIOLOGY

- 여러 개의 낭종으로 인해 난소가 커짐
- 간질의 부종
- 모세혈관 투과력 증가 (뚜렷한 소동맥의 확장) 체액의 혈관 밖으로의 급성 이동
  - corpora lutea에서 분비되는 물질에 의해 2차적으로 투과성 증가? 물질: 프로스타글란딘? Endothelin-I? 혈관 내피 성장 요소? Angiotensin-II?
- 혈관에서 복강으로의 체액 이동 → 대량의 제3공간
- 난포습인은 OHSS에 대하여 partial protection을 제공할 수도 있다.
- 조기 vs. 후기 형태
  - 조기 시작 OHSS는 외인성의 hCG와 연관되어 있으며 유산의 위험성이 높아진다. hCG 투여 후 3~7일에 발생한다.
  - 후기 시작 OHSS는 임신과 더 연관이 있으며 상대적으로 유산이 될 위험성이 낮으며, 더 severe한 경향이 있다. hCG 투여 후 12~17일에 발생한다.

HYPERREACTIO LUTEINALIS

- Hyperreactio luteinalis (HL)는 OHSS와 비슷할 수 있다.
- HL은 난소의 theca-interna 세포들이 양성으로 overluteinization이 되는 것이다. 이것은 난소를 양측으로 다낭성으로 만들며 때때로 hyperandrogenism을 유발하기도 한다.
- 둘 모두 보존적 치료를 한다.
- OHSS와 HL의 비교

Ovarian Hyperstimulation Syndrome	Hyperreactio Luteinalis
Ovulation induction	Absence of ovulation induction
1st TM	Anytime during pregnancy (54%, 3rd TM; 16%, 1st TM)
Associated with polycystic ovary syndrome, hypothyroidism	Associated with trophoblastic disease

TM, trimester.

MANAGEMENT

- 보존적 치료로 시간이 지나면 자연히 해결된다.
  - 비임신 여성에서는 7일
  - 임신 여성에서는 10~20일
- 환자는 하루에 1 L 이상의 fluid를 마시게 한다.
- 신체활동은 적게
- 골반이 쉬도록
- 검사실 검사
  - 전해질, 크레아티닌
  - CBC, plt
  - PT/PTT
- 치료 계획

Classification	Clinical Characteristics/ Biochemical Parameters	Management
A: Mild	Abdominal distention Inconvenience	Accept as inevitable
B: Moderate	A plus: Ascites on sonogram Variable ovarian enlargement	Instruct patient carefully Self-monitoring of body weight Bed rest Abundant fluid intake Frequent follow-up (outpatient basis)
C: Severe	B plus: Massive ascites Hypovolemia	Hospitalization Consider paracentesis IV fluids (crystalloids/plasma expanders /albumin) Monitoring fluid balance Low-dose heparin prophylaxis Diuretics only when hemodilution achieved Correction of electrolytes
D: Critical	C plus: Hematocrit>55% Impaired renal perfusion Thromboembolism Impending multiorgan failure	C plus: Intensive care unit Continuous monitoring of hemodynamics Perform paracentesis/transvaginal drainage IV heparin/SC heparin Consider termination of pregnancy

- 입원 기준
  - 과거력: 음식이나 음료에 대한 과민성, 심한 복통
  - 신체 검사
    - 저혈압
    - 호흡음 감소
    - 복부 팽만
    - 복막 증후
  - 혈액 검사
    - Hct >48% (30% 이상 증가는 기저치를 넘어가는 것)
    - Na <135 mEq/L
    - K >5.0 mEq/L
    - Cr >1.2 mEq/L

TREATMENT

Oliguria Management

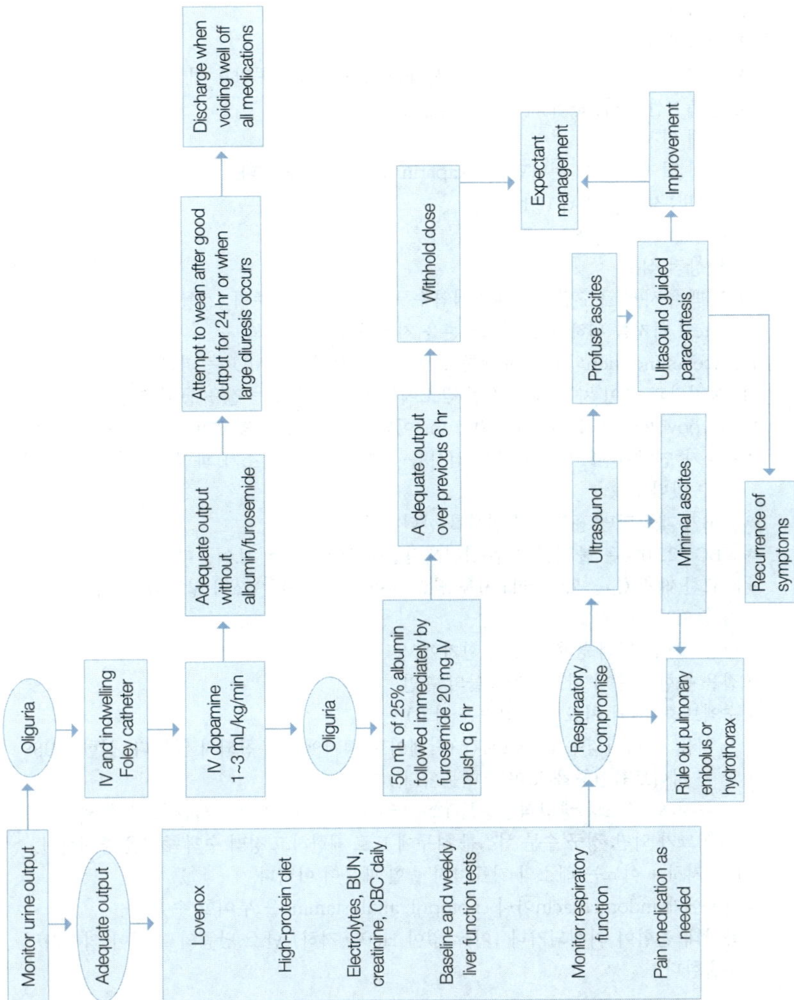

BUN, blood urea nitrogen; CBC, complete blood count. (Source: Adapted from Morris RS, Paulson R. Ovarian hyperstimulation syndrome: classification and management. *Cont Ob/Gyn* Sept: 43, 1994.)

Hospital Management

Admission Order for Severe Ovarian Hyperstimulation Syndrome

1. 매일 체중을 잰다.
2. 엄격한 I/O
3. CBC, PT/PTT, 전해질, 간기능검사, βhCG를 입원시와 필요 시 검사
4. 흉부 X선 검사, 숨이 차다면 동맥혈 검사
5. 절대 안정
6. 만약 혈액 농축이 된다면 Enoxaparin (Lovenox)을 쓴다.
   - 예방: 30 mg SC q 12 hrs
   - 치료: 1 mg/kg SC q12 hrs
7. 일상적 식사
8. 정맥 주사로 포도당 5%, 생리식염수를 120 mL/hr로 준다 (칼륨 제외).
9. luteal 지지를 위해 프로게스테론을 지속한다.
10. Acetaminophen와 narcotics를 필요시 투여한다.; NSAIDs는 피한다.
11. 불편감과 숨이 차는 것과 소변 감소에는 복수천자 또는 질을 통해 흡인을 한다.
12. Hypovolemic, oliguric (<30 cc/hr)이면 앞 쪽에 있는 알고리즘을 본다.

- 난소가 연약할 때 골반과 복부 검사를 하지 않는다 (난소가 파열되거나 출혈이 있을 수 있다.).
- SOB가 계속되면 흉부 X선 검사를 한다.
- WBC>22,000은 불길한 증후 혈전색전증이 임박했음을 보여준다.
- K 교환 레진 (i.e., kayexalate)을 필요 시마다; 이뇨제는 쓰지 않는다.; K 상승에 대해 필요시마다 EKG
- 항응고제는 혈액 농축이 심한 환자에서
- 질을 통한 복수나 난포구조물들의 흡인
- 수액보충 (위의 치료 알고리즘을 참고)
  - 처음: 생리식염수 1 L×1시간 (락테이트 링거액은 추천되지 않는다, 심한 OHSS는 저나트륨혈증을 보이기 때문이다.)
  - 유지: % 포도당 생리식염수를 125~150 mL/hr; 소변양을 4시간 마다 측정
  - 이뇨가 되면: 경구 수분 섭취를 하루에 1L로 제한하고 정맥 수액 주입을 중지한다.
- Hct 저하 + 이뇨는 해소의 지표이지 출혈 때문이 아니다.
- 환자에게 indomethacin이나 captopril, antihistamine을 투여할 수 있다.
- 복강내 출혈이 의심되거나 (이뇨 없이 Hct만 저하) 난소 낭종의 꼬임이 의심되면 수술한다.

Thrombosis Prevention in Patient with Severe Ovarian Hyperstimulation Syndrome

- 30 mg의 Lovenox를 피하로 12시간마다 준다 (치료 용량 → 1 mg/kg 피하 12시간마다).
- 하지에 정맥 지지용 스타킹

Ascites Management

- 장기간의 배액을 위해 "pig tail" 카테터를 고려해본다.
- 천자의 적응증
  - 심한 불편감/통증
  - 호흡 기능 저하
  - 수액 치료에도 반응하지 않는 신장 기능 저하의 증거가 있을 때
- 술기
  1. 방광을 비우고 치골 상부로 초점을 잡는다.
  2. 소독을 하고 포을 덮은 후 국소 마취를 한다.
  3. 18~20 gauge의 Angiocath를 1과 1/2 인치 삽입한다. 저절로 흘러나올 때까지 바늘로 흡인한 후 카테터를 전진시키고 바늘을 제거한다.
  4. Angiocath를 정맥용 빈병에 연결하고 환자를 앞쪽으로 기울게 한다.

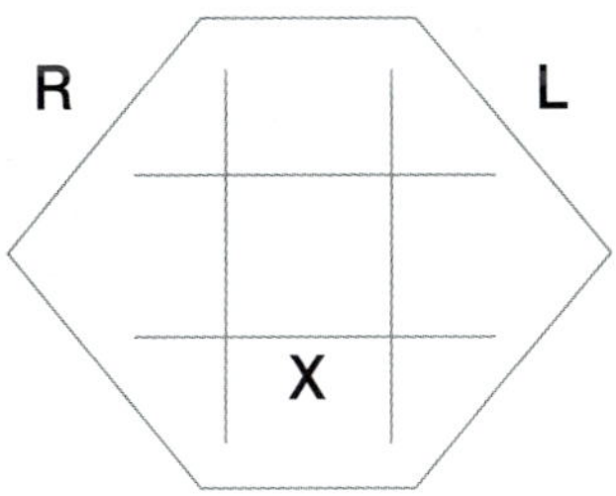

- 대안적 치료: 질을 통한 복수 흡인으로 하는 빠른 intervention

COMPLICATIONS

Tension Ascites

- 모세혈관에서 새어나오는 현상
- 흉수 저류가 긴장성 복수에 동반될 수 있다.
- 치료는 천자가 추천된다.

Thromboembolic Phenomena

- 응고 장애
- 혈액농축 → 동맥의 혈전색전증

Liver Dysfunction

- 간세포와 담즙저류 변화

Renal Impairment

- Hypovolemia로 인한 관류 저하에 이차적으로 발생하는 prerenal failure
- OHSS 회복의 신호: 소변량 증가
- 혈장 부피가 회복된 후 신장 용량의 dopamine 사용

PREVENTION

- Stimulation protocol을 따르는 것이 이러한 상황을 피할 수 있게 해 줄 것이다.
- 주기가 취소되면, hCG를 중단한다.
- hCG를 주고, 흡인을 한 후 모든 배아를 냉동 보관한다.
  - 난포의 흡인은 보호 효과를 나타낸다 (granulosa cell의 부피를 줄이고 전기 OHSS는 일으키지 않으나 후기 OHSS을 일으키는 혈관 내피 성장 인자[VEGF]를 감소시킨다.).
- 배란 유도/난자의 성숙
  - 효과를 나타내는 최소의 hCG: 5000 IU. 황체기 동안은 피한다.
  - GnRH agonist (에스트라디올과 함께 황체기 지지를 위해 필요, 하루에 4 mg씩, 그리고 프로게스테론을 200 mg씩 하루에 3번)
    - GnRH agonist를 사용하지 않거나 GnRH antagonist를 사용하는 것도 수용적임
      - Nafarelin (Synarel) 8시간마다 3번 불기
      - Leuprolide 8시간마다 0.5 mg 두 번 피하 주사
      - Buserelin 50 μg을 비강으로
  - 황체기는 hCG보다는 프로게스테론으로 지지한다.
  - 사람 알부민은 고위험군 여성에서 (metaanalysis odds ratio, 0.28; 95%신뢰도, 0.11~0.73) 심한 OHSS를 막을 수 있다.; OHSS 고위험군 여성 18명 중에서 알부민 주입은 한 명 이상의 보호 효과를 나타냈다.
    - 난자 채취 직후 50 g 알부민을 정맥으로 준다.

24. 임신에서의 입덧

임신에서의 입덧

- 임신에서 과도한 구역질과 구토를 유발하는 다른 원인들을 배제한다 (기태임신, 다태임신, 간염, 담낭질환을 포함).
- 체중감소, 탈수, 전해질 변화, 그리고/혹은 영양실조의 증거 판별
  - 없을 경우: 외래환자 관리
    - 경구 수액요법
    - 식이 상담
    - 구역유발인자를 찾아 회피 (향수, 화장수, 화학물질, 음식, 애완동물, 열, 습기 등)
    - 감정적지지
    - 비타민 공급 고려 (특히 Vit.B6)
    - 항구토제 고려
    - 비약물적/비전통적 치료의 고려 (생강공급, 침, 지압을 포함)
    - 규칙적인 외래환자 추적검사
    - (음식일지, 증상, 체중, 요중 케톤 추적)
      - 해결된 경우: 지지요법유지
  - 있는 경우: 입원환자 관리
    - 입원
    - 침상 안정
    - 정맥 수액요법
    - 혈청 전해질 확인 (필요 시 전해질 대체)
    - 비타민 공급 (특히 Vit.B6, C, K, 티아민)
    - 식이 상담
    - 감정적 지지
    - 구역유발인자를 찾아 회피
    - 항구토제 고려
    - 열량 공급 고려 (총정맥영양법, 비위/장관 영양 같은)
    - 비타민 결핍의 확인과 치료 (드묾)
      - 해결안되는 경우: 입원 관리 지속
        예정된 임신중단 고려 (하지만 입덧은 다음의 임신들에서 재발하는 경향이 있다.)

입덧의 치료

항구토제

치료	주입경로/용량	효력	설명
메토클로프라미드 (레글란)	경구 (10~30 mg q.i.d) 근주/정주 (10 mg q4~6시간)	효과적	사람에서 잘 발견되지 않는 가능한 최기성 효과를 염려하여, 종종 하이드록시진 (아타락스), 25~50 mg q4~6 시간을 함께 준다.
온단세트론 (조프란)	경구 (4~8 mg q4~8시간) 정주 (8 mg q4~8시간)	아마도 효과적	세로토닌 수용체 길항제로, 경한 진정효과와 두통을 포함한 흔한 부작용이 있다.
드로페리돌 (Inapsine)	정주/경장/근주 (2.5 mg q3~6시간) 정주 지속적 주입 (1.0~2.5 mg/hr)	아마도 효과적	알려진 최기성 없음.

Phenothiazines/antipsychotics

치료	주입경로/용량	효력	설명
프로메타진 (Phenergan)	경구/근주 (12.5~50.0 mg q4~6시간)	효과적	알려진 최기성은 없고, 추체외 (파킨슨)부작용, 진정.
프로클로르페라진 (콤파진)	경구/정주/근주 (5~10 mg q4~6시간) 경장 (25 mg q12시간)	아마도 효과적	알려진 최기성 없음.
클로르프로마진 (토라진)	경구/근주 (10~50 mg q6~8시간)	아마도 효과적	알려진 최기성 없음.

항히스타민제

치료	주입경로/용량	효력	설명
Doxylamine succinate (유니솜)	경구 (12.5~25.0 mg 매일)	아마도 효과적	알려진 최기성 없음.
Doxylamine succinate 10 mg + 피리독신 10 mg (벤덱틴)	경구 (6~8시간마다 1~2정)	효과적	처음 염려되었던 최기성은 사람에서 잘 발견되지 않음.
메클리진 (안티벨트)	경구 (매일 25~100 mg)	아마도 효과적	알려진 최기성 없음.
클로르페니라민 (클로르트리메톤)	경구 (매일 8~12 mg)	아마도 효과적	알려진 최기성 없음.
디펜하이드라민 (베나드릴)	경구/근주/정주 (4~6시간마다 50~75 mg)	아마도 효과적	알려진 최기성 없음.
트리메토벤자마이드 (티간)	경구 (250 mg t.i.d/q.i.d) 경장/근주 (6~8시간마다 200 mg)	아마도 효과적	알려진 최기성 없음.

Source: Adapted from Erick M. Hyperemesis grvidarum: a practical management strategy. *OBG Management*, November 2000: 25-35. Reproduced with permission of Dr. Errol Norwitz, Department of Obstetrics, Gynecology, and Reproductive Sciences, Yale School of Medicine, New Haven, Connecticut.

25. 생식세포 보존

여성 생식세포 보존

적응증

- 암 (항암치료, 방사선치료, 근치적 수술)
- 교원 혈관 병 (항암치료, 방사선치료)
- 자궁내막증 (난소절제술)
- 혈액 질환 (항암치료, 방사선치료)

조기 난소 부전/생식독성

- 항암치료 (예:cyclophosphamide)나 방사선치료의 잠재적 후유증
- hypergonadotrophic hypogonadism (↑FSH, ↑LH, ↓estradiol) → 무월경 → 난소 기능부전과 불임으로 나타난다.
- 조기난소부전의 위험성은 나이와 항암치료의 용량과 함께 올라간다.
- GnRH (Gonadotropin-realeasing hormone) 길항제는 쥐에서 cyclophosphamide에 대한 보호효과가 없고, 사실 GnRH 길항제는 이 생쥐 모델에서 원시난포를 결핍시켰다.

여성 생식세포 보존에 대한 선택사항

경구 피임제

- 생식력에서 가능한 보호효과
- SLE + 항인지질항체를 가진 환자와 과다응고의 위험이 높은 환자들에서는 피한다.

Gonadotropin-realeasing hormone 작용제

- 시상하부-뇌하수체-난소 (HPO)축을 하향조절하여 생식독성에 대한 감수성을 낮추기 위해 투여된다.
- 가능한 기전:
  - GnRH 수용체 (난소종양세포)가 항증식효과를 매개한다.
  - gonadotrophin농도가 낮아진다.
  - 저에스트로겐 환경 때문에 난소 관류 감소
  - 항세포자멸효과가 sphingosine-1-phosphate에 의해 매개
  - 생식계열 줄기세포 보존
- 임파종으로 항암치료를 받은 젊은 여성에 대한 연구
  - GnRH 작용제 + 항암치료 그룹: 94%가 치료를 마친 3~8개월 내에 자연 배란과 월경
  - 단독항암치료 그룹: 조기난소부전을 가진 61%

용량

미시건 대학(Slater et al, 1999)

· Leuprolide (Lupron Depot)을 사이클로포스파마이드 전에 10일간 3.75 mg 근주 (이것이 첫 번째 펄스 전에 이루어지지 않으면, 류프론은 1번째와 2번째 펄스 사이에 시작 cyclophosphamide에서 azathioprine까지의 변화를 고려할 때 6개월 안준다.); 1~2개월 뒤 가능한 에스트로겐 보충

Brigham&Women' s (Slater et all, 1999)

· Lupron Depot을 11.25 mg 근주로 3개월마다 2번, 화학요법 전에 항암치료하기 3~4주 전에 첫 번째 용량을 시작한다.

· Lupron Depot 7.5 mg 근주를 화학요법 1개월 전과 그 날에 준다 (Lupron Depot을 필요하면 첫번째 항암치료에 근접하여 준다.).

· 치료전 BMD (DXA)가 추천된다.

· 만약 환자가 6개월 이상 GnRH 길항제 치료중이라면 DXA를 반복한다.

잠재적으로 생식독성적인 치료 전 배아 냉동보존을 위한 IVF cycle

- 생식연령의 여성과 배우자를 위한 살아있는 선택사항
- 배란/자극 프로토콜을 마치기 위해 질병 치료가 지연될 수 있다.
- 제공자 정자의 사용을 거절한 미혼녀에게는 적합하지 않다.
- 소아환자에게는 적합하지 않다.

난모세포 냉동보존

- 해동하고 시험관내 수정 (IVF)/세포질내 정자주입 (ICSI)후에, 보고된 임신과 생아출생, 그러나 수정능은 기본 임상 사용에 충분히 높지 않다.
- 미혼의 성인여성을 위한 고려:
  - 낮은 임신율
  - 배란 자극에 필요한 시간
  - Institutional review board (IRB) 승인이 추천된다.

난소조직 냉동보존과 이식

- 큰 잠재성을 가진 집중연구영역
- 암환자와 제공자 난소가 감소하는 환자들을 포함한 미래 적용
- 암세포의 재도입에 대한 주의
- 진보는 만들어진다.
- 한 연구에서 냉동 보존된 난소조직의 같은 자리 자가이식 후의 한 출생아를 보고했다. 이것이 아마 그 같은 출생아의 첫 번째일 것이다.

MALE GAMETE PRESERVATION

Indication

- 화학치료
- 방사선치료
- 후복강 수술
- Postmortem

Options

Cryopreservationof Sperm/Testicular Tissue

- 고환정자체취나 percutaneous epididymal sperm을 시행한 희소정자 환자에게서 repeat biopsies/aspiration을 피할 수 있다.
- 환자는 IVF 또는 ICSI를 통해 아버지가 될 수 있다.
- 공여자의 냉동 정자 주입 프로그램은 감염에 대한 검사를 필요로 한다 (예를 들면 HIV, B형 간염).

Cryopresevation of Embryos

- 가임연령의 남성과 그 배우자에 대한 생존 선택
- IVF의 완전한 한 주기를 시행하기 위해서 질병 치료를 연기할 수 있다.

26. 황체기 결핍

정의

- 고전적 정의: 비록 아래 그림에 보이고 주기 날짜에 따라 최근 갱신되었을지라도, 자궁내막의 조직학적 발전 연기 >2일 (Noyes 기준). 만약 2번의 연속적인 주기에서 발견된다면 불임의 가능한 원인으로 고려될 수 있다.

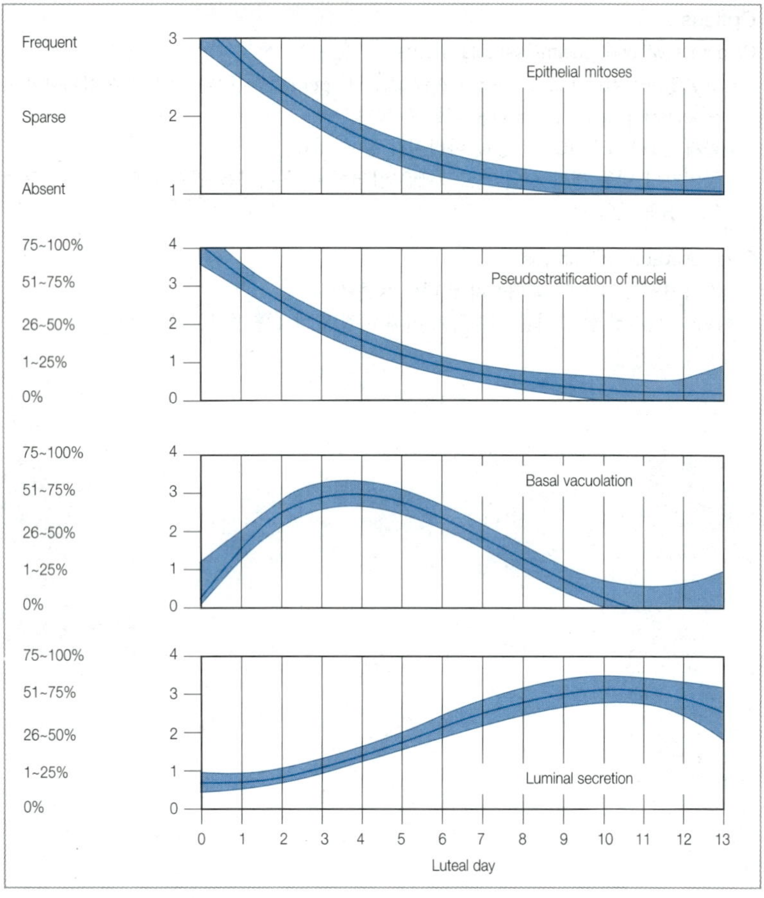

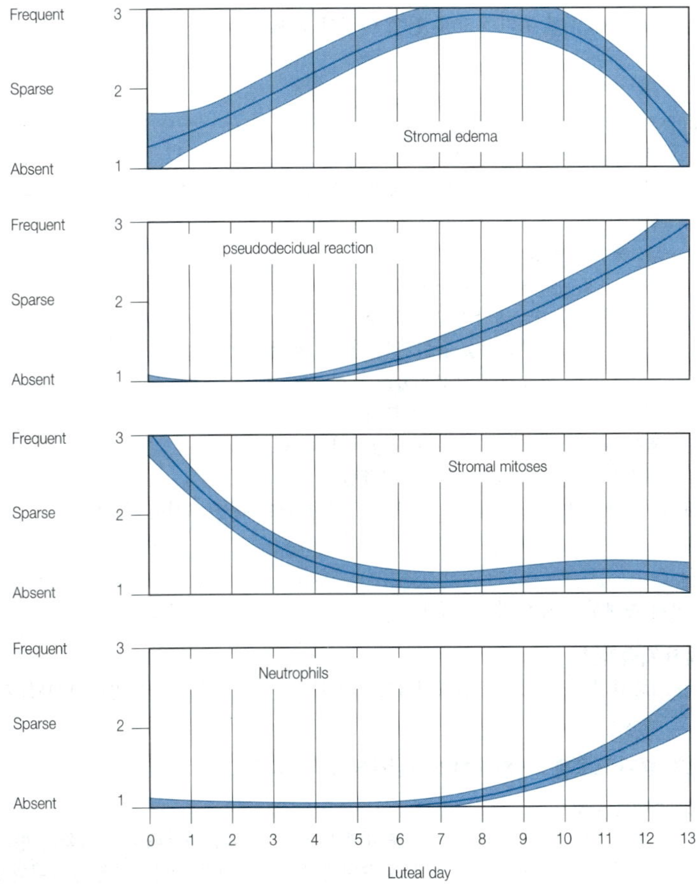

- 그러나 자궁내막 조직검사를 하는 것이 더 이상 추천되지 않는다. 조직학적 자궁내막 날짜계산이 정확하거나 정밀하지 않기 때문이다.

발병률

- 가임여성에서 한 주기의 30%; 불임 여성의 30~40%

원인

- 타당한 원인:
  - 황체의 호르몬 생산 감소
  - 여포기의 FSH 감소 (FSH는 과립막세포 증식과 과립막세표의 LH 수용체를 자극한다.)
  - LH 분비의 비정상 유형
  - 배란 고조 시기의 LH, FSH 감소
  - 임신에 대한 자궁내막의 반응 감소
  - 비정상 GnRH 파동성을 유발하는 과다프로락틴혈증
- 다음의 경우에 황체기 결핍 (LPD)을 의심;
  - 정상 주기이면서 설명 안되는 불임
  - >35세
  - 짧은 황체기 (LH 최대치부터 월경까지 <13일)
  - 재발성 유산력 (28%가 LPD와 연관됨)
- LPD는 배란전 여포 흡입술 이후 붉은털원숭이의 대략 1/3에서 일어났다.

진단

- 현재 존재하는 확진 방법은 없다.

황체기 지속기간

- 주기중간의 LH고조부터 월경시작까지의 짧은 황체기 기간 (<13일)이 LPD를 정의할 수 있다.

황체기-중기 프로제스테론 수치와 자궁내막 조직검사?

프로게스테론 수치

- 불충분 증거, 수치가 파동성 LH 분비에 의한 변이성과 자궁내막 조직학적 병기와의 부적합한 상관 때문 (예: 정상 P_4 수치에서도 자궁내막 부적합성은 발견된다.)
  - 파동성, 황체기-중기의 P_4는 오전에 더 높다.
  - 과거력상, 월경 7일전 P_4<10 ng/mL (32 nmol/L) 또는 3번의 혈청 P_4 총합<30 ng/mL → LPD.
  - 양성 LH-키트 변화 후 8일에 P_4 측정에 대한 논쟁: 황체기 중기 P_4<9.4 ng/mL을 lower pregnancy rate와 연관 있다.
- 황체중기 P4 보충에 대한 논쟁: P4<6.6 ng/mL이면 (reciever operator curve) LPD는 성공적으로 치료된 것이다.

자궁내막 조직검사

- 조직학적 날짜 계산과 더불어 정해진 시간에 하는 자궁내막 조직 검사는 생식력 저하 검진 검사만큼 임상적으로 유용한 정보를 제공하지 않는다.
  - 시기에 맞지 않은 조직검사 결과로는 가임여성과 생식력이 떨어진 여성을 제대로 구분하지 못한다 (황체기 중기든 황체기 말기든 모두).
  - 시기에 맞지 않은 조직검사 결과는 정상 주기의 대략 20~30%에서 발견된다.
  - 무작위, 관찰 연구는 조직학적 자궁내막 날짜 계산의 정확성이 떨어진다고 결론 내렸다.
  - 다음의 월경 날짜를 참조하여, 월경력상 월경 1~2일 전에 시행되었다.

치료

- 프로락틴 (PRL)과 갑상선자극호르몬 (TSH)을 확인한 후 치료한다.
- 아로마타아제 억제제: 레트로졸 (페마라) 하루 5 mg 주기 3~7일 (또는 주기 3일에 20 mg 한번), 주기 14일에 초음파, 정액 분석에 따라 인간 융모막 생식선자극호르몬 (hCG) 촉진제와 자궁내 정액 주입
- 클로미펜 사이트레이트 (CC)
  - 주기 3, 4, 또는 5일에 시작, 50 mg qd × 5일
  - 결점:
    - 다태임신 가능성 10%
    - 때때로 일과성 열감
    - 때때로 심한 감정 변화
    - 비가역적일 수 있는 드문 시력 변화 (반복보임=지속되는 나중 영상 또는 주변부 반짝거림)
    - 비록 이것이 기존의 무배란을 반영하는 것일지라도, LPD 유도 가능성
- FSH: 난소 과다자극 위험 → 다태아 출산
- 프로제스테론:
  - 25 mg P_4 좌약 bid, 크리논 8% 매일 저녁, 또는 프로메트리움, 배란 후 3일 지나고 시작하여 100 mg bid/질 (예: 체온상승>97.8℉ 이후 3일째); 월경까지 치료를 유지하거나, 임신하면, 비록 문헌상 9주 이후의 사용은 도움이 적다고 할지라도 12주까지 지속한다.
  - 결점: 황체기까지 지속할 수 있어 월경을 연기할 수 있다 (환자의 좌절 야기!).
  - LPD에서 CC vs. P_4 치료 결과는 차이가 없다.

시험관 수정 주기에서의 황체기 지지

- 필요는 다음을 반영:
  - GnRH agonist down-regulation
  - 난자 복구하면서 포막세포 제거/부족한 황체 기능

복용법

- hCG: 배아 이식 4일 후 2500 IU IM, 그리고 나서 매 4일
- P_4: 황체-태반 변이 때까지 치료
  - 경구: micronized 300~800 mg/일
  - 질: micronized P_4, 200 mg t.i.d; suppositories, 10~600 mg/day; crinone, 90 mg/day
  - 근육내: 기름에 녹인 P_4 50~100 mg/일; 17α-수산화프로제스테론 카프로에이트, 341 mg 3일 간격
- 최근 메타 분석: IM hCG와 IM P_4가 치료 안하는 것보다 나음; IM P_4가 경구나 경질 P_4보다 나음
- 황체기 지지 복용법에 경구 에스트로겐 (에스트라디올, 2~6 mg PO/일)의 추가는 이식률을 높일 수 있으나, 임상적인 임신률 개선을 보이진 못했다.
- hCG 촉진제는 난소 과자극 증후군의 발생률 증가와 연관되어 있다.

27. 고프로락틴혈증과 유루증

정의

- 공복 혈청 프로락틴이 임신이나 분만 후 수유가 아닌 상태에서 지속적으로 상승된 상태 (PRL>20 ng/mL); 비산후 수유

프로락틴

- Little PRL = 198개의 아미노산으로 이루어진 폴리펩타이드 호르몬, 몇몇의 서로 다른 순환형태가 있다.

이름	분자량	생물학적 활성	면역학적 활성
Little PRL	22 kd	Yes	Yes
당화-Little PRL	25 kd	Yes, 감소	No
Big PRL	50 kd	No	Yes
Big-big PRL	>100 kd	No	Yes

PRL, prolactin

- Big과 big-big형태는 수용체 결합능이 낮다. 정상 생식력을 갖춘 경우에서 big-big 프로락틴에 의해 고프로락틴혈증이 있을 수 있다. 그러나 순환하는 big PRL는 이황화 결합의 환원으로 little PRL로 전환될 수 있다.
- 뇌하수체의 락토트로프에서 생산되고, 저장된다 (도파민의 조절에 영향을 받지 않으면서, 탈락막이나 자궁내막에서도 만들어 진다.).
- 성인 여성에서 평균농도는 8 ng/dL이다. 반감기 = 20분
- 간과 신장에서 제거된다 (따라서 신부전시 프로락틴이 높다.).
- 기능
  - 유선형성 → 유선조직의 성장을 자극한다.
  - 유즙생성 → 유선조직에 모유의 생성과 분비를 자극한다.

생리학

- 중추신경계의 신경전달물질에 의해 생성과 분비가 조절된다 (보통 저해작용).
- 도파민 (DA; 프로락틴 저해인자)와 카나비노이드 (Cannabinoid)는 락토트로프의 D2 DA 수용체 (DA-Rs)를 통해 분비를 억제한다 (Pagotto et al., 2001).
- 프로락틴 유리 펩타이드 (PrRP), 갑상선자극호르몬자극인자와 에스트로겐은 프로락틴의 방출을 자극한다 (Rubinek et al., 2001).
- 여포자극호르몬 (FSH)는 생식샘자극호르몬분비호르몬 (GnRH)억제를 통한 증가된 프로락틴에 의해 억제될 것이다.
- 하루나 주기에 따라 다양하게 간헐적으로 분비된다 (황체호르몬의 급증때 프로락틴은 증가한다.) (Djahanbakhch et al., 1984).
- 생리중기 중에 프로락틴의 미묘한 상승이 있어도, 생리주기 동안 임상적으로 관련된 변화가 없다 (Fujimoto et al., 1990).
- 임신 시 에스트로겐의 증가에 반응해서 락토트로프의 비대나 과증식이 있다.
- 프로락틴:
    - 임신 시 꾸준히 증가하여 3기시에 200 ng/mL에 이른다.
    - 비수유 여성에서 산후 2~3주에 정상치로 돌아간다.
    - 수유하는 여성에서 산후 6개월에 정상치로 돌아간다.
    - 유방의 자극, 운동, 잠, 스트레스에 의해 상승한다.

증가한 프로락틴과 징후, 증상과의 관계

징후/증상	프로락틴 증가 %
무배란	15
무월경	15
유루증	30
무월경 + 유루증	75
불임	34

출처: Molitch ME, Reichlin S. Hyperprolactinemic disorders. Dis Mon 28 (9):1,1982.

- 프로락틴의 증가는 양의존적으로 도파민분비 증가를 유도한다. 이것은 다시 GnRH뉴론의 D1 수용체를 통해 그리고 GnRH분비를 막는 β-엔도르핀 뉴론체계의 활성화에 의해 GnRH의 주기적 분비를 저해한다 (Seki et al., 1986).
- 부검: 여성의 27%에서 뇌하수체샘종이 있다 (Burrow et al., 1981) (부검에서 프로락틴을 분비하는 샘종은 11%이다.).

병인

뇌하수체 원인

프로락틴샘종 (가장 흔함)

- 프로락틴이 정상수준이거나 조금 상승된 경우에서도 큰 종양이 발견될 수 있다.
- 대부분 뇌하수체 전엽의 가쪽 날개에 위치한다.
- 뇌하수체 락토트로프 섬은 자발적 혹은 전엽측로의 에스트라디올 (E_2) 의존적 발생을 통해 도파민의 정상적인 강직성 저해효과로 분비 될 것이다 (Elias and Weiner, 1984).
- 인구의 10%에서 발견된다 (대부분 무증상).
- 고프로락틴혈증을 가지는 여성의 50%에서 발견된다.
- 발생률은 프로락틴 level이 증가할수록 (a)이 증상이 심할수록 (b) 증가한다.
- 미세샘종 (크기<1 cm)
  - 부검에서 유병률이 27%까지 이른다 (Burrow et al., 1981).
  - 크기가 커지는 경우는 드물다.
  - 대부분 저절로 사라진다.
- 거대선종은 크기가 >1 cm이고 보통 혈중프로락틴이 >200 ng/ml이다.
  - 유병률은 알려져 있지 않다.
- 프로락틴선종으로 인한 다른 뇌하수체 호르몬의 분비감소 위험은 프로락틴선종의 위치와 전체 세포의 수에 달려있다.; 반영시키기 위한 최고에서 최소의 성향으로 뇌하수체전엽 호르몬의 기억증진 → GnTAG (세포수와 관련된 %)
  - 성선자극호르몬 (Gns) (락토트로프 근처에 있다.; 5%), 갑상선자극호르몬 (TSH) (5%), 부신자극호르몬 (ACTH) (20%), 성장호르몬 (GH) (50%), 항이뇨호르몬 (ADH) (드물고, 뇌하수체 후엽에 있다.)

말단비대증

- 성장호르몬을 분비하는 뇌하수체 선종
- 관련증상: 큰턱증, 넓은 치아, 젖은 손바닥, 손목굴증후군
- 환자는 7년 정도 질환의 증상을 경험한 후 진단된다.
- 성장호르몬은 프로락틴 수용체에 붙을 수 있다 (그러나 프로락틴은 성장호르몬 수용체에 붙지 않는다.).
- 성장호르몬을 분비하는 뇌하수체 선종의 20%는 프로락틴을 분비한다.
- 자기공명영상으로 성장호르몬 분비 뇌하수체 선종이 보이지 않을 수 있기 때문에, 혈청 인슐린양 성장호르몬 IGF-I을 체크한다 (나이와 성에 적용된 적정수준을 필요로 한다.).
- 진단: 공복시 IGF-I; 성장호르몬의 증가; 1시간 혈당 (100 mg)측정은 말단비대증이

있는 환자에서 성장호르몬 <2 ng/ml에 이르지 않는다.
- 최근, 수술이 말단비대증의 첫 번째 선택이다.

쿠싱병

- 진단: 24시간 뇨 코티졸 배설의 증가, 낮은 용량의 덱사메타손에 비정상적인 코티졸억제
- 선종은 ACTH를 분비하고 쇄골위, 뒤등쪽 지방이 증가하는 양상을 보인다.
- 환자는 다모증, 거친 얼굴, 관절염, 쇄골위, 뒤등쪽 지방이 증가양상을 보인다.
- 10%에서 프로락틴을 분비한다.

그외 뇌하수체 종양

- 임상적으로 비기능성 뇌하수체 종양 (대부분 성선자극호르몬 종양으로 분류된다.; 보통 도파민 치료로 프로락틴은 감소한다.), 림프구성 뇌하수체염, 두개인두종, 라스케틈새주머니, 갑상선자극호르몬 뇌하수체 선종 (가장 드물다.) 순으로 흔하다.

락토트로프 과형성

- 부검시 뇌하수체의 8%를 차지한다.
- 오직 수술로 미세선종과 구분될 수 있다.
- 폴리스타틴 (follistatin)이 특이 표지이다.

빈안장증후군

- 안장가로막의 선천적 혹은 후천적 결함이다.
- 거미막밑공간의 안장 안쪽 확장이 뇌하수체의 압박하고, 안장을 확장시킨다.
- 5~10%는 고프로락틴혈증을 가진다 (보통 <100 ng/ml).
- 자기공명영상으로 진단한다.
- 두통 (대부분 앞쪽에 자리잡은)이 빈번한 증상이지만, 양성이다 (Catarci et al., 1994).

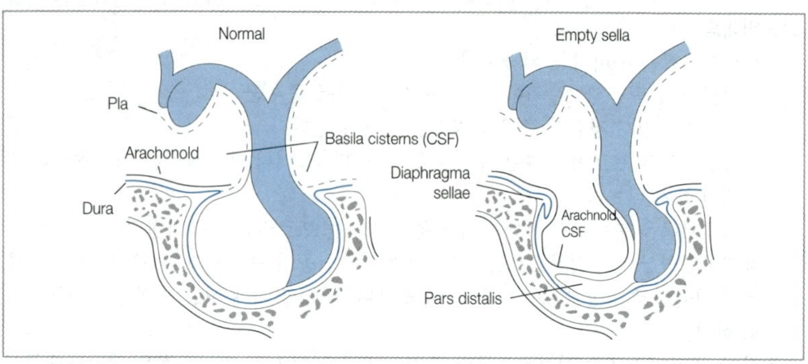

CSF, 뇌척수액

시상하부 질환

- 도파민의 정상적 문맥순환을 바꾼다.
- 두개인두종이 가장 흔하다.
- 사코이도시스, 히스토사이토시스, 백혈병, 암의 시상하부 침윤

약리학적 물질(약물 유도성)

- 도파민 생성, 작용, 흡수나 수용체 결합에 작용한다.
- 프로락틴은 25~100ng/ml 범위이다.
- 약물치료가 원인인 경우에는 중단후 며칠이내에 정상수준으로 돌아온다 (Rivera et al., 1976).
- 예
  - 진정제 (페노싸이아진, 할로페리돌)
  - 항우울제 (선택적 세로토닌 재흡수 억제제, TCA는 아니다.)
  - 아편제
  - 혈압강하제 (알파메틸도파, 리서파인, 베라파밀)
  - 메토클로프라마이드 (도파민 차단제)
  - H2-차단제 (정맥내 시메티딘)

갑상선기능저하증

- 고프로락틴혈증 환자의 3~5%에서 발견된다.; 일차성 갑상선기능저하증 환자의 20~30%는 프로락틴이 높다.
- TRH증가로 인한 프로락틴증가로 오는 이차적인 유루증을 보인다.
- 일차성 갑상선기능저하증: T_4감소로 TRH가 증가하고 뇌하수체에서 TSH와 프로락틴이 증가한다.
- 이차성 갑상선기능저하증 (뇌하수체종양): TSH가 정상 수준이다. 따라서 T_4의 확인이 필요하다.

만성 신장병

- 프로락틴 청소률 감소와 생성속도의 증가를 보인다.

만성적인 유방신경의 자극

- 예
  - post-thoracic surgery자세, 대상포진, 가슴외상

스트레스

특발성 고프로락틴혈증

- 1/3에서 프로락틴이 나중에 정상으로 돌아간다.
- 거의 1/2에서 프로락틴이 변하지 않는다.
- 10%는 6년 추후관찰 동안 뇌하수체종양의 영상학적 증거를 가진다 (Slijmer and Lappohn,. 1992).

진단적 기술

Gadolinium을 이용한 자기공명영상

- 1 mm 분해능을 가지는 기술
- 방사선노출이 없는 정확한 연조직 영상장치

진단적 평가

오전 공복 검사: 프로락틴, 인슐린양 성장인자- I T_4, 갑상선자극호르몬

말단비대증의 25%에서 프로락틴을 분비하므로, 인슐린양 성장인자- I를 측정한다.

특히나 고혈압증례에서 고프로락틴혈증과 약에 반응이 없다면, 정상수치까지의 갑상선자극호르몬과 낮은 T_4, 코티졸, 황체호르몬, 여포자극호르몬, 알파 아단위를 특징으로 하는 다른 뇌하수체종양을 제외하기위해 T_4를 측정한다.

유방검사는 정상 여성에서 혈청 프로락틴수준을 확연하게 바꾸지 않는다 (Hammond et al,. 1996).

프로락틴이 <200 ng/ml이고, 거대선종 (>10 mm)이 MRI에서 보인다면, 프로락틴 선종이 아닐 것이다 (아마도 성선자극성 종양이나 비분비성 종양일 것이다.).

처치

- 미세선종이나 기능성 고프로락틴혈증: 프로락틴 분비성 종양이 거대선종으로 진행할 위험은 <5%이다 (Weiss et al., 1983).
- 거대선종은 증상의 중증도에 관계없이 치료되어야 한다.
- 미세선종의 치료 없이, 5년 이내에 프로락틴이 정상으로 돌아올 기회는 24%이고, 95%는 자라지 않는다 (Schlechte et al., 1989).
- 처치 계획
  - 낮은 E_2 (<40 pg/ml)
    - 골다공증이나 골감소증을 예방하기 위한 에스트로겐 치료나 경구피임약 (OCs) (미세선종의 크기가 증가하거나 혈청프로락틴 농도가 증가하지 않는다.)
    - 매년 프로락틴 수준을 측정
  - 정상 E_2
    - 정상주기
    - 매년 프로락틴 수준을 측정
  - 희발월경이나 무월경과 E_2 >40 pg/ml
    - 프로게스틴을 끊거나 OCs
    - 매년 프로락틴 수준을 측정

엔도르핀 치료 (약물치료의 효과)

- 브로모크립틴 (parlode)나 카베고린은 생식능을 유지하는데 쓰이고, (80% 복구한다.) 불내성 유루증을 완화하고, (60% 제거한다.) 덩이에 의한 효과를 줄인다 (80~90% 종양 크기를 줄인다.).

약물

- 브로모크립틴이나 카베고린 (도파민 수용체 작용제)
  - 프로락틴 생성과 분비를 막는다.
  - 도파민 작용제는 뼈의 질량을 임상적으로 의미있는 수준으로 복구하지는 않는다 (Colao et al., 2000).
  - 임신시 중단시키고 증상 발현시 다시 복용한다 (기혀유발물질에 대한 증거는 없다).
  - 유루증 치료 2년 후 완화여부를 평가하기 위해 끊는다 (1년 후 11%, 2년 후22%) (Ciccarlli and Camanni, 1996).
  - 4~6주후 프로락틴을 측정한다.
  - 보통 큰 종양에 장기간 치료를 한다.
  - 수술이나 방사선치료에서 발생하는 뇌하수체부전을 일으키지 않는다 (요붕증 포함).
  - 반응은 2/3에서 6주후에 나타나고 1/3에서 6개월까지 달성된다.
  - 브로모크립틴: 1.25 mg b.i.d-t.i.dd
    - · 부작용: 실신, 기분변화, 구역, 구토, 코충혈
      최소화하기 위한 방법으로
      - 1.25 mg q.h.s.로 시작하고 점진적으로 양을 늘인다. 최대 하루 10mg; 치료 한 달 후 혈청 프로락틴을 반복한다.
      - 미세선종이고 프로락틴이 감소한다면 자기공명영상을 반복할 필요없다.; 거대선종, 프로락틴이 변화가 없다면, 치료 3개월 후 자기공명영상을 반복한다.
      - 식사 중간에 약을 복용한다.
      - 경질 2.5 mg q.d. (부작용이 더 적다.) (Jasonni et al., 1991)
    - · Depot형태 (매달 주입)는 아직 유용하지 않다.
    - · 안정화시 매 6~12개월간 프로락틴을 측정한다.; 자기공명영상은 필요없다.; 시야검사는 종양의 감소를 보기 위한 자기공명영상보다 더 민감하다.
  - 카버고린
    - · 0.25 mg씩 주당 2회로 시작하여, 0.5 mg씩 주당 1회까지 올린다.; 최대 1 mg씩 주당 2회

· D2 작용제는 더 특이적이다.; 브로모크립틴에 반응하지 않는 약1/2이 카버고린에 반응한다 (Verhelst st al., 1999).
· 브로모크립틴보다 훨씬 부작용이 적으나 비싸다.
· 배란의 복구률이 브로모크립틴보다 높고, 종양크기감소는 비슷하며, 내성은 더 좋다.

- 카버고린을 끊은후 추후관찰 (Colao et al., 2003):
  - 고프로락틴혈증의 정상화후 2~5년
    · 비종양성 고프로락틴혈증의 24%에서 프로락틴이 증가한다.
    · 미세선종의 31%에서 프로락틴이 증가한다.
    · 거대선종의 36%에서 프로락틴이 증가한다.
    · 22%에서 생식부전을 보인다.
    · 새로 종양이 자라는 경우는 없다.
    · 고프로락틴혈증의 재발률은 최대 종양지름에서 1 mm 증가시 19%이다.
    · 카버고린을 천천히 끊는 것은 주당 0.25 mg씩 2회에서 주당 0.25 mg씩 1회까지이고, 그후 끊기 전까지 격주당 0.25 mg씩 1회 복용한다.

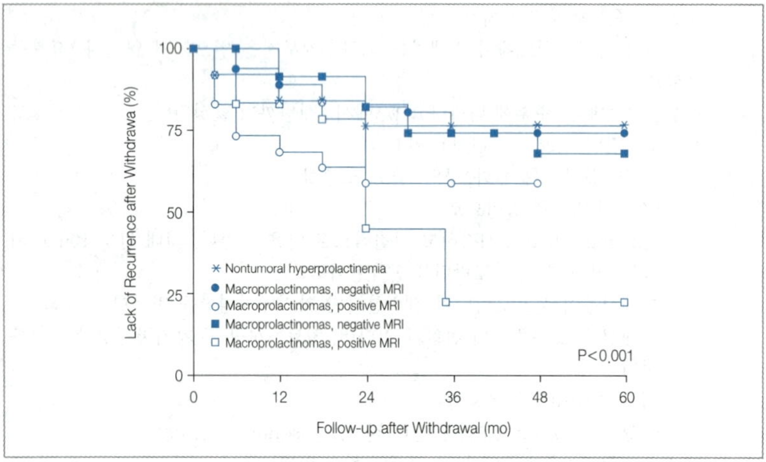

임신과 프로락틴선종

- 임신시 뇌하수체 크기가 70%증가한다.
- 임신시 증상적 종양의 확대 위험율 (Molitch, 1985)
  - 미세선종: 1.6%
  - 거대선종: 15.5%; 이 경우 시야검사, 오전 코티졸과 갑상선자극호르몬을 매 3분기마다 측정한다.

수술적 접근

경접형골 접근법 제거

- 사망률: <0.5%
- 19%에서 뇌하수체부전을 보인다.
- 일시적 요붕증, 10~40%; 영구적 요붕증, <2%
- 3.9%는 글루코코르티코이드 보충 치료를 한다 (Feigenbaum et al., 1996).
- 3% 만성 부비동염 2% 중격결손 (예: 코피) (Feigenbaum et al., 1996)
- 초기 치료율 (Amar et al., 2002)
  - 미세선종: 65~91%
  - 거대선종: 20~40%
- 수술후: 생식기능에 대한 효과
  - 6개월: 82% 임신율
  - 12개월: 88% 임신율
- 좋은 예후: 프로락틴<100 ng/ml
- 안좋은 예후: 프로락틴>200 ng/ml, 26세 이상, 무월경 6개월 이상
- 수술 전후 프로락틴에 근거한 치료율) (Feigenbaum et al., 1996)
  - 수술 전 <100 ng/ml: 69% 치료율
  - 수술 전 <200 ng/ml: 60% 치료율
  - 수술 바로 후 <5 ng/ml: 84% 치료율
  - 수술 바로 후 <20 ng/ml: 74% 치료율
- 약물치료가 (카버고린) 실패하거나 환자가 부작용을 이기지 못하면 추천된다.
- 경접형골 접근은 안장의 뼈부분을 감압시켜, 종양재발은 두개내부위보다 최소저상을 가진 접형동쪽에서 발생하는 경향이 있다.

방사선 치료

- 코발트, 양성자빔, 중입자 치료나 근접치료를 이용한다.
- 결과가 일관되지 않고, 종양을 줄이는데 몇 년이 걸린다.
- 증상완화 지연의 부작용을 보인다.
- 큰 종양의 수술에 보조적 치료로만 쓰인다.

다른 치료

- 감마나이프: 데이터가 많지 않으나, 수술 후 잔유종양을 가지고 도파민에 반응하지 않는 환자의 고식적 방사선치료로 선호될 것이다.

주의점

- 경구피임약은 고프로락틴혈증 여성에서 안전하나, 골밀도를 정상화시키지 못한다(골손실을 막을 수 있다.) (Corenblum and Donovan, 1993).
- 전향적 자료에서 높은 프로락틴은 폐경여성에서 유방암의 위험도를 높인다고 제시된다.
- 골다공증: 고프로락틴혈증 여성에서 무기밀도를 낮춘다.; 프로락틴이 정상화될 때, 골밀도가 높아지더라도, 척추나 골반골절의 위험이 높기 때문에, 전형적으로 정상이 아니다.
- 다모증: 프로락틴 수용체는 사람의 부신에서 발견된다. 그러므로 안드로겐 분비에 영향을 준다 (Grosow et al., 1996).

임상적으로 비기능성 뇌하수체 종양

● 배제하기위한 호르몬 평가

축	과분비	예비평가
소마토스타틴	100 mg 경구 당부하검사 억제검사	성장호르몬은 성장호르몬 분비 선종이 있다면 <2 ng/ml로 감소하지 않는다.
프로락틴	오전 프로락틴 (정상범위, 1.4~24.2 ng/ml)	TRH자극 검사 → 프로락틴은 TRH후 15~30분에서 2배로 증가해야 한다.
성선자극세포	황체호르몬, 여포자극호르몬, E_2, 자유 알파 아단위	E_2는 >30 pg/ml; 성선자극-분비 호르몬 작용제 (100 ㎍) → 황체호르몬, 여포자극호르몬
부신자극세포	낮은 용량 덱사메타손 검사 (코티졸 <1.8 ㎍/dl이면 정상)	메티라폰 검사 (11-디옥시코티졸 >10 ㎍/L 이면 정상)
갑상선자극세포	T_4, T_3, 갑상선자극호르몬	T_4, T_3, 갑상선자극호르몬 TRH자극 검사

28. 갑상선기능저하증

유병율

- 갑상선자극호르몬 증가는 모든 성인여성의 7%이상에서 발견된다 (74세 이상에서는 21%를 차지한다).

갑상선의 기능

- 유리되는 호르몬의 대부분은 T4이고, 이것은 말초에서 T3로 전환된다.
- T_3는 T_4보다 생물학적 활성이 높다.

징후와 증상

- 피로
- 쇠약
- 체중증가
- 거칠고 건조한 모발
- 건조하고 거친 피부
- 모발감소
- 한랭못견딤증
- 잠긴 목소리
- 월경통
- 근육통
- 변비
- 우울증
- 과민
- 기억력 감퇴
- 비정상 생리
- 성욕감퇴
- 일차성 갑상성부전 → 불규칙과다월경 갑상선기능항진증 → 희발월경
- 뇌하수체부전 → 무월경과 음모감소

정의

- 무증상적 갑상선기능저하증: 무증상, 정상 T3, T4, 그러나 갑상선자극호르몬 증가 갑상선 항체 유병율, 정상인구의 4~10%
- 현성 갑상선기능저하증으로 진행은 갑상선자극호르몬의 증대와 항갑상선 항체의 역가에 달려있다.
- 항갑상선과산화효소 항체 (APA) = 항미세소체 항체 (AMA)
- 항갑상선글로뷸린 항체 (Vanderpump et al., 1995) (<1:1600역가 → 진행이 보이지 않는다.)

	20세 이상에서 현증 갑상선기능저하증으로 진행되는 교차비
갑상선자극호르몬 증가, 항체가 없다.	8
정상 갑상선자극호르몬, 항체증가	8
갑상선자극호르몬 증가, 항체증가	38

생식력과 임신 (Lincoln et al., 1999)

- 배란부전의 여환에서 갑상선기능저하증 선별에 유용하다.
- 사춘기전 갑상선기능저하증 → 작은키, 성적 성숙의 지연
- 무배란으로 인한 불임, 에스트라디올 (E_2) 중지 출혈로 인한 월경과다
- 항갑상선과산화효소 항체 (APA) 양성인 환자는 유산의 위험이 높다.; 50% (음성인 임산부는 23%) (Poppe et al., 2003); 다른 연구는 관계가 없다고 한다.; 갑상선호르몬 보충의 이점은 아직 연구되지 않았다.
- 임신동안, T_4필요가 약 45%증가한다. (임신이 진행됨에 따라, 이차적으로 T_4 결합 글로불린이 증가하고 갑상선호르몬 농도가 감소한다.)
  - 임신이 확정되자마자 (Toft, 2004):
    - 레보티록신증가 (LT4) 매일 25~50 ㎍
    - 갑상선자극호르몬을 4주 후에 측정한다.

선별

- 35세에 갑상선자극호르몬을 측정하고, 매5년마다 측정한다.; 가임환자일 경우 매년 실시한다.
- 비가임환자: 갑상선자극호르몬 >10 mIU/L, 진행 LT4 시작 (Surks, 2005)
- 비가임환자: 갑상선자극호르몬 >5 mIU/L, 항체검사
  - 항체양성 → 진행, LT4시작
  - 항체음성 → 낮은 진행률, 여전히 죽상동맥경화 위험이 2~3배 높다. (Hak et al., 2000), LT4시작

치료 (Cooper, 2001)

- 50~75 ㎍/day로 시작 4주에 다시 확인한다. 증가시 25 ㎍ p.r.n.
- 안정시 (갑상선자극호르몬 0.45~4.50 mIU/L), 갑상선자극호르몬을 매년 감시한다.

29. 반복유산

발생빈도

- 태아 생존률은 사람의 모든 임신 중 30% 밖에 되지 않고, 50%는 첫 월경 전에 유산된다.
- 임상적으로 진단된 임신의 15~20%는 1삼분기 혹은 2삼분기에 유산된다.
- 유산의 위험
  - 한번의 성공적 임신후 12%
  - 두 번 연속 유산 후 24%
  - 세 번 연속 유산 후 30%
  - 네 번 연속 유산 후 40%
- 이전 세 번의 유산 후 4번째 유산 위험
  - 만약 이전 생아 출생이 없다면 → 40~45%
  - 만약 1명 이상의 생아 출생이 있다면 → 30%
- 산모의 나이가 증가함에 따라 유산율은 높아진다 (가장 흔하게, 단독의 비분리염색체).
- 자연유산의 80%는 임신의 첫 12주안에 발생하고, 이 중 60%는 염색체이상 때문이다.
- 반복유산은 자궁외 임신 (2.5%), 완전기태임신 (2,500 중 1), 신경관 결손의 위험인자이다.

모성 연령 (세)	유산율 (%)
≤35	<5
36-39	10
≥40	29
반복유산의 병력	15-25

정의

- 반복유산 (20주 이전에 2이상 연속 혹은 3이상 자연유산)은 거의 1~4%에서 일어난다.
- 낙태: 20주 전 혹은 태아체중 500 g 미만의 유산
- 첫 반복유산: 한 번도 임신이 생존으로 이어지지 못한 여성
- 두 번째 반복유산: 반복된 유산 이전에 한 번 이상의 생존 가능한 임신이 있었던 경력
- 초기 유산: 측정된 제태연령 (EGA)이 12주 미만
- 후기 유산: 측정된 제태연령이 12~20주

원인

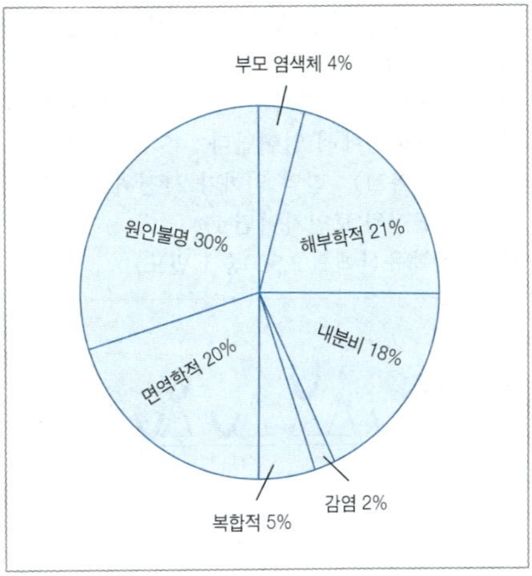

반복되는 유산의 원인

- 반복유산을 한 커플들의 약 30%에서 충분한 조사 후 발견된 원인이 없다.

유전적 요인

부모의 염색체 이상

- 반복유산을 한 커플의 거의 4% (vs.보통인구에서 0.2%)
- 모성 대 부성 비율이 3대1
- 하나의 홀배수체 자연유산은 연속된 유산의 위험을 높인다.
- 만약 2번 이상의 자연유산 혹은 자연유산 + 기형태아가 있었던 경우, 부모 중 한 명이 균형전위의 보인자인 확률이 4%
- 비정상의 주는 균형전위 (DNA 결손이 없고 부모의 표현형이 정상)로, 태아에서 불균형전위를 야기한다.
- 균형전위의 약 60%가 상반전위이고, 40%가 Robertsonian 이다.
  - 상반전위: 비상동염색체간에 염색사의 짝교환; 기형, 염색체적으로 비정상 생존아의 위험은 크기, 특정 전위, 분리 위치에 따라 다양한다.; 거의 10~15%
  - Robertsonian 전위: 그룹D (13-15)와 G (21과22) 염색체 (예: 14/21 전위=단완이 소실되고, 장완 결합; 분리는 중심절 가까이에서 일어난다.; 45개의 염색체가 존재한다 (균형14/21외에 하나의 정상 14와21).; 만약 엄마가 21전위의 보인자이면 비정상 출생의 위험이 ~10%, 아빠가 전위 보인자이면 1%
    - 상동염색체의 Robertsonian 전위 (반복유산에서 2,500중 1 빈도)

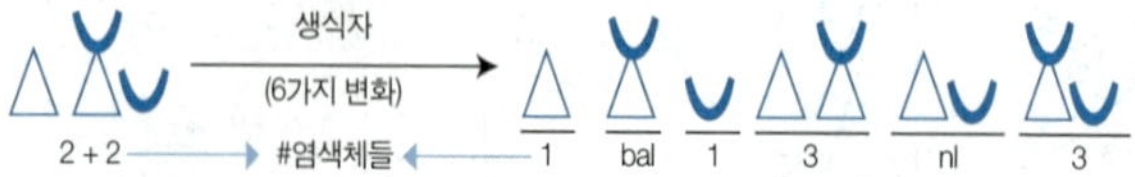

  - 새로운 전위
    - 상반전위: 2,000명 중 1
    - Robertsonian 전위: 9,000명 중 1

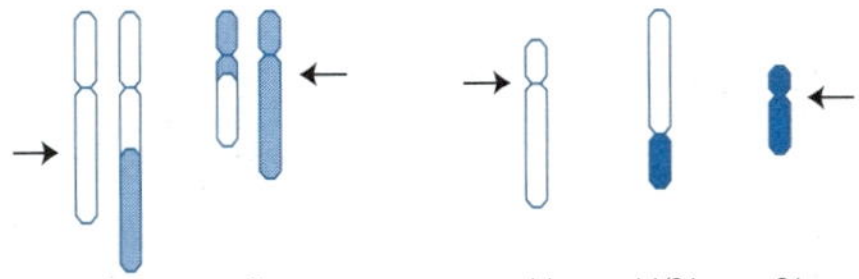

- 부모의 염색체 검사는 비정상을 설명하기도 아니기도 한다.; 비정상으로 나타나지 않는 하나의 유전자 결함이 있을 수 있다.; 부모는 반드시 유전 상담/산전진단을 받아야 한다.

- 터너 모자이크는 자연 유산에 더 감수성 있다.
  - 160임신에서:
    - 29%: 자연유산
    - 20%: 기형 아기 (터너증후군, 21삼염색체, 기타)
    - 7%: 주산기 사망

태아 염색체 이상

- 자연유산의 대략 60~75%를 차지한다.
- 수태물의 핵형분석은 부모의 핵형분석검사의 필요성을 밝힐 수도 있다.
- 비정상 홀배수체가 1번째 유산물에서 발견되었을 때 2번째 연속된 자연유산의 핵형은 약 50~70%에서 비정상이나, 1번째 유산물이 염색체상 정상이었을 경우에는 단지 20%이다.
- 태아 염색체 이상이 하나의 유산에 큰 영향을 미치나, 반복되는 유산에는 아니다.; 사실, 유산의 숫자가 증가할 수 록 태아 염색체이상의 기회는 감소한다.
- 염색체 이상 태아를 유산한 여성은 홀배수체 배아를 유산한 여성보다 출생의 확률이 크다.

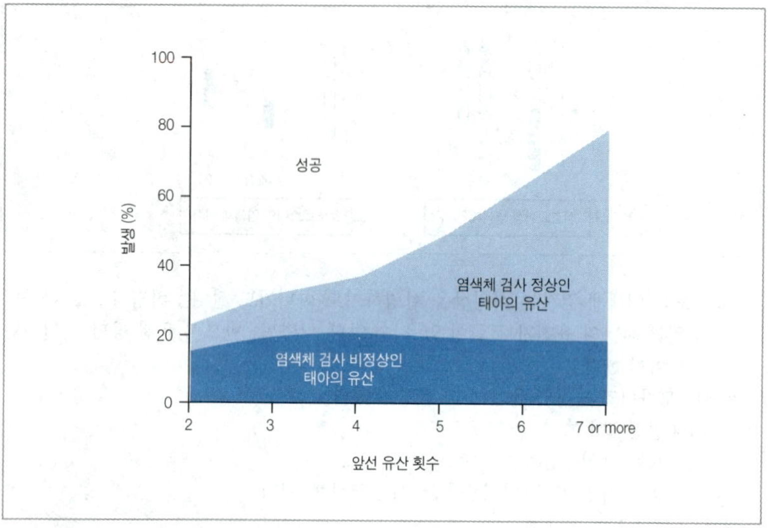

- 삼염색체는 가장 흔한 기형이고 16번 삼염색체는 유산물에서 가장 흔하게 발견되는 삼염색체이다. 비록 1삼분기 유산에서 단독으로 가장 흔한 홀배수체는 45,XO이지만 말이다.

해부학적 요소

선천 자궁 기형

- 자궁 기형의 빈도

	수정능 (%)	반복유산 (%)	아수정능 (%)
총 수	3.8	6.3	2.4
이중각자궁	0.4	1.9	0.5
중격자궁	1.5	2.0	0.6
활꼴자궁	1.6	1.0	1.1

- 다른 자궁 기형들의 생산력

	자연유산 (%)	조산 (%)	출생 (%)
중복자궁	20.0	53.3	40.0
단각자궁	37.5	25.0	43.7
이중각자궁	25.0	25.0	62.5
중격자궁	25.5	14.5	62.0
활꼴자궁	12.7	4.5	82.7

- 더 최근의 연구는 이중각자궁이 일반적으로 반복유산과 연관이 없다고 제시했다.
- 불완전 꼬리부터 머리 중격 흡수, 타입 V (중격) 이상은 60%로 반복유산과 연관이 있다.
- 내막성형시에 제거된 자궁 중격의 혈관 밀도는 정상 자궁벽의 것과 비슷하다.
- 유산은 DES에 노출된 여성에서 더 흔하다.

후천적 자궁 기형

- 과도한 자궁소파로 인한 자궁자궁내유착 (Asherman syndrome)은 반복유산 여성의 5%에서 일어나는 것으로 밝혀졌다.
- 점막하 근종은 혈관화 방해나 자궁내 공간 크기를 줄임으로 비선호적인 착상 위치를 유발할 수도 있다. 마찬가지로 장막밑 그리고 근내막 섬유종은 만약 그것이 자궁공간을 뒤튼다면 재생산 실패를 유발할 수 있다.
- 유산율은 큰 벽내 섬유종 (>5 cm)을 제거한 후 감소된다.
- 자궁 폴립은 이물질처럼 작용해서 임신을 방해할 수도 있다.

진단

- 자궁나팔관조영술/자궁경/자궁초음파/복강경/MRI
- 중격자궁에 대한 영상
  - 경질초음파 (TVS)는 100%의 민감도와 80%의 특이도를 가진다.
  - MRI는 100%의 민감도와 특이도를 가진다.

치료

- 모든 경우에서 치료의 일차적인 방법은 교정 수술이다. 선천기형의 경우에서, Strassman 술기같은 일체화 술기는 거의 행해지지 않는다. 중격절제가 인가되어있다. Asherman syndrome의 경우, 자궁경으로 유착을 제거하는 것이 추천된다. 점막밑 섬유종에 대해서는 가능시 자궁경 근종절제술이 추천된다.

내분비적 요소

황체기 결핍

- 프로게스테론의 불충분한 수치는 월경주기의 2분기에 황체 결핍에 의한 것으로 간주된다. 이것은 수태물의 착상을 막거나 임신의 유지를 막는다고 가정한다. 황체기 결핍 (LPD)은 저수태능보다 반복유산과 명확한 관련이 있다. 가임여성과 불임여성 사이에 조직학적 차이는 대단하지 않다. 만약 황체기가 13일 미만이면 황체기 결핍을 진단한다.
  - 내막 조직학적으로 황체기 결핍을 시사하는 정상여성은 한 번의 월경주기에서 50%에 달하고 연속적 주기에서는 25%에 달한다.
  - 제안된 치료 선택사항은 aromatase inhibitor, clomiphene citrate, recombinant human follicle-stimulating hormone (rhFSH), hHCG, 프로게스테론 보충제를 포함한다.
  - 고프로락틴혈증은 황체기 결핍을 유발한다고 알려져 있다. 프로락틴 수치로 진단하고 브로모크립틴이나 cabergoline으로 치료한다.

다낭난소증후군 (PCOS)

- 반복유산하는 여성에서 다낭성으로 보이는 난소의 초음파적 증거는 PCOS가 없이 반복유산하는 여성보다 나쁜 임신 결과를 예견하지 않는다.
- 나쁜 대조군으로 한 작은 후향적 연구 자료는 metformin이 PCOS에서 프로락틴수치를 낮출 수 있다고 제안한다.

인슐린

- 반복유산하는 여성에서 인슐린저항성의 빈도가 높다.
- 27.0% vs. 9.5%; 교차비 (OR), 3.55; 95% 신뢰도 (CI), 1.40~9.01
- 조절이 불량한 당뇨는 유산율 증가와 관련이 있다. 적당한 인슐린 치료로 중재하는 것은 이 위험성을 감소하는 것으로 밝혀졌다.

갑상선

- 갑상선기능항진증이나 저하증은 유산율 증가와 연관이 있다. 반복유산에 대해 직접적 원인관계는 특별히 알려진 것이 없다.
- Antithyroperoxidase 항체 양성 환자는 유산의 위험이 증가한다. 항체 음성인 여성에 비해 50% vs. 23%.

비만

- 비만은 1삼분기와 반복유산의 위험성 증가와 연관되어 있다.
  - 이른 유산 교차비 1.2; 95% 신뢰도, 1.01~1.46
  - 반복 유산 교차비 3.5; 95% 신뢰도, 1.03~12.01

미생물학적 요소

- 몇 가지 감염원은 산발적 유산에서 원인적 요소로 연관되어있으나, 명확하게 반복유산을 유발하는 것으로 밝혀진 감염원은 없다.
- 반복유산을 하는 여성 연구는 자궁내막에 Ureaplasma urealyticum이 있으면 원뿔절제가 증가함을 보였다.
- 비록 반복유산과 확실히 연관된 것은 없지만, 다른 흔히 연관된 감염은 Toxoplasma gondii, 풍진, 단순 헤르페스 바이러스 (HSV), 홍역, 거대세포바이러스 (CMV), 콕사키바이러스, Listeria monocytogens, mycoplasma hominis를 포함한다.
- 추적하기 위해 여러곳에서 반복배양하는 것 보다 각 파트너를 azithromycin이나 doxycycline으로 경험적 치료를 하는 것이 비용 효과적이고 시간 효율적이다.
- 감염 검사나 치료를 생략하는 것은 타당하다.

유전된 혈전기호증

누가 검사받아야 하나?

- 설명되지 않는 제태연령 10주 이상의 태아사망
- 정맥혈전색전증의 과거력이 있는 환자
- 혈전기호증을 시사하는 가족력
- 세 번 이상의 1삼분기 유산

- Factor V Leiden (FVL)그리고 프로트롬빈 G20210A (PROG)변이가 미국 백인 여성에서 거의 9%와 3% 발견된다. 이들 변이는 약 25%의 단독 혈전성 사건과 약 50%의 가족 혈전증과 연관되어 있다.
- 비록 모든 FVL 변이 보인자가 활성화된 단백질C에 표현형 저항성을 보이지만, FVL 변이의 유병률은 9%이다 (OR, 2.6 [CI,1.0, 6.7]; P=0.048).
- 다른 덜 흔한 혈전기호증은 상염색체 우성 결핍 항응고인자 PC, 단백질S, 항트롬빈 III결핍, 혹은 고시스테인혈증을 포함한다.
  - 경구피임약을 PC와 PS를 높이나 ATIII를 낮춘다.
  - 흡연은 PC와 PS를 낮춘다.
- 결핍 여성 (ATdef, PC, PS)에서 임신당 유산과 사산의 상대 위험도는 비결핍 여성과 비교해서 2.0 (95% CI, 1.2, 3.3)배 더 높다.
- MTHFR 변이와 낮은 비타민B6나 B12는 고시스테인혈증으로 이끌 수 있다.
  - 경도: 16~24μmol/L
  - 중등도: 25~100μmol/L
  - 중도: >100μmol/L

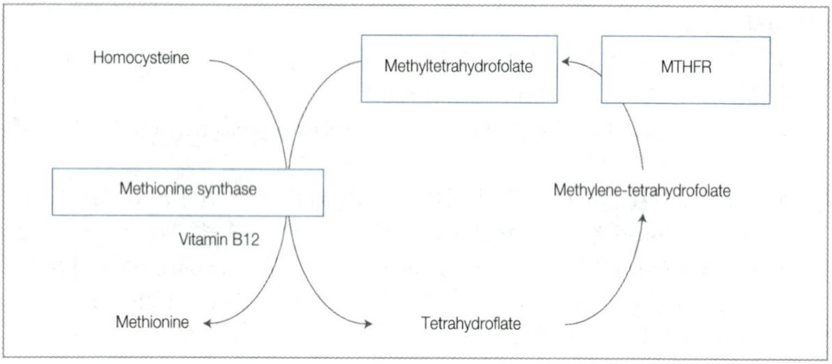

MTHFR, methylene tetahydrofolate reductase.

- 비타민 B6, B12, 엽산으로 보충하는 것이 종종 호모시스테인 수치를 정상으로 낮출 수 있지만, 이 치료법은 아직 혈전증의 위험도를 낮춘다고 밝혀지지 않았다.
- RVL과 MTHFR대립유전자에 대한 복합 이형접합체는 더 나쁜 결과를 경험하게 할 수 있다.

- 결함이 없는 경우와 비교한 깊은 정맥혈전증에 대한 평생 위험:

Defect	Prevalence in General Population (%)	Estimated Risk of Thrombosis (x-Fold Increase)	Risk of Deep Venous Thrombosis in Pregnancy (%)
Antithrombin III deficiency	0.02	10-20x	50
Protein C deficiency	0.2-0.4	10x	<1.0
Protein S deficiency	0.03-.013	10x	<1.0
Factor V Leiden	1-15	5x	0.2
Hyperhomocystinemia	5	3x	?
Prothrombin G20210A	2-5	3x	0.5

Source: Adapted from Martinelli I, Mannucci PM, et al. Different risks of thrombosis in four coagulation defects associated with inherited thrombophilia: a study of 150 families. Blood 92(7):2353, 1998.

- 유산위험:

Defect	Prevalence in Control Subjects (%)	Prevalence in Women with Pregnancy Loss[a] (%)	Risk of Pregnancy Loss (Odds Ratio)
Factor V Leiden	9	8-32	2-5
Prothrombin G20210A	3	4-13	2-9
Antithrombin III deficiency	0-1.4	0-2	2-5
Protein C deficiency	0-2.5	6	2-3
Protein S deficiency	0-0.2	5-8	3-40
Hyperhomocystinemia	5-16	17-27	3-7

[a] Defined as first or recurrent early and/or late pregnancy loss.

Source: Adapted from Martinelli et al, 1998; Brenner et al, 1999; Ridker et al, 1998; Foka et al, 2000; Preston et al, 1996; Rai et al, 2001; Many et al, 2002; Sanson et al, 1996.

- 치료는 불확실하다.

면역학적 요소 (20%)

자궁내막증

- 비록 자궁내막증과 반복유산의 직접적인 연관성을 지지하는 임상자료는 거의 없지만, 몇가지 기저 병태생리적 특성이 두 조건에 흔하다.

자가면역 (자가항원) 혹은 후천적 혈전기호증

- 항인지질항체증후군은 반복유산하는 여성의 약 5%에서 원인으로 여겨진다. 태아 손실은 10주 넘은 제태연령에서 더 흔하게 일어난다. 이것의 특징은,
  - 하나 혹은 그 이상의 임상적 특징을 가진 높은 항인지질항체나 루푸스 항응고제
    - 반복유산, 혈전증, 자가면역 저혈소판증
  - 항인지질항체증후군은 사실 두 증후군을 포함한다.:
    - 다른 질환과 관련이 없음 (일차성 항인지질항체증후군)
    - 전신성 홍반성 루푸스나 다른 류마티스 질환의 추가적 부하 (이차성 항인지질항체증후군)
  - 루푸스 환자의 1/3이 항인지질항체를 가진다.
  - 기전: 면역글로불린이 혈소판과 혈관 내피세포막의 인지질에 붙어서 이차적으로 생기는 자궁태반 혈전증과 혈관수축
    - 사실 태반혈관을 통과하는 혈류는 9~10주까지 일어나지 않는다.

■ 진단

· 만약 A에서 하나 그리고 B에서 하나이면 항인지질항체증후군

A: 임상적 기준

1. ≥1 동맥, 정맥 또는 작은 혈관의 혈전이 발생

2. 임신 사망률

(a) 1≥ 형태학적으로 정상인 10주 이상 제태연령 태아의 자연유산

(b) 1≥ 심한 자간전증이나 심한 태반부전으로 인한 형태학적 정상인 신생아 (≥34주)의 조산

(c) 3≥ 10주 이상 제태연령의 자연유산 (모체의 해부학적 이상이나 호르몬 이상 없음; 부모의 유전적 이상 없음)

B: 검사적 기준

1. 중-고등도의 모체 항지질항체 수치, ≥2번 이상, ≥6주 이상의 기간

2. 루프스 항응고인자, ≥2번 이상, ≥6주 이상의 기간

(a) 희석된 RVV T(Russell's viper venom time)) = 연장된 인지질-의존성 응고

(b) 다른 응고질환의 배제

항인지질항체, 루프스 항응고물질의 비정상 수치

*Anticardiolipin

>20 GPL or MPL units

**Dilute Russell' s viper venom time (루프스 항응고물질)

≥ 1.2

* IgG (면역글로불린) 또는 IgM

** RVVT: 독은 factor X를 활성화 시키고 외인적 경로 (factor VIII)로 우회하는, 트롬보플라스틴 활성을 가지고 있다. 보다 명확한 내인성 경로의 부족을 입증하는 방법은 부분적 트롬보플라스틴 시간을 측정하는 것이다 (>정상의 1.5배).

● 치료

● low-dose aspirin (81 mg/day) + low-molecular-weight heparin (LMWH; once + βHCG): 치료한 그룹은 약 70~75%에서 성공적 임신 결과를 보였고, 치료하지 않은 그룹은 성공적 임신 결과 50%이하로 보고되었다. ASA (acetylsalicylic acid) + heparin 치료가 ASA 단독 치료와 비교해서 유산이 54% 감소하였다 (비교위험도 (RR): 0.46, 0.29~0.71) (Empson et al, 2002).

- LMHW는 unfractional heparin의 효과적인 대체약으로 보인다 (Rai et al 1997; Greer, 2002). 임신 검사에서 양성으로 나온 때부터 시작하여 36주에 중단하고 unfractional heparin으로 바꾸는 것은 경막외 혈종의 위험을 감소시킨다.

Enoxaparin (Levonox), 40 mg SC q.d. (Rai et al 1997);
  체중에 따라 1 mg/kg/day
  비만하다면 치료용량 1 mg/kg/day; 최고 용량: q12 hrs

Dalteparin (Fradmin), 5000 IU SC q.d.;
  체중에 따라 200 IU/kg/day
  비만이라면 치료용량 : 100 IU/kg SC q12 hrs

- unfractional heparin의 치료용량은 혈전의 과거력에 따라 달라진다 (혈전의 과거력이 없다면, 5000 U b.i.d. unfractional heparin을 예방적으로 사용한다.).
- 혈전의 위험성은 출산 후 첫 6주간에 제일 높다.
- 인공수정 전에 Heparin을 사용하는 것은 배란 시기의 출혈 증가 때문에 위험하다.
- 이차적인 합병증이 생길 수 있기 때문에 모체와 태아에 대한 집중 감시가 필요하다 (i.e. 자간전증, 태아절박가사, 자궁성장지연, 조기산통).
- 저용량 아스피린 vs 위약의 전향적 연구가 진행 중에 있다.
- LMWH 사용 중, 수술이 필요하다면 수술 전 18~24시간 동안 중단하였다가 수술 후 12시간 후에 다시 시작한다. 응급 수술일 경우 길항제인 prostamine sulfate를 느린 속도로 주입할 수 있으며, 마지막 투여로부터 18시간 이상 사용할 필요는 없다. enoxaparin에는 mg/mg, Dalteparin에는 50 mg/5000 IU를 사용한다.

Alloimmunity (동종면역)

- 진단과 치료 방법에는 논쟁 중에 있다.
- 반복 유산의 모든 원인에 태반이나 태아조직의 항원에 대한 모체의 비정상적 면역반응이 관련되어 있다 (i.e. T-helper 1 (Th1) 면역).
- Th1 immunodystrophism: 두 가닥의 Th1 (↑)와 Th2 (↓) 사이토카인 프로필은 혈소판모세포로 유도된다. 하나이상의 최근 보고에 의하면 반복유산에서 말초혈액 단핵세포로부터 비정상 사이토카인 프로필이 보이지는 않는다.
- 비정상 사이토카인 프로필은 말초 혈청에서 검출되지 않는다.
- 치료: 면역억제적 용량의 프로게스테론 질정
- 엄마에게서 생산된 방해요소가 태아 거부를 막고, 반복유산 엄마는 이 방해요소를 만들지 않는다는 것이 제안되었다.
  - 치료: 태아 물질에 대한엄마의 면역관용을 자극하기 위한 면역치료는 효과가 없다.
  - 더 나아가, 무감마글로불린혈증 여성은 유산의 고위험이 아니다.

난소 보존 요소

- 반복유산 여성에서 증가한 FSH의 이환율은 불임인구에서의 FSH 이환율과 같다.
- 설명되지 않는 반복 유산을 하는 여성은 반복유산의 원인이 알려진 여성보다 3번째 날 혈청 FSH가 증가된 빈도가 매우 높다.

	셋째 날 FSH ≥10 mIU/mL (%)
3번 이상 자연유산한 여성 57	
설명되지 않는 반복유산 36	31
설명되는 반복유산 21	5

환경적 요소

- NSAIDs에 대한 노출과 유산의 위험

	NSAIDs
위험비율 (95% 신뢰도)	1.8 (1.0~3.2)
수태시	5.6 (2.3~13.7)
>1주	8.1 (2.8~23.4)

- 엽산≤2.2 ng/mL (≤4.9 nmol/L)은 자연유산 증가와 연관이 있다.; 교차비 1.47; 신뢰도 1.01~2.14

- 흡연, 술 (>2oz/주), 과도한 커피 (카페인) 소비는 반복유산의 절대적인 위험을 약간, 그러나 통계적으로 유의하게 증가시킨다.

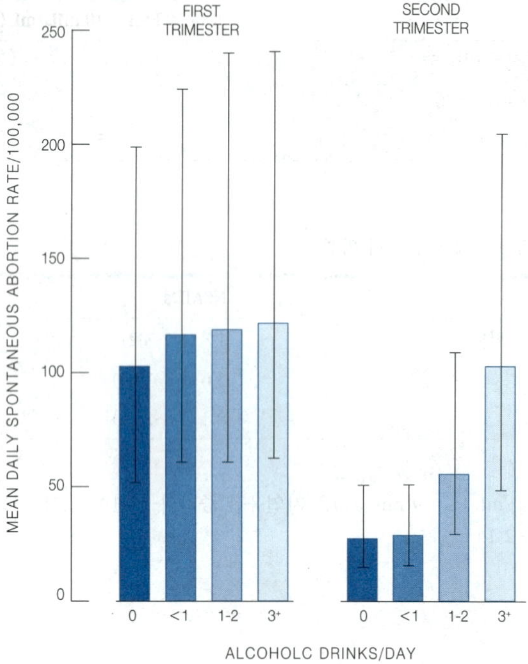

평생 표 분석은 술을 마시지 않는 여성과 비교할 때, <1, 1~2, >3 매일 음주하는 여성의 나이 보정된 2삼분기 유산의 상대위험도가 1.01 (유의성 없음), 1.98 (P<.01), 3.53 (P<.01)임을 보여준다.

- 카페인의 섭취는 흡연하지 않고 정상 핵형을 가진 태아를 임신한 여성에서 자연유산의 위험성을 증가시킬 수 있다.
- 카페인의 반감기는 흡연자에서 절반이고 경구피임약을 복용하는 여성에서 두 배가 된다.

카페인/일 (mg)	자연유산 상대위험도 (신뢰구간)
100-299	1.3 (0.9~1.8)
300-499	1.4 (0.9~2.0)
≥500	2.2 (2.3~3.8)

양	카페인 (mg)
150 mL 커피	양조된 경우, 115
	끓인 경우, 90
	인스턴트인 경우, 60
150 mL 차	티백인 경우, 39
	허브티인 경우, 0
150 mL 음료 (탄산 캔=355 mL)	150 (~36)
1 g 초코바	0.3

- 마취가스, 테트라클로로에틸렌 (드라이크리닝에 사용되는), 납, 수은에 대한 노출은 유산과 연관된다.
- 이소트레티노인 (Accutane)은 자연유산의 빈도를 높이는 것과 명확히 연관이 있다.

비동시적 수정

- 염색체이상 때문에 증가하는 자연유산은 배란과 먼 시기에 성교를 했을 때 발견된다.

HSA 항원

- 생식 실패는 임신의 어떤 단계 동안 HLA 항원의 비정상 표현 때문에 일어날 수 있다.

진단

- 만약 부모의 핵형검사가 할 만한 가치가 있다면 수태물의 핵형검사는 결정을 돕는다.
- 두 번째 연속된 유산 후에 평가는 시작된다. 왜냐하면 두 번의 연속된 유산 후에 반복유산의 위험 (30%)이 세 번 이상의 연속된 유산을 한 여성에서 재발의 위험 (33%)과 비슷하기 때문이다.

병력

- 모성 연령
- 최근의 질병 이환과 투약
- 패턴, 삼분기, 이전 유산의 특성
- 환경 독소에 대한 노출, 직업, 최근 여행
- 부인과적 그리고/혹은 산과적 감염
- 이전의 진단적 검사
- 가족력
  - 주기 규칙성
  - 자연유산
  - 엄마의 DES 사용
  - 유전적 증후군
  - 혈전성 합병증

신체검사

- 일반 그리고 부인과적 검사

진단적 검사

기록: 10주 미만에 반복유산 하는 환자에서 유전된 혈전기호증에 대한 공인된 검사는 없다. 야간 GnRH 펄스는 산후 4주에 시작한다. 그러므로 호르몬 검사를 하기 전에 유산 후 적어도 1개월은 기다려야 한다 (Liu et al.,1983).

유전적

- 부모와 수태물 핵형분석
  - 필요시 유전 상담

해부학적

- 초음파자궁조영사진 혹은 자궁경
  - 자궁강 평가
  - 필요시 MRI

내분비적

- 황체기 기간 (월경의 첫날까지 양성 키트)
  - <13일 → LPD
- 셋째 날 FSH: 난소 보존 검사
- TSH (TPO-Ab는 논란)
- PRL
- 공복혈당-인슐린 비율 (만약 월경이 불규칙하면, PCOS의 임상적 징후와 증상)
  - 만약, 혈당-인슐린 비율이 4.5 미만이거나, 비만한 다낭성난소증후군 환자라면 2시간-당부하검사를 시행한다.

혈전기호증 (만약 10주 초과의 유산, VTE의 병력, 혈전성 이상의 가족력, 세 번 이상의 1삼분기 유산인 경우 시행)

- Factor V Liden과 프로트롬빈 G20210A변이
- 호모시스테인
- 활성화 C 단백 저항 (APCR), 항트롬빈III, C단백, S단백

면역학적 (낮거나 비지속적인 중등도의 양성결과는 임상적으로 의미가 없다.)

- Russell' s viper vemon time (RVVT) (루푸스 항응고제)
- aCL (anticardiolipin Ab, IgG나 IgM)

치료

- 혈전기호증과 반복유산의 병력

결합	치료
Factor V Leiden, 프로트롬빈 G20210A, 활성화 C 단백 저항 (APCR), 항트롬빈III	ASA + LMWH
C단백, S단백	만약 위험인자 없이 정맥혈전색전등의 병력이 있다면 ASA + LMWH
증가한 호모시스테인	ASA + B_6 (10 mg/일), B12 (0.4 mg/일), 엽산 (1 mg/일)

ASA, acetylsalicylic acid; LMWH, low-molecular-weight heparin

- 혈전기호증과 유산: 메타분석

초기유산	후기유산	장애	1삼분기 반복유산	비반복유산
ss	ss	Factor V Leiden	2.01 (1.13~3.58)	1.73 (1.18~2.54)
ss	ss	프로트롬빈	2.05 (1.18~3.54)	2.30 (1.09~4.87)
ss	ss	S단백 부족	14.72 (0.99~218.01)	7.39 (1.28~42.93)
ss		활성화 C단백 저항	3.48 (1.58~7.69)	NS
		C단백 결핍	NS	NS
		항트롬빈III 결핍	NS	NS
		Homomethylene tetrahydrofolate reductase	NS	NS

NS, not significant; SS, statically significant

- 81 mg 아스피린/일은 설명되지 않는 2삼분기의 반복유산에서 결과를 개선시킨다 (Rai et al., 2000).
- 위의 적절한 섹션에서 이전에 의논된 다른 치료 (예: 다낭성난소증후군에서 metformin)
- 반복유산을 하는 환자는 불안하고 절망적이므로 지지와 상담이 중요하다.

- 설명되지 않는 반복유산을 하는 여성의 60~70%는 성공적인 다음 임신을 한다는 것을 기억한다.
- 난자 기증은 반복유산 치료에서 효율적이었다 (Remohi et al., 1996).
- 착상전 유전자 진단과 시험관 아기 (IVF)는 결국 반복유산 환자에서 이득을 증가시킨다.
- 미래 임신 결과

반복유산 (No.)	다음 임신에서 반복유산율 (%)
2	24
3	30
4	40
5	44
6	53

- 생존력 있는 출생에서 예후 (Brigham과 Women' s Hospital에서 >1,000 case)

상태	중재	출생율 (%)
유전적 인자	시간조절된 성교와 지지적 치료	20~90
해부학적 인자	수술과 지지적 치료	60~90
내분비적 인자		
황체기 결핍	프로게스테론±배란유도와 지지적 치료	80~90
갑상선기능저하증	갑상선대체와 지지적 치료	80~90
고프로락틴혈증	도파민 작용제	80~90
감염	항생제와 지지적 치료	70~90
항인지질증후군	Acetylsalicylic acid, 헤파린과 지지적 치료	70~90
미상의 요인	시간 조절된 성교와 지지적 치료	60~90

30. 조기 유산의 처치

- 조기유산 (EPF): 임신 1기의 실패를 의미하는 광범위한 용어로 많은 사람이 선호하는 용어이다.
- 유산의 발병율
    - 임상적으로 진단되는 임신전체의 15~20%
    - 자연유산의 사망률: 약 100,000당 0.4이다 (Creinin et al., 2001).

정의

무배아임신: 배아없이 태낭지름 > 17 mm

고사난자: 말그대로 "불량 난자" 무배아임신을 의미하는데 종종 쓰이나, 최근에 선호하는 용어는 아니다.

배아사망: 길이 4~15 mm사이의 배아 죽음으로 초음파상으로 심장의 활동이 부족하다.

태아사망: CRL > 15 mm의 태아 죽음으로 초음파상으로 심장의 활동이 부족하다.

불완전 유산: 임신 20주 미만의 태반조직이나 태아전체가 아닌 몇몇 구조물의 통과

불가피 유산: 임신 20주 미만에서 태아나 태반조직의 통과 없이 자궁경부의 확장과 동반된 자궁출혈

절박유산: 임신 20주 미만에서 자궁경부가 확장되거나 펴지지 않은 상태에서 생긴 자궁출혈

계류유산: 적어도 8주 동안 자연적 통과 없이 자궁 내에 잔류한 생존할 수 없는 임신 (임신 20주 미만)을 나타내는 고전적 용어 (초음파사용전에 사용된 용어); 태아청진을 통한 태아의 심장강도가 없고 날짜로 예상되는 크기보다 작다는 것을 기초로 한다.

치료선택

수술적 선택

- 역사적으로 수술적 술기는 표준처치이고 가장 빈번히 사용된다.
    - 예리한 소파술: 흡입 소파술에 비해 합병증 발생률이 더 높다.; 피해야 한다 (Foma and Gulmexoglu, 2003).
    - 전기 흡인 소파술
    - 수동 진공 흡입 (사무실 수동 진공 흡입 부분의 그림을 참고): 주사기가 거의 다 찰 때까지 전기적 흡입 기구와 동등한 압력을 발생시키는 수동 흡입 기구
- 마취 선택: 전신, 부위, 또는 국소 (자궁경관주위차단)
- 수술적 준비: 수술방 또는 사무실

- 합병증 (제1 삼분기 배출): 0~10% 술기 후 감염; 2~3% 불완전 배출; 15% 이상 자궁 내 유착 (다수가 경한 유착); <1% 출혈, 자궁 천공, 또는 자궁경부 열창 (Creinin et al., 2001; Friedler et al., 1993)

임산부 관리

- 두 연구에서 만일 태낭이 >10 mm일 경우에 수술적 개입이 더 적은 합병증을 유발한다고 제안한다 (Hurd et al., 1997). 그러나 이러한 연구는 증계가 적고 임의화되지 않았다 (Jurkovic et al., 1998).
- 완전 압박 만출이 25~80%에서 일어나고 이는 조직의 양과 연관되어 있다. (Nielsen과 Hahlin, 1995; Chipchase와 James, 1997)
- 합병증: 1~3% 감염, 3% 출혈

의학적 관리 (주: 다음은 생육불가능한 산모에게만 적용해야 한다.)

- Misoprostol 질정은 경구보다 높은 약효를 가지는 것으로 나타난다.
- Misoprostol의 사용은 표지제거 적응이다.
- 임신부 관리보다 빠를 것이나 수술적 관리보다 빠르지 않다.
- 최상의 처방에 대한 명확한 합의가 없다: misoprostol 단독 대 mifopristone과 misoprostol
  - 다른 처방을 사용한 다양한 연구가 14~21일에 완성된다는 전제하에 발표된다.
  - 성공의 정의는 많은 연구에서 달랐다 (태낭의 부재에서 남은 부산물까지).
  - 약효는 용량과 복약경로에 따라 다르다 (아래의 표 참고).

처방	성공 (%)	기타
Misoprostol 400-600 mg 경구	42~95	부작용은 오심, 구토와 설사를 포함한다.
Misoprostol 400-800 mg 질정	75~85	질정은 부작용이 더 적고, 임의화 된 연구에서 경구보다 높은 약효를 가진다.
Mifepristione + misoprostol	52~95	Mifepristone은 일관적으로 약효의 증가를 보여주지 않는다.

- 합당한 처방 (Bagratee et al, 2004):
  - 자궁내 임신의 증거
  - 배출의 기준:
    - · 프로스타글란딘 알러지
    - · 심장, 폐, 간, 콩팥, 또는 부신 질환
    - · 고혈압, 응고장애, 심부정맥혈전증, 당뇨

첫날:
Misoprostol, 3 × 200 ug를 질정 X 누운자세로 15분
Doxycycline, 100 mg 경구 b.i.d × 5일 (유산 항생제의 임의화 조절된 연구의 메타분석 → ↓42% 감염위험 [Sawaya et al., 1996]).

1일째: 초음파
불완전하다면 Misoprostol (600 ug) 재사용하고 2일째로 돌아간다.
완전하다면, 14일 hCG로 돌아간다.

2일째: 초음파
완전하다면 7일째로 돌아간다.
불완전하다면, 14일 hCG로 돌아간다.

7일째: 초음파
불완전하다면 수태의 남은 부산물의 배출

- Tylenol No.3와 같은 진통제와 비스테로이드성 항염제 (NSAIDs)
- 마지막 월경일에서 부터 42일 미만 → 96%의 효능; 42~56일 → 86%

결과측정	misoprostol	위약
전체적 성공	88.5%	44.2%
조기 임신실패	86.7%	28.9%
불완전 유산	100.0%	85.7%
시간에 따른 누적 성공률:		
1일째	32.7%	5.8%
2일째	73.1%	13.5%
7일째	88.5%	44.2%

사무실 수동 진공 흡입

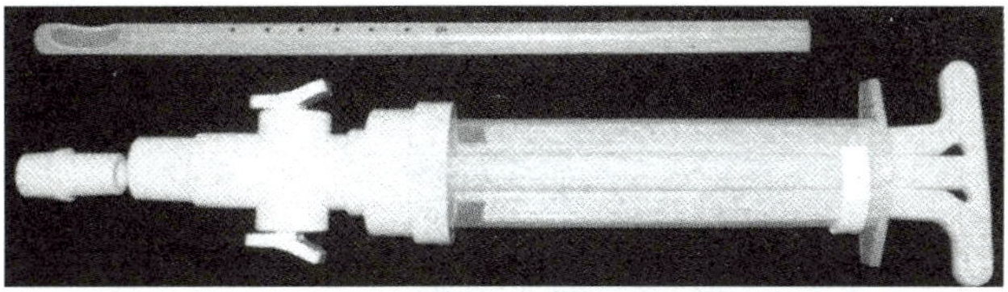

- 병력, 진찰, 모든 적응되는 진단검사적 검사를 수행할 수 있다.
- Ibuprofen 800 mg과 같은 경구 진통제
- 자궁의 크기와 위치를 결정하기 위한 양손 검사
- 자궁경을 놓고 자궁경부를 항균제로 세척
- 필요시 자궁경부를 늘리고 이후 삽입관을 부드럽게 삽입
    - 삽입관 크기 = 재태 연령
    - 필요시 Pratt 확장기의 크기 = 3 × 삽입관 크기 + 1
- 삽입관이 속구멍을 지나자마자 자궁경부에 위치시킨 후 준비된 흡입기를 삽입관에 붙인다.
- 진공압을 자궁으로 옮기기 위해 pinch valve를 푼다.
- 삽입관을 자궁강안에서 부드럽게 앞뒤로 돌려 빼면서 자궁 내용물을 배출한다.
- 다음을 포함하는 완료의 징후를 점검한다.
    - 붉거나 분홍빛 거품이 삽입관을 통해 나옴
    - 잔 모래 같은 느낌
    - 자궁의 수축
    - 수태물이 보일 때
    - ↑ 겸자시
- 만일 환자가 Rh 음성이면 Rh 면역글로불린을 투여

자궁경관 주위 차단은 어떻게 하는가 (Glick 기술의 수정)

- 10~20 cc의 0.5~1.0% lidocaine을 사용
    - 60 kg의 여성에서 최대 용량
        - Epinephrine 없이 = 270 mg
        - Epinephrine 동반 = 420 mg
- 23 Gauge 1.5 inch의 바늘이나 척수바늘을 준비
- 1~2 cc를 당기개 위치에 주입 (주로 12시나 6시 부위)
- 당기개를 위치시킨다.

- lidocaine을 질벽과 자궁경부의 접합부에 주입 (5시 방향과 7시 방향)

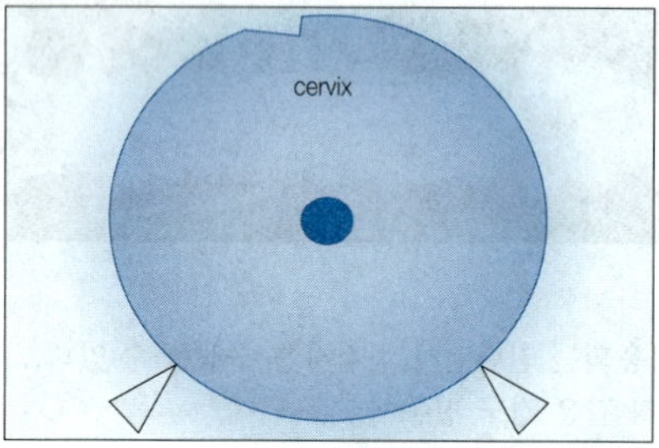

- 혈관내 주입을 막기 위해 항상 흡입해야한다 (피가 흡입되면 주입하지 말 것).
- 저항이 없는 것은 자궁 안에 있지 않다는 것을 의미하나, 심한 저항은 속구멍에 너무 가까이 있다는 것을 의미한다.
- 1.0~1.5 inch의 깊이로 주입

31. 미성숙 난소 부전

정의

<40세
황체 형성 호르몬 (FSH) > 40 mIU/mL × 2 최소 1개월 간격으로
무월경 ≥4개월

- 미성숙 난소 부전 = 고 생식샘자극호르몬성 무월경
- 난모세포 생리학: 난모세포 수의 최고점은 임신 20주에 도달하는데 이때 6백만에 달한다. 출생시, 그 수는 2백만으로 감소하고 사춘기의 시점에 대략 400,000의 난포가 존재한다. 세포자멸사의 과정을 거쳐 폐경기에 이르면 반응하지 않는 난모세포가 발견된다. 난소 부전의 시기는 원래 난모세포의 양과 세포자멸사 속도 두 가지 모두에 의해 결정된다.
- 위의 학설은 최근 설치류의 난소에서 생식 줄기 세포의 존재를 가리키는 자료에 의해 논박당하고 있다 (Johnson et al., 2004).

발생률

- 1.1%
  - 0.1% 30세까지
  - 1.1% 40세까지
  - 10~28% 원발성 무월경을 가진 사람 중
  - 4~18% 속발성 무월경을 가진 사람 중
- 자가면역 다분비성 증후군 동반이환:
  - 미성숙 난소 부전의 15%가 1형 (부갑상샘 항진증, 만성 점액피부 캔디다증, Addison 병)
  - 미성숙 난소 부전의 5%가 2형 (Addison 병, 자가면역 갑상샘 질환, 당뇨)

특징

	원발성 무월경	속발성 무월경
핵형 이상	56%	13%
Y염색체 존재	10%	없음
Estradiol 결핍증상	22%	85%
Progesterone 투여시 출혈 중단	22%	51%
진단후 배란	없음	24%
진단후 임신	없음	8%

- 두 집단 모두 골밀도의 감소를 보여준다. 비록 핵형상 정상 미성숙 난소 부전인 여성의 2/3가 표준 호르몬 대체 요법을 받고 있음에도 불구하고 비슷한 연령대의 여성에 비해 골무기질밀도상 한 표준편차 낮다.
- Progesterone 투여시 출혈 중단은 최초의 반응 후 환자가 출혈 중단이 안된다면 나쁜 선별검사이다.

병인

난소 난포 고갈

- 최초의 난포 수의 부족
    - 순수 생식샘 무발생
    - 가슴샘 무형성/형성저하
    - 특발성
- 가속화된 난포 폐쇄
    - X 염색체 연관
        - X 섞임증 = 가장 흔한 기형 (45,XO/46,XX; 46,XX/47,XXX)
        - Turner 증후군
        - X 결손
    - 갈락토스혈증
    - 의인성 (화학요법 = cyclophosphamide; 방사선 치료 ≥600cGy)
    - 바이러스성
    - 자가면역
    - 난모세포 특이 세포주기 조절 결핍
    - 수술적 적출술 (정상적인 난소 기능을 위해서는 한쪽 난소의 40%가 필요)
    - 특발성

난소 난포 기능장애

- 효소 결핍
  - 17α-hydroxylase
  - 17-20 desmolase
  - Cholesterol desmolase
  - Galactose-1-phosphate uridyltransferase
- 자가면역
- 림프구성 난소염
  - 생식샘 호르몬 수용체를 막는 면역글로불린 (Ig)G 항체
  - 생식샘 호르몬에 대한 항체
- 신호 결함
  - 비정상 생식샘 호르몬
  - 비정상 생식샘 호르몬 수용체
  - 비정상 G 단백
- 유전자 변이: inhibin α 유전자, 7% 발생률
- 의인성
- 특발성

진단적 검사

- 병력과 진찰
- 발병이 30세 이전이거나 원발성 무월경일 경우 핵형 분석 (Y염색체는 부득이하게 생식샘모세포종을 방지하기 위해 생식샘 적출술을 해야함)
- 60 cm보다 작을 경우 환자가 섞임증일 수 있으므로 핵형분석을 고려

모든 환자

2시간 당부하검사
갑상샘 자극호르몬, 항-thyroperoxidase 항체
골밀도를 위한이중 에너지 x선 흡수도 조사
말초 혈액 도말과 전혈구 계산 (악성빈혈)
부신 항체 검사 (역가 <1:10 이면 정상)와 확진하기 위한 부신피질자극호르몬 자극 검사 (Addision병 징후와 증상: 잇몸과 피부 접히는 부위의 고색소침착, 음모/겨드랑이털의 소실): 1ug cosyntropin IM (cortisol은 30분이나 60분에 반드시 >18 μg/dL 이어야 한다.)
Ca^{2+}, PO_4 (부갑상샘 저하증)

만일 징후와 증상이 보증되면

- 총 혈청 단백 알부민/글로불린 비 (IgA 결핍, 만일 호흡기계 감염이 빈번할 경우)
- 만일 징후와 증상이 중추신경계 종양 병변 (뇌하수체 종양 배제)이라면 안장 자기공명 영상.
- 27%의 미성숙난소 부전은 갑상샘 기능 저하증과 관련 2.5%는 당뇨와 관련
- 결핍의 진행 (일반적으로): TPA = 갑상샘, 이자, 부신

치료

- Estrogen 치료: 1년간 premarin 0.3 mg으로 시작하거나 일단 환자가 출혈이 있으면, progestin을 추가 임신이 될 수 있으므로, 20 ㎍의 ethinyl estradiol 경구 피임약을 투여
- 차선 처방: 경피 estradiol과 medroxyprogesterone
- 미성숙 난소 부전 (속발성 무월경)이 있는 환자의 10%에서 임신이 일어날 수 있고, 대략 50%에서 일시적인 난소 기능이 있고 이러한 여성의 대략 20%가 배란을 한다 (언급된 것처럼, 혈청 progesteronp>5 ng/mL).
- 배란을 복원할 만한 전향적으로 입증된 치료가 없다 (생식샘 호르몬은 interferon-γ와 과립층 세포의 주조직적합복합체 II의 발현을 증가 시키는 상승효과를 거쳐 자가면역성 난소 부전을 악화 시킬 수 있다.).
- 임신 상담
  - 자연 치유를 위한 시간
  - 입양
  - 난자 기증
- FSH<25 mIU/mL를 얻기 위해 생식샘 자극 호르몬 길항제 (GnRH-a) (Lupron, 1 mg/일 SC)를 이용한 FSH 반동을 33.2일간 (평균적으로); 1일을 기다린 후, 재결합 인간 FSH (rhFSH)를 2 amps/일×6일. 황체기 지지를 추가할 필요가 있으나 임신이 보고된 적은 없다.
  - 결론:
    - 배란이 일어날 수 있다.
    - 황체기 지지가 필요

32. 유전적 검사

비정상 염색체의 빈도

- 모든 1삼분기 유산의 60~70%; 모든 사산의 6~11%
- 성염색체 홀배수체 빈도: 400 중 1
- 반복되는 성염색체 홀배수체의 확률: 나이보정 위험이 >1%까지는 1%
  - 주의: 이전의 47,XYY나 45,XO 태아는 다음 임신에서 위험률을 높이지 않는다.

진단

- 융모막 융모 검체: 10~12주 측정된 제태연령 (EGA)
- 양수천자: >15주 (이상적으로, 15~20주 EGA)
- 홀배수체의 주는 난자에서 첫 감수분열시 염색체 분리에서 생기는 오류 때문이다.
- 생식세포 기여자 선별검사
  - Rho (D)타입
  - 혈색소병증
  - 풍진
  - 낭성섬유증
  - 카나반 병
  - 만약 반복유산의 개인병력이나 가족력이 있다면 핵형분석; 설명되지 않는 지능 지연이나 출생 결함
  - 테이-삭스병 (고위험: Ashkenazi 유태인, 30명중 1명이 보인자, French-canadian,Cajun)

낭성섬유증 (gene tests web site: http://www.genereviews.org)

- 상염색체 열성 질환; 유전자 (cystic fibrosis transmembrane regulator[CFTR])는 염색체7q에 위치한다.
- >1200변이가 보고됨; 최근 European white 와 Ashkenazi jewish 개인에 대해 흔한 25가지 변이에 대해 선별검사가 추천된다. 다른 인종에도 사용가능하다.

인종	낭성섬유증 보인자 빈도		아이가 낭성섬유증을 가질 확률		
	검사 전	검사 음성	부모 한명은 음성, 한명은 검사안됨	부모 한명은 음성, 한명은 양성	모두 음성
Ashkenazi jewish	1/29	1/930	1/107,880	1/3720	1/3,459,600
European white	1/29	1/140	1/16,240	1/560	1/78,400

- 인종에 따른 낭성섬유증 발견률

인종	발견률 (%)
European white	90
African American	69
Hispanic	72
Asian American	Not available

- 낭성섬유증이 포함하는 (그러나 제한적이진 않은) 임상증상
  - 만성 동폐성 질환
    - · 만성 기침과 가래, 만성 쌕쌕거림과 공기걸림, 폐기능검사에서 폐쇄성 폐질환, 지속적인 섬유성낭종 병원균의 군집, 만성 가슴 영상 이상, 곤봉지
  - 위장관/영양적 이상
    - · 흡수불량/췌장부전, 원위 장폐쇄 증후군, 직장탈출, 재발 췌장염, 태변장폐쇄증, 만성 간담도질환, 성장장애, 저단백혈증, 지용성 비타민 결핍
  - 폐쇄성 무정자증
  - 염분소실 증후군
    - · 급격한 염분 고갈, 만성 대사성 염기증
- 낭성섬유증 선별검사에서 키포인트

- 두 보인자가 각 임신에서 영향받은 아이를 가질 확률은 25%이다.
- 중증도, 발병나이, 영향받은 기관은 예측불가하다.
- 착상전과 출생전 유전자검사는 위험성이 있는 임신에 사용가능하다.
- 5T 대립유전자는 CRTR 단백의 양을 줄인다 (정량적 변이).
- 큰 유전자와 변이 개수의 영향
    - 발견은 100%가 아니다.
    - 음성검사는 낭성섬유증/보인자의 상태를 제외하는 것이 아니라 그럴 가능성을 낮추는 것이다.
    - 집중적 검사 후에도 확인되지 않은 변이가 있을 가능성은 존재한다.
    - 하나의 변이를 확인하는 것은 확인되지 않은 두 번째 변이의 가능성을 배제시키지 않는다.

● 낭성섬유증과 선천성 양쪽 정관 결여증 (CBAVD) (Chillon et al., 1995)

- CBAVD 남성 19%는 두개의 낭성섬유증 변이를 가진다.
- 33%는 하나의 확인된 낭성섬유증 변이와 하나의 5T 대립유전자를 가진다.
- 20%는 하나의 확인된 낭성섬유증 변이를 가진다.
- 1%는 두개의 5T 대립유전자를 가진다.
- 27%는 확인된 낭성섬유증 변이가 없다.
- 경우의 가장 큰 부분을 차지하는 16-32변이에 대한 대부분 실험실의 선별검사에서 1200 이상의 낭성섬유증 유전자 변이가 보고되었다.

유전자 진단을 받은 출생아에서 위험도

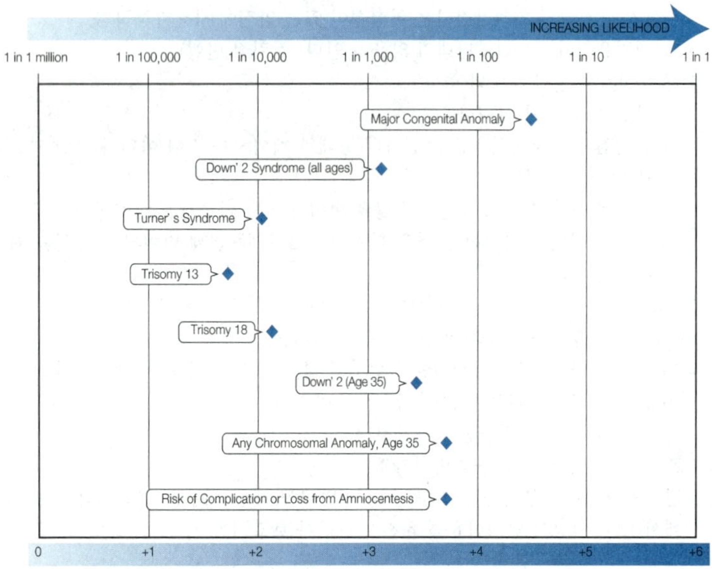

● 모성연령에 따른, 출생아에서 다운증후군과 염색체이상의 위험도

모성연령	47,+21	염색체이상의 위험도
20	1/1667	1/527
25	1/1200	1/476
30	1/952	1/385
35	1/378	1/192
40	1/106	1/66
45	1/30	1/21

인종에 기반한 흔한 유전질환에 대한 보인자 검사

Ethnic Groups	Common Diseases	Carrier Frequency	Testing Methodology
African Americans	Sickle cell anemia Sickle C disease α-Thalassemia β-Thalassemia	1 in 10 1 in 50 1 in 30 1 in 75	CBC and quantitative hemoglobin electrophoresis
Ashkenazi Jews	Tay-Sachs disease Canavan disease Cystic fibrosis Gaucher disease Dysautonomia	1 in 30 1 in 40 1 in 29 1 in 15 1 in 32	Biochemical testing Molecular testing Molecular testing Molecular testing Molecular testing
Asians	α-Thalassemia β-Thalassemia	1 in 20 1 in 50	CBC and quantitative hemoglobin electrophoresis
Caribbean	Sickle cell anemia α-Thalassemia β-Thalassemia	1 in 12 to 1 in 30 1 in 30 1 in 50 to 1 in 75	CBC and quantitaive hemoglobin electrophoresis
Whites (non Jewish)	Cystic fibrosis	1 in 29	Molecular testing
French Canadian	Tay-Sachs disease	1 in 30	Molecular testing
Hispanic	Sickle cell anemia α-Thalassemia β-Thalassemia	1 in 30 to 1 in 200 Variable 1 in 30 to 1 in 75	CBC and quantitaive hemoglobin electrophoresis
Indian/Pakistani	Sickle cell anemia. α-Thalassemia β-Thalassemia	1 in 50 to 1 in 100 Variable 1 in 30 to 1 in 50	CBC and quantitaive hemoglobin electrophoresis
Mediterranean (Italian/Greek)	Sickle cell anemia α-Thalassemia β-Thalassemia	1 in 30 to 1 in 50 1 in 30 to 1 in 50 1 in 20 to 1 in 30	CBC and quantitaive hemoglobin electrophoresis
Middle-Eastern (Arabic)	Sickle cell anemia α-Thalassemia β-Thalassemia	1 in 50 to 1 in 100 Variable 1 in 50	CBC and quantitaive hemoglobin electrophoresis
South-East Asians	α-Thalassemia β-Thalassemia	1 in 20 1 in 30	CBC and quantitaive hemoglobin electrophoresis

CBC, complete blood cell count.
Note: Numbers may not be exact and are estimates only.
Source: Adapted from March of Dimes.

남성인자

- 폐쇄성 무정자증을 가진 남성의 10~15%는 낭성섬유증/CBAVD를 가진다.
- 무정자증이나 심한 회소정자증 (<1×10/^{6}mL)을 가진 남성의 24%는 어떤 유전자 이상을 가진다 (Dohle et al., 2002).
- 무정자증 남성의 10~15%와 심한 회소정자증 (<1×10^{6}/mL)을 가진 남성의 3~10%는 Y염색체에 미세결손을 가진다.
- Y 미세결손 (Foresta et al., 2001; McElreavey et al., 2000)
  - Y 미세결손은 정자생성 실패로 인한 남성 불임의 가장 흔한 유전적 원인이다. testicular sperm aspiration (TESA)/intracytoplasmic sperm injection (ICSI)을 하기 전에 윤곽을 그리는데 중요하다.
  - 임상적 그림: 심한 회소정자증 (<1×10^{6}/mL; 4.4%), 무정자증 (8.1%), 불임남성 (0.4%), ICSI 후보자 (4%); 정상 신체검사와 정상 생식샘자극호르몬 농도 (Dohle et al., 2002)
  - 이런 미세결손은 핵형검사에서 찾아내기에는 너무 작지만 분자적 기술로 확인할 수 있다 [PCR].
  - 대부분 결손은 Y염색체의 장완 (Yq11) azoospermic factor (AZF)구역에서 일어난다.
  - AZF구역에서 겹치지 않는 분절: AZFa, AZFb, AZFc; 이것들은 정자생성에 중요한 여러 유전자를 가지고 있다.
  - DAZ (deletion in azoospermia)가 AZFc에 있다.
  - AZF 결손 빈도 분포

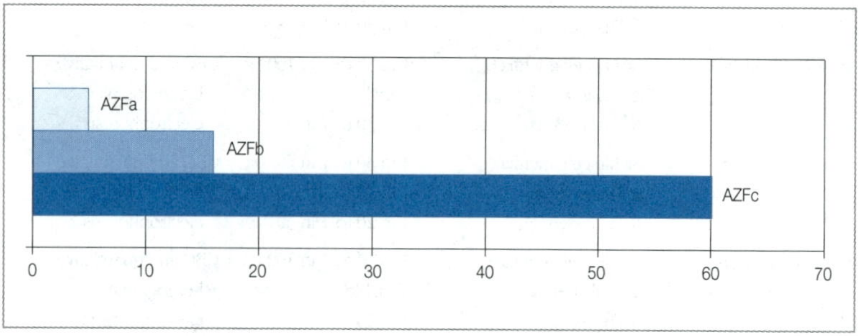

· 두개나 세 개의 구역을 포함하는 결손: 14%
· AZFa, b, c를 포함하지 않는 결손: 5%

- 명확한 유전자형-표현형 연관이 안됨: 표현형은 정액검사와 고환 조직학에 기초해 정의된다.
    - AZFa-c 결손: 정자가 없음.
    - AZFa 결손: 정자 재생 예후가 나쁘다.
    - AZFb 결손: 정자 재생 예후가 나쁘다.
    - AZFc 결손: 심한 희소정자증으로 사정에서 정자가 있을 수 있다. 다른 것은 무정자증일 수 있으나, 고환 조직검사로부터 충분한 수를 만들면 정자회복이 될 수 있다.
- Y 미세결손은 다른 알려진 건강문제와 일반적으로 연관되어 있지 않다. 비록 정보가 영향받은 남자의 아들의 표현형을 고려하는데 국한되어 있지만, Y 미세결손을 가진 남성은 결손된 Y염색체의 불안정성 때문에 자손이 45,X/46,XY핵형을 가질 위험이 높을 수 있다는데 관심이 있다.

흔한 성염색체 이상의 특징 (계속)

핵형;이름	예상되는 표현형
47,XXY; Klinefelter syndorome	· 남자 신생아 1/500 · 생식샘저하증과 불임의 가장 흔한 원인 · 태어날 때 정상, 정상 생식기 · 정상 사춘기, 고환크기 감소, 사춘기 시작과 성인기동안 테스토스테론 보충이 필요, 불임, 여성형 유방의 위험 · 양성적 성향 · 큰 키, 날씬, 표현적 언어 부족 · 학습장애의 위험, 특히 읽기; 50%는 실독증이다.
47,XY/47,XXY; Klinefelter mosaic	· 보통 외모는 정상 · 많은 경우 생식가능 · 47,XXY와 일치하여 발달 위험 감소된다.
47,XXX; Triple X	· super female · 여자 신생아 1/1,000 · 정상 외모에 큰 키 · 나쁜 난소기능과 조기 폐경에도 불구하고 정상 사춘기 · 학습장애와 과다행동의 위험, 우울증의 위험, 가변 월경 · 공격성의 빈도는 증가하지 않는다.
45,X; Turner syndrome	· 태어날 때, 선천적 림프부종이 있을 수 있다.; 심기형의 위험; 익상경, 신기형 · 성장 지연, 작은 키, 비만 위험 · 난소 이상발생과 성적발달의 결여; 호르몬 보충이 보통 사춘기에 시작된다. · 중이염, 뇌혈관질환, 고혈압, 당뇨, 갑상선 이상, 비만의 위험 · 학습장애의 위험, 특히 공간관계와 지각; 우울증과 감소된 사회적 기술과 자존심
45,X/46,XX; Turner mosaic	· 종종 정상 외모, 조금 작은 키일 수 있다. · 많은 경우 생식가능; 자연유산과 조기폐경의 위험 · 45,X와 일치하여 발달 위험 감소
46,XX/47,XXX; Triple X mosaic	· 보통 정상외모, 생식력은 비슷하다. · 47,XXX와 일치하여 발달 위험 감소

핵형;이름	예상되는 표현형
45,X/46,XY	· 혼합된 생식선 이상발달 · 생식선: 한 줄 생식선 (45,X처럼)과 하나의 발달이 불량한 고환 · 다양한 고환 호르몬 생산 때문에 다양한 정도의 남성타입의 성기 · 45,X에서처럼 작은 키 · 다양한 정도의 표현형: 정상 남자 성기부터 혼합된 성선 이상발달과 애매한 외부 성기부터 정상 여성 외부 성기
47,XYY	· 남자 신생아 1/840 · 주는 표현형적으로 정상 · 중기 어린이시절, 가속된 성장, 낮거나 정상의 지능, 가능한 학습 장애, 말하기 장애가 흔함; 불량한 근육, 행동문제: 과당행동과 발끈 성내기 (공격성은 문제되지 않는다.) · 양성성 · 사춘기는 6개월까지 늦어진다.
유약X증후군	· X-연관 상염생체 우성 유전; 정신 지연의 가장 흔한 유전적 원인 · FMR1 유전자에서 연장된 CGG 반복; 직접 DNA 분석 · 여성에서 보인자빈도, 1/250 · 완전한 변이를 가진 거의 대부분 남성과 여성의 약 1/2이 유의한 정신지연을 보인다 (남성1/2,000; 여성1/4,000). · 원인을 알 수 없는 발달 장애 선별검사; 자폐증 · 설명되지 않는 정신 지연이나 유약 X증후군의 가족력 · 조기 난소부전 (1/4까지 유약 X 증후군 보인자)
삼배체 69,XXY 혹은 69,XYY	· 드물고 보통 유산된 배아나 태아에서 관찰된다. · 태어난다고 해도 빨리 사망한다 (애매한 성기를 가진 신생아).

33. 안드로겐 대체 치료

안드로겐

- 안드로겐의 대부분은 부신과 난소에서 합성된다.

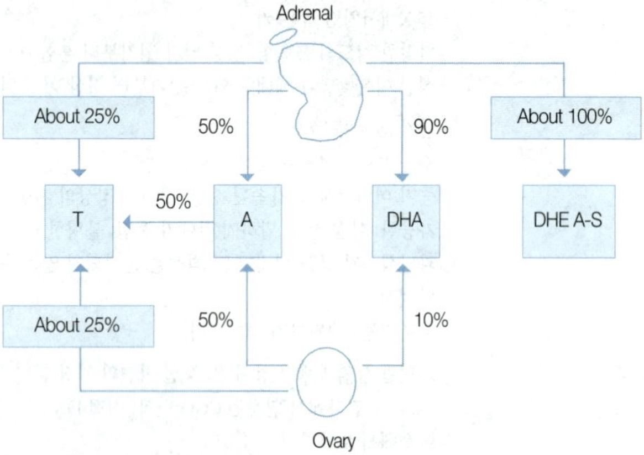

A, androstenedione; DHA, dehyroepiandrosterone; DHEA-S, dehydroepiandrosterone sulfate; T, testosterone.

- Dihydrotestosterone (DHT)는 비방향성 안드로겐이다.

- Sex hormone-binding globulin (SHBG)에 결합한 스테로이드에 대한 결합친화력은 DHT>테스토스테론 (T)>androstenediol>estradiol>에스트론 (E_1) (dunn et al., 1981)

		Relative activity level
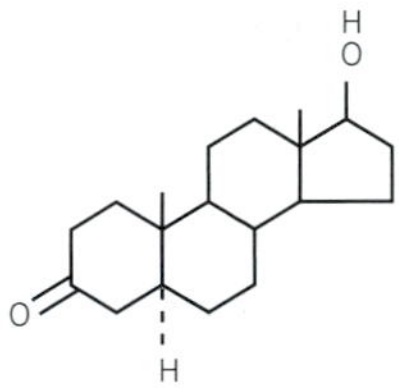	Dihydrotestosterone	300
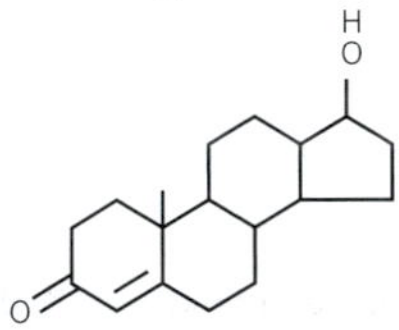	Testosterone	100
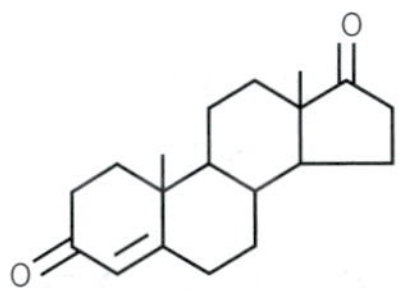	Androstenedione	10
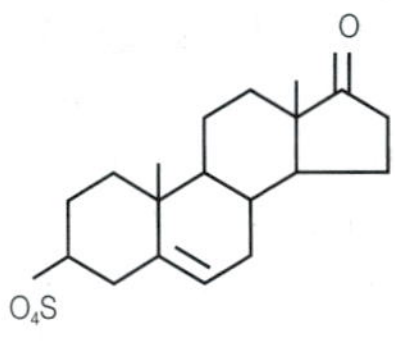	Dehydroepiandrosterone sulfate	5

- 질문은 아직 확실하게 풀리지 않았다: 안드로겐 대체 치료가 성욕, 활력, 근육량과 힘, 그리고 뼈 무기질 밀도 (BMD)에도 영향을 미치는가?
- 안드로겐 수치는 폐경으로 진행하면서 감소한다 (난소와 부신으로부터 감소).

● 폐경 후 안드로겐 생산;

	↓테스토스테론 (%)	테스토스테론 (㎍/day)
폐경 전	-	250
자연적 폐경	28	180
수술적 폐경	50	125

	테스토스테론 (㎍/day)↓	Androstenedione%↓
폐경 전 난소절제	50	50
자연적 폐경	28	50
폐경 후 난소절제	50	50

- 폐경 전 여성에서, 난소절제는 테스토스테론과 androstenedione을 똑같이 떨어뜨린다. 이것은 폐경전 여성에서는 두 안드로겐이 똑같이 난소와 부신에서 나온다는 것을 제시한다.
- 폐경 후 여성에서, 테스토스테론 농도는 자연폐경과 비교했을 때 난소절제 후 더 떨어진다 (50%). 그러므로, androstenedione이 아닌, 폐경에서 난소에 의한 테스토테론의 분비는 유지된다.

● 총 테스토테론은 여성이 매우 늙을 때까지 (71~95세) 거의 변하지 않는다.

● 오래전의 자궁절제술±난소절제술이 나이든 여성에서 내인성 성호르몬 수치에 대한 관계를 조사한 연구를 보면 양측성 난관-난소절제술은 나이든 여성에서 순환 estradiol (E_2) 수치에 거의 영향을 끼치지 않는다. 하지만 많고 지속적으로 감소하는 생물학적으로 이용할 수 있는 테스토스테론과 연관이 있다. 비록 테스토스테론 수치가 폐경 전후로 낮지만, 온전한 여성에서 난소의 테스토스테론 생산이 눈에 보이게 증가하고 폐경전 수치로 돌아온다.

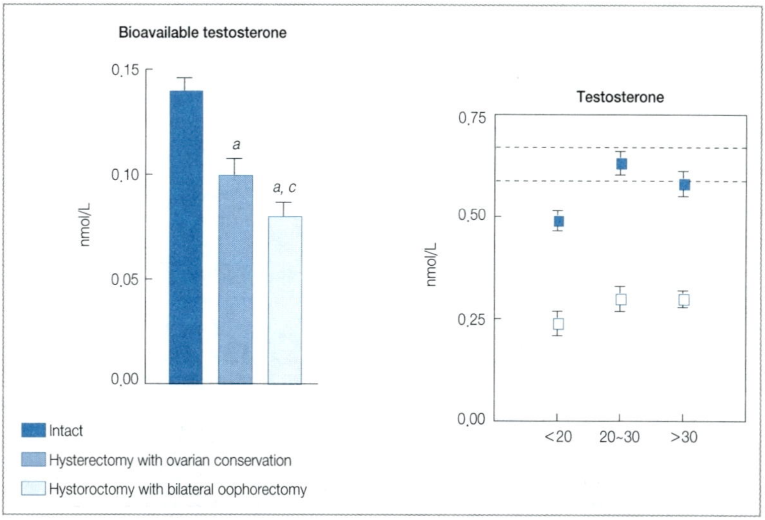

Figure on right: Body mass index-adjusted mean (± standard error testosterone levels in 438 intact women (*closed squares*) and 123 bilateral salpingooophorectomy women (*open squares*) stratified by years since menopause for intact women and years since surgery. Dotted lines indicate the mean (±standard error) testosterone level for premenopausal women.

- 갱년기의 난소는 주요 안드로겐 생산 장소가 아니다.
  - 부신 스테로이드의 결여에서, 폐경 후 여성은 순환하는 안드로겐이 없다.
    - 폐경 후 난소에서의 결여 → 테스토스테론, androstenedione (A^4), P450아로마타제, FSH 수용체, LH 수용체

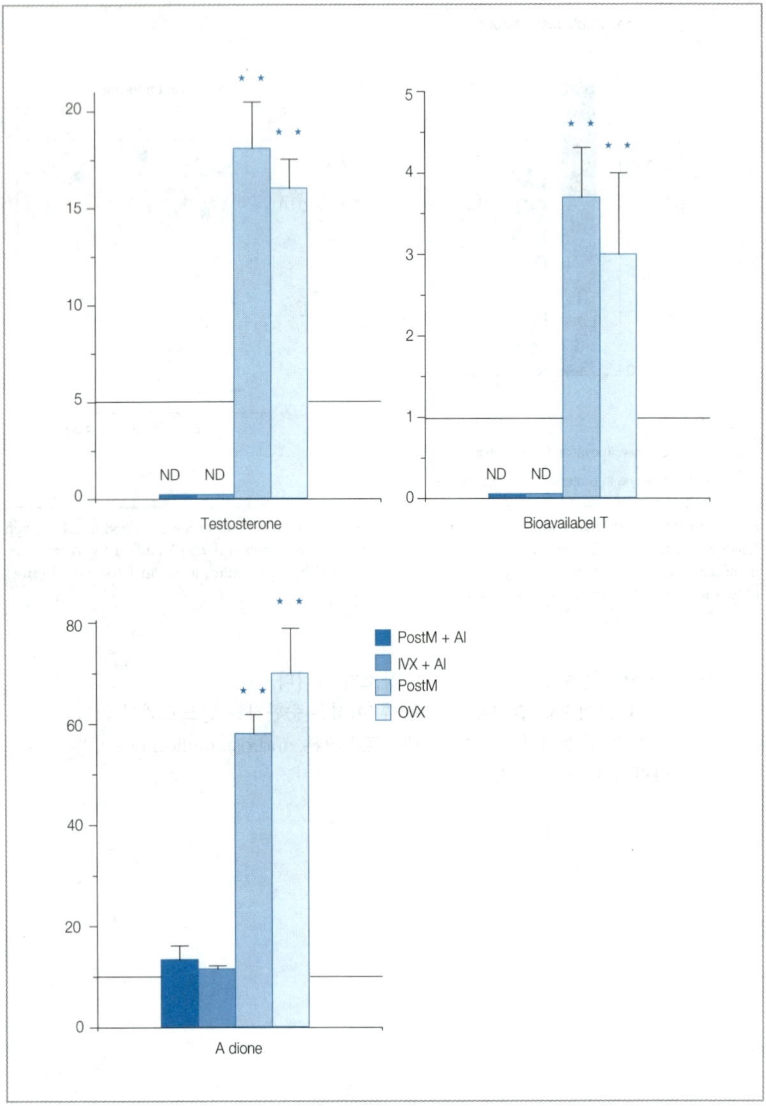

20
15
10
5
0
ND
ND
Testosterone
5
4
3
2
1
0
ND
ND
Bioavailabel T
80
60
40
20
0
A dione
PostM + AI
IVX + AI
PostM
OVX

감소한 성욕: estradiol을 먼저 사용한다.

- E_2 먼저 사용하면 90%는 E_2치료 3~6개월 후 예전의 성욕으로 돌아간다고 보고되었다. 음핵 감수성이 돌아오고, 오르가슴의 수용력이 돌아온다. 안드로겐을 첨가하는 것은 E_2 단독일 때와 다르지 않다.

안드로겐 대체 치료의 적응증

- 특정한 자유 테스토스테론 수치와 감소한 성적 증상사이의 관계는 성립되지 않았다.
- 분석은 정상테스토스테론의 낮은 수치에서 민감하지 않다.
- 조기 난소 부전 환자에서 고려된다.
- 안드로겐 대체 치료에 반응할 것 같은 임상적 프로파일 (E_2가 풍부한 여성에서)
  - 설명이 되지 않는 지속적인 피로
  - 무뎌진 동기
  - 성욕 감소
  - 행복 감소
  - 자유 테스토스테론 감소

금기

- 중등도에서 심한 여드름
- 임상적 다모증
- 안드로겐적 탈모증
- 알고있거나 의심되는 안드로겐 의존적 신생물

부작용

- 남성화/다모증
- 쉰목소리
- 탈모증
- 수액정체
- 여드름
- 안드로겐 치료와 유방암빈도 사이의 관계가 있다고 알려지지 않음
- 지단백-지방의 부작용
- 음핵거대증

안드로겐 대체 치료

- 오직 경구: 메칠테스토스테론 (MT) (0.625 mg E_2 + 1.25 mg 혹은 1.2 5 mg E_2 + 2.5 mg)
  - MT는 적어도 테스토스테론만큼 강력하다.
  - 1936: Mocquot와 Moricard (홍조 개선)
  - 안드로겐 대체 치료는 HDL (↓20%), TG (↓30%), 그리고 총 콜레스테롤을 낮춘다. LDL에는 변화가 없다.
  - 전반적인 심혈관 효과를 평가하기 위해 연구가 더 필요하다.
  - 성욕에 대해, 테스토스테론 수치를 적어도 배란하는 여성의 신체적 범위의 상한선까지 회복시킬 필요 (비록 혈청 MT 수치는 측정될 수 없지만)
  - 연구는 안드로겐 대체 치료가 SHBG를 낮춤으로 안드로겐과 E_2의 생물학적 이용성을 증가시킴을 보였다.
  - 안드로겐 대체 치료의 장점

↑에너지
↑활력
↑성욕
↑행복
↓유방 압통
지질에 변화 없음

  - 안드로겐 대체치료의 단점

남성화 (다모증, 여드름, 탈모증, 목소리, 음핵거대증)
신체적 (수분 저류, 부푼감)
심각한 (간세포, 심혈관, 그리고 암의 위험)

순환하는 안드로겐에 대한 에스트로겐 대체 치료 효과

- 자연적 폐경은 폐경 후 약 5년까지 T를 떨어뜨리지 않는다. 반면에 DHEA (-75%)와 A (-50%)는 폐경전후로 감소한다.
- 수술적 절제로 테스토스테론의 50% 감소한다.
- 테스토스테론과 E_2는 SHBG에 의해 영향을 받지만, A4와 E_1은 SHBG에 결합하지 않는다.

- 연구: 맹검, 임의의 >2 mg/day의 경구 미분화된 E_2 vs. 위약
  - ↑ E_2 (8.7 pg/mL → 117 pg/mL)
  - ↓ 테스토스테론 42%
  - ↑ SHBG 160%
- 경구 MT는 지단백을 증가시키고 장기간 간독성을 유발할 수도 있다.
- 위의 효과들이 최근의 저용량 호르몬 대체 치료 (HRT)에서도 보이는지 알려지지 않았다.
- 이 연구는 프로게스테론 보충을 추가하지 않고 행해졌다.

성기능 향상을 위한 테스토스테론 패치

- 장기간 매일 300 ㎍ 테스토스테론-패치를 사용 (에스트로겐 대체 치료[ERT]와의 결합)은 48세 이상이고 배전체자궁절제술 (TAH)/양측성 난관난소절제술 (BSO)후 유의하게 성기능이 떨어진 여성에서 효과적 (향상된 성적 빈도, 즐거움, 그리고 기분)이었다.

미래

선택적 안드로겐 수용체 조절자

- 보조활성물질 혹은 보조억제물질이란 이름으로 선택된 단백에 영향을 미친다.
- 선택된 안드로겐 수용체 조절자 (SARM) 활성의 바람직한 프로파일
  - 증강된 활력
  - 뼈성장
  - 증강된 근육량
  - 중요 부작용 없음
  - 간효소에 영향없음

티볼론 (Tibolone)

- 에스트로겐, 안드로겐, 그리고 프로게스테론의 성질을 가진 합성 스테로이드 (미국에서 사용불가)
- 증명되지 않은 이점
  - 갱년기 증상
  - 성기능
  - 자궁내막과 질출혈: 프로게스테론과의 병용일 필요하지 않을 것이다.; 위약보다 유의하게 더 질출혈을 유발하지만, 병합된 HRT에 비해 거의 1/2수준이다.
  - 지질
  - 유방암: 증식을 낮추고 세포자멸사를 증가시킨다. 효능은 알려지지 않았다.

34. 폐경 후 호르몬 치료

호르몬 대체 치료 (1950s-1990s) → 호르몬치료 (2002에서 현재)

- 비록 WHI연구[estradiol (E_2)/progestin과 단독 에스트로겐 연구]는 완벽하지 않지만, 호르몬치료 (HT)의 적응증과 기간을 개정시켰다. 아직 논란중인 분야들이 많지만 일반적으로 추천되어지는 것은,
  - 갱년기와 자연적 혹은 수술적으로 폐경된 여성에 대한 HT의 위험과 이득은 현재는 좀 더 명확해졌다.
  - 단독 에스트로겐 치료는 유방암의 빈도를 높이지 않는다.; 병합 요법에서 프로게스틴의 역할은 아직 논란 중이다.
  - 골밀도에 의해 정의된 골다공증이 아닌, 골절을 가진 골다공증의 예방과 치료에 대한 에스트로겐 다른 어떤 치료보다도 연구가 많이 되어진 치료요법이다.
  - 심혈관질환 (CHD)의 일차적 예방목적의 호르몬치료는 논란중이다.; 현재의 자료로는 일차적 혹은 이차적 예방 목적으로 HT를 시작하거나, 지속해서는 안된다.
  - 에스트로겐±프로게스틴 호르몬 치료에 대한 주요 적응증은 폐경기 증상의 개선과 골다공증의 예방과 치료이다.
  - 증상 개선을 위해, 가능한한 짧은 기간동안 최저 용량을 사용한다.
  - 수술적 폐경 (양측난소절제±자궁절제술)여성과 골다공증의 예방/치료가 필요한 여성은 장기간 HT치료 (>2-3가 가능하다. 여성 최저 용량 사용 및 모든 몇 년간 치료를 검토; 그리고 위험성, 이득, 그리고 대체치료선택사항에 대해서 환자와 충분히 토론해야 한다.
  - 최근 장기간 호르몬 치료 중이며 별문제 없는 여성은 자동적으로 치료를 중단하면 안되고 재평가되고 개별적으로 상담을 받아야 한다. 호르몬 치료를 중단하면 고관절 골절 보호효과를 급격하게 잃기 때문에 (5년 내) 호르몬치료를 그만두기로 선택한 여성은 대체치료 (SERMs,bisphosphonates) 그리고/혹은 BMD 추적검사가 필요하다.

폐경기에 들어 흔한 불만과 증상

- 혈관운동 증상
  - 안면홍조가 폐경여성의 50%까지 증가하지만, 폐경 후 4년에 걸쳐 20%정도로 서서히 감소한다.
  - 비록 명확한 자료는 없지만, 홍조의 빈도는 E_2의 감소와 FSH증가와 연관된다.
- 불규칙한 출혈
  - 반드시 내막증식증을 배제해야 한다.
  - 경질초음파; 내막이 4 mm 이상이면 검사가 필요하다.
  - 자궁경이나 자궁조영술 (식염수나 물 주입 초음파), 자궁내 병변 (폴립/점막밑 근종)
- ↓BMD
  - 모든 부위에서의 골소실이 증가
  - 위험인자가 있을 경우 골소실 증가 (흡연, 운동부족, 나쁜 식이, 체중)
- 질건조와 요도염
- 자궁절제술
  - 자궁절제술의 55%는 35세와 49세 사이에 이루어진다.
  - 40에서 44세 사이에 가장 많이 이루어진다.
  - 가장 흔한 적응증
    - 증상이 있는 자궁근종
    - 자궁내막증
    - 비정형적 내막증식증 혹은 암
    - 비정상 자궁 출혈

폐경기에서 호르몬치료

- 호르몬치료는 피임약이 아니다.
  - 비흡연자에게 호르몬치료로서 저용량 경구 피임제 (20 ㎍ ethinyl E_2)를 사용할 수 있다.
  - 예상되는 폐경시기 (평균, 51세)에서 1~2년 후 낮은 에스트로겐 용량의 표준 호르몬요법 (경구, 경피 등)으로 바꾼다.

호르몬 치료에 대한 고전적 접근 (오직 관찰적 연구에만 기초함)

1. 에스트로겐은 여러분에게 좋다.
2. 지금 시작해야 한다.
3. 여러분의 남은 생애내내 사용해야 한다.

WHI연구 이후의 접근

- 호르몬치료에 대한 이득 대 위험의 비율을 개별화하여 측정
  - 폐경증상의 경감 (다른 효과적인 치료는 없지만, 증상은 WHI 주요 결과 측도에 포함되지 않는다.)
  - 뼈보존 (폐경 이후 골량의 연간 소실: 3~5%)
  - 유방암의 위험도: 여성건강주도 (WHI) 연구에서 E_2 단독은 위험증가가 없었다.; 프로게스틴 (프로베라)효과는 미정
  - 심보호: 연구 자료 (예: 간호사 건강 연구[NHS] 관찰적 자료)에 의하면 과장된 심혈관질환 감소를 가질 수 있다. 그러나 WHI 연구에서, 고연령, 흡연자, 비만한 환자, 폐경이 먼 환자에 비교해서 폐경에 가깝게 호르몬치료를 시작한 비교적 젊고, 건강한 환자들은 아직 이득을 볼 수도 있다.
  - 기억력 보존 (자료가 빈약): WHI 연구에서 HT가 인지능력의 감소와 연관성 있다.

호르몬 치료 위험과 이득

큰 규모의 관찰적 연구

간호사 건강 연구 [NHS]

- NHS: 48,470명의 폐경 후 여성, 10년 전향적 코호트연구

간호사 건강 연구 [NHS]: E_2사용 vs 위약	상대위험도
최신 호르몬 치료 사용자에서 유방암↑	1.33 (1.12~1.57)
중풍에 유의한 영향 없음	0.97 (0.65~1.45)
최신 E_2 사용자에서 심혈관질환 사건율↓	0.56 (0.40~0.80)
낮은 심혈관질환 위험 여성에서 심혈관질환 사건율↓	0.53 (0.31~0.91)
최근/과거 E_2사용자에서 심혈관질환 사망률↓	0.72 (0.55~0.95)

- NHS 심혈관질환 자료는 10년의 추적관찰 (연간 337,854여성)에 기초한 것으로 폐경 후 여성에서 심혈관질환의 일차적 예방을 위한 호르몬치료의 사용에 타당성을 제시하였다.
- 호르몬치료 사용자에서 유방암 위험이 증가는 12년간의 추적관찰연구 (연간 480,665 여성)에 기초하며 다음의 하위그룹에서 평가되었다.

NHS: 유방암 위험	상대 위험도
무분별한 E_2사용자에서 유방암↑	1.42 (1.19~1.70)
E_2 + 프로게스틴 사용자에서 유방암	1.54 (0.99~2.39)
프로게스틴 단독 사용자에서 유방암	2.52 (0.66~9.63)

- 무분별한 E_2사용은 심혈관질환의 일차적 예방효과가 있지도 않았지만, 유방암 위험도 높이지 않는다는 것은 나중의 무작위대조시험에서도 얻어졌다 (심장과 에스트로겐/프로게스틴 대체 연구[HERS]와 아래의, 두 WHI 연구).

무작위대조시험

심장과 에스트로겐/프로게스틴 대체 연구

- HERS: 심혈관질환과 자궁이 있는 2,321명의 여성

HERS: 에스트라디올+프로게스틴 vs. 위약	위험도 (신뢰구간)
↑정맥 혈전색전증	2.08 (1.28~3.40)
↑담도 수술	1.48 (1.12~1.95)
암에 유의한 영향 없음	1.19 (0.95~1.50)
엉덩이,손목, 다른 골절에 유의한 영향 없음	10년 이상 에스트로겐 치료 필요?
비슷한 심혈관질환 사건률	0.96 (0.77~1.19)

심장에 대한 랄록시펜 사용 (RUTH) (연구진행 중)

- RUTH: 2005년에 폐경이 될 것으로 예상되는 10,000명의 심혈관질환을 가진 여성을 대상으로 진행 중 이다.

여성 건강 주도 (WHI)

- WHI (E_2 + 프로게스틴): 심혈관질환이 없는 16,608명의 폐경 후 여성: 5.2년의 결과:

척도	위험도 (신뢰구간)	절대적인 위험
침윤성 유방암	1.26 (1.00-1.59)	+8
심혈관 질환	1.29 (1.02-1.63)	+7
중풍	1.41 (1.07-1.85)	+8
폐색전증	2.13 (1.39-3.25)	+8
자궁내막암	0.83 (0.47-1.47)	차이없음
대장, 직장암	0.63 (0.43-0.92)	-6
고관절 골절	0.66 (0.45-0.98)	-5
척추골절	0.66 (0.44-0.98)	-6
다른 골다공증 연관 골절	0.77 (0.69-0.86)	-39

- WHI (E_2 + 프로게스틴) 심혈관질환이 없는 10.739명의 폐경 후 여성: 6.8년 결과:

척도	위험도 (신뢰구간)	절대적인 위험
↑중풍	1.39 (1.10~1.77)	+12
침습적 유방암	0.77 (0.59~1.01)	차이없음
심혈관질환	0.91 (0.75~1.12)	차이없음
폐색전증	1.34 (0.87~2.06)	차이없음
대장직장암	0.08 (0.75~1.55)	차이없음
↓고관절골절	0.61 (0.41~0.91)	-6

- 여성건강주도 기억 연구 (WHIMS)는 인지능력에 대한 포함 말 에스트로겐 (CEE)의 부작용을 발견하였고 E_2/MPA (medroxyprogesterone acetate)와 E_2단독 사용 연구 모두에서 치매증가와 경도의 인지장애가 있었다. 하지만, 이런 발견은 WHI 환자들의 아집단분석에 기초한 것으로 인지수행은 WHI 연구의 일차적 결과측도는 아니었다.

왜 관찰적 연구와 무작위대조시험 사이에 불일치가 있는가?

- 왜 큰 관찰적 연구 (NHS)는 호르몬치료 사용자에서 심혈관질환의 감소와 유방암 빈도의 증가를 보여주었으나 왜 이런 결과는 최근의 큰 무작위대조시험 (HERS, 두 WHI 연구)에서 지속되지 않았을까?

호르몬치료에 찬성하여

- 일차적 대 이차적 예방
- NHS와 WHI 연구 대상자간에 차이가 존재한다 (예: NHS에서 평균연령은 57세이고 WHI E_2/프로게스틴 연구에서는 63세). WHI 대상자는 그러므로 호르몬치료를 폐경 후 평균 12년에 시작하였고, 이와 대조적으로 NHS에서는 폐경기나 폐경 후 초기에 호르몬을 시작한 여성들을 대상으로 하여, 일차적 예방목적과 전형적인 임상행위와 일치하였다.
- WHI 연구는 연구가 시작될 때 일차예방그룹인 50대 초반인 환자들이 적았고 (연구의 <20%) 이차예방그룹인 50대 후반에서 70대 후반인 환자들의 비율이 훨씬 컸다. E_2/MPA WHI 연구에서, 대상자의 오직 33%가 50~59세였고, 오직 16~17%만이 폐경 후 5년 이내였다.
- 큰 연구 크기에도 불구하고, WHI 시험은 50~54세에 폐경 후 바로 호르몬치료를 시작에 의한 심혈관질환 감소를 평가하는데는 부족한 연구로 생각된다.

여성건강주도 결과에 찬성하여

- NHS같은 관찰적 연구는 건강 사용자 효과때문에 인정받지 못한다. 즉, 호르몬치료를 사용하는 간호사들은 흡연을 덜하는 것 같이 혼동시키는 긍정적인 생활방식 요소를 더 가지고 있는 경향이 있어서, 호르몬 효과와 상관없이 사용자에서 심혈관질환을 명백하게 떨어뜨린다. 역시, 유방검사 증가/유방촬영 증가는 NHS참여자 중 호르몬치료 사용자에서 유방암진단을 증가시키는 요인이 된다.
- NHS는 무증상심근경색증을 배제했지만, WHI 자료에는 NHS 연구에서는 맹검이 안된 검사자에 의해 사망의 분류에서 오차가 있을 수 있다.
- RCT 자료 (WHI연구)는 위에 나열된 효과 같은 혼란과 오차가 적다.

호르몬 치료 관리와 용량

- 호르몬 치료에서 사용되는 기존의 에스트로겐
  - 생물학적 등가 공식
    - 0.625 mg 포함 에스트로겐: CEE (프리마린), 식물추출 포함에스트로겐 (세네스틴), 에스터화된 에스트로겐 (에스트라타브)
    - 1 mg 미분화된 E_2 (에스트라스)
    - 0.005 mg (5 μg) 경구 에티닐 E_2 (OCs)

· 0.05 mg/일 17β-E_2 (패치)

- 저용량 에스트로겐 치료
  - 무작위대조연구인 Women's Health, Osteoporosis, Progestin, Estrogen (HOPE) 연구는 0.3 mg 혹은 0.45 mg의 CEE의 낮은 일일 용량이 표준 용량 (0.625 mg/일)과 비슷한 증상 경감효과가 있다는 것을 발견하였다.
  - 저용량 CEE 치료는 척추와 고관절 BMD 증가에도 효과적으로 나타났다.
  - 14 ㎍/일의 경피적 17β-E_2 패치 (메노스타)는 내막증식증 부작용없이 골밀도를 유지하는 것으로 나타났다.

프로게스틴과 자연 프로게스테론

- 프로게스틴은 에스트로겐 치료와 연관된 내막증식증/자궁내막암의 위험을 현저히 감소시킨다 (그러나 완전히 떨어뜨리지는 않는다.).
- 대부분의 자료는 MPA를 이용한 데이타들이다 (WHI E_2/MPA). 프로게스틴 성분은 병합 호르몬 연구에서 E_2 단독에서는 발견되지 않는 일부 부작용에 대한 원인일 수 있다.
- 프로게스틴 첨가시 나올수 있는 단점
  - ↑ 유방암 위험? (WHI 자료에 의해 추정되지만 증명되지 않았다.)
  - 지질 구성에 대한 부작용 (↑ LDL, ↓ HDL; E_2의 이익을 감소시킬 수도 있다.)
  - 당내인성 장애 (임상적 중요성은 없지만)
- 주기적 vs. 지속적 병합요법 (자궁절제술을 하지 않은 여성에 대한)
  - 주기적 치료는 보통 월 10~12일의 프로게스틴/프로게스테론 (P_4)에 이어지는 소퇴성 출혈로 구성된다.
    - 아마도 지속적 병합요법보다 폐경기에서 더 견딜만 할 것이다 (↓ 자궁출혈).
  - 지속적인 병합치료는 에스트로겐 치료에 프로게스틴/P_4의 일일 용량을 더한다.
    - E_2와 같은 투여경로를 사용할 수 있을 것이다.
    - 어떤 병합은 두개의 경로를 요구한다 (예: 경피적 E_2 패치/레보노르게스트렐 자궁내 장치 (LNG-IUS)).
  - MPA (프로베라)
    - 주기적 호르몬치료에서 표준용량은 5 mg 혹은 10 mg/일 × 10~14일/월; 지속적 병합 호르몬치료에서 표준용량은 2.5 혹은 5.0 mg/일이다. 지속적 병합 호르몬치료에서 저용량 MPA (1.5 mg/day)는 CEE 0.3 혹은 0.45 mg/일와 함께 쓰이곤 한다.
  - NETA: Aygestin 단독, 에틸 E_2와 FemHRT
    - 주기적 호르몬 치료에서 표준용량은 5나 10mg/일 × 10~14일/월이다. 지속적 병합 호르몬 치료에서 1.0~2.5 mg/일이 사용된다.
  - 미분화된 P_4 (프로메트리움)

· 자연 P_4와 동일하다 (생물학적등가 호르몬치료). 졸림을 유발할 수 있다.
· 주기적 호르몬치료의 표준용량은 200혹은 300 mg/일 × 10~14일/월이다. 지속적 병합 호르몬치료의 표준용량은 100~200 mg/일 이다.

- LNG-IUS (미레나)
  · 내궁내막 위축과 무월경을 유발하므로 5년 사용가능
  · 200명의 여성을 대상으로 E_2/LNG-IUS 대 경구 E_2/NETA 비교한 무작위 시험은 2년 이상의 추적관찰에서 LNG-IUS가 내막 보호에 대해서 같은 효율과 더 높은 지속력을 나타냄을 발견하였다.

경피적 호르몬 치료 패치

- 용량은 E_2 0.015~0.1mg/일이다. 0.05와 0.1 mg/일이 가장 흔하게 사용된다. 전형적으로, 0.05 mg/일로 시작한다.
  - 첫 경로 간대사를 피하는 것은 TG가 높은 환자에게 이익이지만 지질 프로필에 대한 E_2의 긍정적 효과 (E_2는 LDL을 낮추고, HDL을 높인다.)를 잃는다.
- 주 일회의 적용:
  - E_2 단독: Climara, Menostar, generic.
  - 병합 E_2/프로게스틴: E_2/NETA 패치, E_2 0.05 mg/일, 프로게스틴 용량 0.14 혹은 0.25 mg/일 (콤비패치)

새로운 호르몬 치료 공식과 경로

Estring

- Estring: 저용량 (2 mg)E_2 질 고리. 3개월간 지속적으로 사용 = 0.0075 mg E_2/일 → 혈청 E_2 수치: 약 8~11 pg/mL.
  - 질 위축으로 인한 비뇨생식적 증상에만 적응증이 된다.
  - 낮은 혈청 E_2수치: 홍조를 해결해 주지 않는다. 잦은 전신 부작용
  - 전신적 E_2는 내막 증식증을 유발하기때문에 되도록 낮아야만 한다.
  - 낮은 E_2 용량 때문에 소퇴성 출혈은 없는 경향이 있다.

Femring

- Femring: 고용량 (12나 24 mg)E_2 질 고리. 두 힘: 0.05와 0.1 mg/일. 3개월간 지속적으로 사용 → 혈청 E_2 수치는 0.05 mg/일 사용으로 ~41 pg/mL, 0.1mg/일 사용으로 ~76 pg/mL.
- 혈관운동성 증상과 비뇨생식기적 증상 모두에 적응증이 된다.
- 유의한 혈청 E_2수치: 전신적 효과는 경구/경피적 호르몬치료와 일치한다.
- 자궁절제술을 하지 않은 여성에서는 주기적 혹은 지속적 프로게스틴을 추가해야 한다.

EstroGel

- EstroGel: E_2 0.06% 경피적 젤 (유럽에서 사용되었고, 2004년부터 미국에서 사용가능) 용량: 1.25 g 젤/일 = 0.75 mg E_2/일 → ↑ 혈청 E_2수치: ~28-30 pg/mL
  - 중등도-중도 혈관운동성 증상±질위축에 효과적
  - 첫 경로 간대사를 피한다 (E_2 패치처럼).
  - 자궁이 있는 여성에게는 지속적 혹은 주기적 프로게스틴/P4를 병합한다.

Tibolone

- Tibolone: 에스트로겐, 안드로겐, 프로게스테론적 성분을 가진 합성 스테로이드
  - 다음에 대해 확실한 효과
    - 홍조와 발한
    - 골다공증: 뼈의 전환을 낮추고, 유의하게 골밀도를 향상시킨다.; 티볼론으로 한 골절에 대한 장기간의 중재는 아직 미결인체로 남아있어 골절에 대한 자료는 없다.
  - 증명되지 않은 이익들
    - 갱년기 증상
    - 성기능
    - 내막과 질출혈: 프로게스티과 함께할 필요가 없을 지도 모른다.; 위약보다 유의하게 많은 질출혈을 유발시키지만, 병합된 호르몬치료에 비해 거의 절반수준이다.
    - 지질
    - 유방암: 증식을 느리게 하고 세포자멸사를 증가시킨다.; 효과는 미상이다.

A. 호르몬 치료

Active Ingredients	Drug Name	Company	Typical Daily Dosage Choices
Estrogens			
CEEs	Premarin	Wyeth-Ayerst	0.3, 0.625, 0.9, 1.25, 2.5 mg/ continuous daily dosing or cyclic dosing
17β Estradiol (oral)	Estrace	Warner Chilcott	0.5, 1.0, 2.0 mg/continuous daily dosing
17β Estradiol (transdermal)	Climera	Berlex	0.025, 0.05, 0.075, 0.1 mg/ weekly patch
	Alora	Watson	0.05, 0.075, 0.1 mg/ change patch 2x/wk
	Esclim	Women First	0.025, 0.0375, 0.05, 0.075, 0.1 mg/ change patch 2x/wk
	Estraderm	Novartis	0.05, 0.1 mg/ change patch 2x/wk
	Vivelle dot	Novartis	0.0375, 0.05, 0.075, 0.1 mg/ change patch 2x/wk
Estropipate	Ogen	Pharmacia	0.625, 1.25, 2.5 mg/ continuous daily dosing or cyclic dosing
	Ortho-EST	Women First	0.625, 1.25 mg/ continuous daily dosing or cyclic dosing
Esterified estrogens	Estratab	Solvay	0.3, 0.625, 2.5 mg/ continuous daily dosing
	Menest	Monarch	0.3, 0.625, 1.25, 2.5 mg/ cyclic dosing (3 wks on therapy, 1wk off)
Synthetic conjugated estrogens	Cenestin	Duramed/ Solvay	0.625, 0.9, 1.25 mg/ continuous daily dosing
Oral estrogen-progestin combination therapy			
CEEs and MPA	PremPro	Wyeth-Ayerst	0.625 mg CEE plus 2.5 mg MPA 0.625 mg CEE plus 5 mg MPA

Active Ingredients	Drug Name	Company	Typical Daily Dosage Choices
	PremPhase	Wyeth-Ayerst	0.625 mg CEE days 1-14 0.625 mg CEE plus 5 mg MPA days 15-28
EE and NE	Fem HRT	Parke Davis	5 ㎍ EE plus 1 mg NE; continuous daily dosing
Micronized estradiol and norges timate	Ortho-Prefest	Ortho-McNeil	1 mg 17β estradiol (continuous and 0.09 mg norgestimate (pulsed in 3-day cycles)
Micronized estradiol and NE	Activella	Pharmacia	1 mg 17β estradiol and 0.5 mg NE; continuous daily dosing
Combination oral estrogen and testosterone			
CEEs and MT	Estratest	Solvay	1.25 mg CEE plus 2.5 mg MT; cyclic dosing (3 wks on therapy, 1 wk off)
	Estratest-HS		0.625 mg CEE plus 1.25 mg MT;cyclic dosing (3 wks on therapy, 1 wk off)
Transdermal combination therapy			
17β Estradiol and NE	CombiPatch	Aventis	0.05 mg 17β estradiol and 0.1 mg NE or 0.05 mg 17β estra diol and 0.25 mg NE; change patch 2x/wk
Vaginal estrogen therapy			
CEE	Premarin	Wyeth-Ayerst	0.625 mg/g; daily
17β Estradiol	Estrace	Warner- Chilcott	0.1 mg/g; daily then 1-3x/wk
Estropipate	Ogen	Pharmacia	1.5 mg/g; daily
Dienestrol	Ortho Dienestrol	Ortho-McNeil	0.1 mg/g; daily then 1-3x/wk
Estradiol	Vagifem	Pharmacia	25 g tablets daily for 2 wks then 2x/wk
Vaginal estrogen ring			
Estradiol	Estring	Pharmacia	2 mg reservoir; replace every 90 days

CEE, conjugated equine estrogen; EE, ethinyl estradiol; MPA, medroxyprogesterone acetate; MT, methyltestosterone; NE, norethindrone acetate. (Source: Reproduced with permission from Gordon JD, Rydfors JT, et al., eds. Obstetrics Gynecology and Infertility (5th ed). Arlington, VA: Scrub Hill Press. Inc. 2001.)

35. 폐경 후 골다공증

정의

- 낮은 골량과 미세구조 황폐화로 연속적인 골유약성 증가와 골절에 대한 감수성 증가
- 골다공증은 비록 어떤 연령대에도 발생할 수 있지만, 폐경 후의 백인 여성에서 가장 흔하게 발견된다.
- 에스트로겐을 복용하는 여성의 10~15%는 뼈를 잃는다.
- 진단: 골밀도측정기

유병률과 빈도

- 50세 이상의 여성의 13~18%
- 미국에서 130만 이상의 골다공성 골절/년

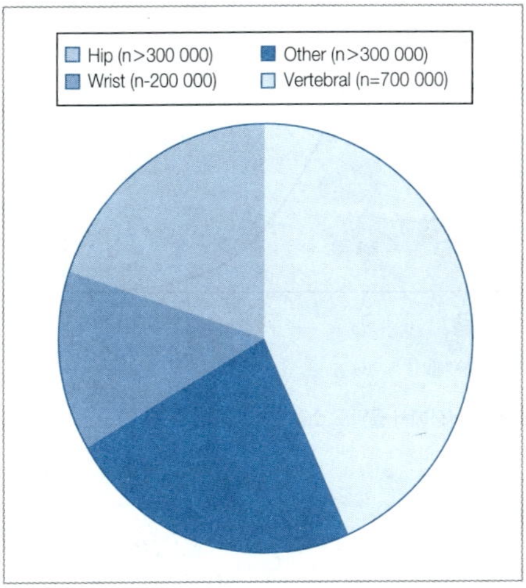

미국에서 골다공성 골절의 연간 발병률

- 백만 명: 골다공증 (미국)
- 이천만 명: 골감소증 (미국)
- 250,000 고관절 골절
- 폐경 후 여성은 매년 약 3%의 골피질과 8%의 골주를 잃는다.

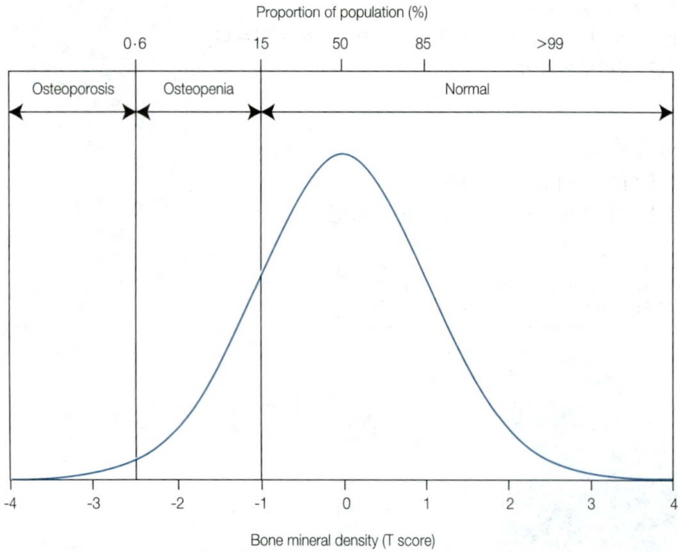

30~40대의 건강한 여성에서 골밀도 소견

선별검사

- 논란이 있지만, 다음과 같은 이유로 정당화된다.
  - 흔한 질병이다.
  - 높은 이환율, 사망율, 고비용
    - 1995년 미국에서 골다공성 골절에 들어가 비용은 1,380만 달러로 추정된다.
  - 정확하고 안전한 검사가 사용가능하다.
  - 효과적인 치료가 있다.
  - 폐경 후 여성에서 골다공증에 대한 위험인자:
    - 성인기에 생긴 골절 병력, 1촌에서 유약한 골절의 병력, 낮은 체중 (57.7 kg),

최근 흡연력, 3개월 이상 경구 글루코코르티코이드 사용, 떨어질 위험 때문에 안 좋은 시력, 이른 나이 (<45세)에 에스트로겐 부족, 안 좋은 건강, 연약함, 최근의 넘어짐, 낮은 칼슘섭취, 낮은 신체 활동, 하루 두 잔 이상의 알콜 섭취.

병리

- 뼈의 흡수와 생성사이의 불일치
- 미세구조가 망가지는 기전은 확실하지 않다.
- 리모델링 증가는 구조적 약함을 유발할 수 있고, 그것은 골절 위험과 높은 뼈전환의 독립적 관련성을 설명할 수도 있다.
- 골감소는 30대나 40대에 시작된다. → 골피질과 골주의 소실은 서서히 진행되며 80대나 90대까지 지속된다.
- 폐경에 의한 골감소는 폐경시작과 이와 동반되는 에스트로겐 결핍 직후부터 시작된다.
- 여성에서 에스트로겐 부족이 골감소를 증가시키는 기전은 잘 설명되지 않는다.
  - 사이토카인의 유리가 파골세포 기능에 직접적인 영향을 끼친다.

진단

- 피로골절이 합병될 때까지 증상이 없다.
- 임상적으로, 척추골절은 요통, 이학적 검사에 의한 척추 변형, 혹은 키가 줄어드는 환자들에서 의심해볼 수 있다.
- 고관절 골절 후, 50~55세 환자의 거의 6명 중 1명 그리고 90세 이상 중 1/2 이상은 병원에서 퇴원하여 요양소로 간다.
- 표준 X선은 골량의 40% 가까이 소실될 때까지 골다공증을 발견하지 못한다.
- 골밀도의 표준척도: 척추와 고관절의 dual energy X-ray absorptiometry (DXA)
  - 피질골과 해면골 평가; 첫 1년간의 bisphosphonate 치료에서 골밀도가 3~6% 증가.
  - DXA는 치료 반응에 대한 모니터로도 사용될 수 있다.
  - DXA T 점수: 건강한 30세 여성의 평균 골밀도 이상 혹은 이하로 표준편차의 숫자
  - DXA Z 점수: 나이와 성별을 통제한 평균 골밀도 이상 혹은 이하로 표준편차의 숫자; -1 이하의 z 점수는 참고 범위의 가장 낮은 25%의 값을 가리킨다 (골절 위험이 두 배가 된다.).

- 주의: 건강한 폐경전 여성에게는 T점수보다는 Z 점수가 쓰여야 한다.
- 생화학 표지자
  - 해면골만 평가
  - 모니터링 정보를 제공한다.; 하루변이에 영향을 받는다.
  - 빠르면 치료 1~3개월이면 표지자에 변화가 보인다.
  - 어떤 의사들은 3개월째에 표지자를 확인할 것을 추천한다.

골생성의 혈청 표지자	Alkaline phosphatase, osteocalcin
골흡수의 혈청 표지자	D-telopeptide (CTx)
골흡수의 뇨 표지자	N-telopeptide (NTx),deoxypyridinoline

- T 점수: 평균 최고 골량 수치로 30세 참고 점수로부터 표준편차 점수에서의 차이를 비교한다.

T 점수	WHO 분류
-1과 같거나 크다	정상
-1에서 -2.5	골감소증
-2.5 이하	골다공증

  - -1 SD: 고관절 골절이 두 배로 증가
  - -2 SD: 고관절 골절이 네 배로 증가
  - -3 SD: 고관절 골절이 여덟 배로 증가

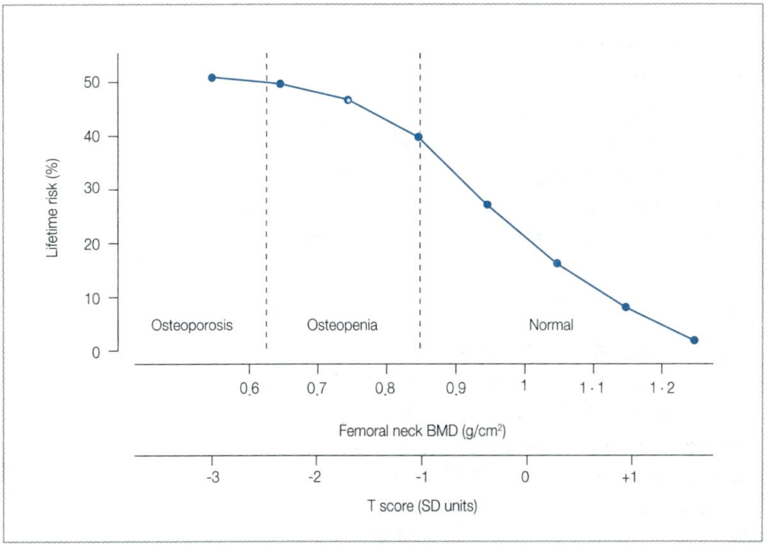

- 50세 여성은 골다공성 골절의 평생위험이 40%이다.
- 80세 이상의 여성의 1/3이 지속되는 고관절 골절이 있고, 15~20%는 합병증으로 죽는다.
- 이런 경우 DXA를 한다.
  - 폐경 후
  - 내분비적 질환
  - 이차성 무월경 (>1년)
  - 신경성식욕부진
  - 흡수장애
  - 약 (항경련제, 글루코코르티코이드, 과도한 레보싸이록신, 지속되는 GnRH 작용제)
- 다른 원인을 평가하기 위한 검사
  - CBC, 크레아티닌
  - TSH
  - 전해질
  - 간기능 검사
  - Ca, PO_4, alkaline phosphatase
  - PCOS 때문이 아니면서 폐경 전에 무월경

- E_2, FSH
- 임상적 상황에 기반해서:
  - 온전한 PTH와 칼슘
  - 24시간 뇨 자유 코티솔
  - 25-hydroxy-vitamin D (골연화증)
  - 잠재된 악성종양 평가 (다발골수종, 골전이)
- 골다공증의 치료반응에서, 골밀도보다 표지자가 더 빠르고 드라마틱하게 반응한다.
  - 30% 혹은 그 이상의 골전환 감소가 치료에 반응한다고 확인하는데 바람직하다.

치료

- T점수가 -2.0 혹은 그 이하의 모든 여성
- T점수가 -1.5에서 -2.0 사이: 위험인자를 가진 여성에 대한 예방 전략과 치료 (가족력, 이전 골절, 흡연자, <128 lb, 높은 골전환)
- 병합요법은 상승작용이 있다.
- 골다공증 예방법들

약	용량
칼슘 카보네이트, 칼슘 시트레이트	1,000~1,500 mg/일 (칼슘 시트레이트가 부작용이 덜하다.)
비타민D	400~800 IU/일
운동	체중견딤 (예: 걷기≥40분/세션, ≥4세션/주)

- 식이, 체중-견딤 운동, 금연을 포함한 비약물적 치료
- 에스트로겐/프로게스틴 치료는 유방암, 중풍, 정맥 혈전색전 등, 그리고 아마도 심혈관질환의 위험성을 높이기 때문에 더 이상 폐경 후 여성에서 골다공증 치료의 일차적 접근이 아니다.
- 비스포스포네이트는 뼈전환을 감소시키고 골밀도를 증가시킨다.

약	반감기
Alendronate (포사맥스)	10년
Risedronate (악토넬)	3주

- 위약-통제 무작위시험에 기반한 다양한 치료의 항골절 효과

약	척추 골절	고관절 골절
랄록시펜	+++	++
비스포스포네이트	+++	++
칼시토닌 (코)	+	0
PTH	+++	.
비타민 D 유도체	±	0
에스트로겐	+	0
strontium ranelate	++	.
Fluoride	±	—
스타틴	0	0

● 약

약	용량	해설	부작용
Raloxifene (Evista)	60 mg/day	LDL을 낮추고 HDL에는 영향없음 심혈관질환에과 유방암에 대한 장기간 영향은 아직 모름	홍조 근경련 정맥 혈전색전증
Bisphophonates			
Alendronate (Fosamax)	T: 10 mg/day or 70 mg/wk P: 5 mg/day	종종 약이 아니라 Ca^{2+}와 연관되어, 비특이적인 위장관증상 저칼슘혈증을 피하기 위해 Ca^{2+}/비타민D 섭취를 증가한다.	식도 자극/미란 근육통 포도막염
Risedronate (Actonel)	T&P:5 mg/day or 35 mg/wk		
Zoledronic acid (Zometa)	연1회 4 mg IV		
칼시토닌 (Miacalcin)	200 IU, 매일 한 번 비강 분무	급성골절에서 뼈통증을 감소시키는데 일화같은 증거	비폐색 혹은 비염
Teriparatide (rPTH) (Forteo)	20 μg SC 1/day	고위험 골절 집단에 대해 미국 FDA의 승인을 받음	구역, 두통, 고칼슘혈증 고용량에서 골육종의
비타민D (칼시트리올)	0.25 μg PO 2/day	증명된 일관된 이익이 부족해서 가장 덜 선호된다.	고칼슘혈증 고칼슘뇨 신장 부전

- 금기

약	금기
랄록시펜 (에비스타)	정맥 혈전색전증의 병력
비스포스포네이트	저칼슘혈증 식도협착 사용 후 서있을 수 없을 때
칼시토닌 (미아칼신)	저칼슘혈증 신부전 칼시토닌에 대한 알레르기

- 환자 그룹에 따른 골다공증 관련 결과에 대한 약물적 치료의 효과에 대한 증거

치료	환자군	
	폐경 후	폐경 후+골다공증
칼시토닌 + 비타민D	↑BMD [A]	↓엉덩골절 (만약 비타민D 부족환자라면)
알렌드로네이트	↑BMD [A]	↓척추와 엉덩골절
리세드로네이트	↑BMD [A]	↓척추와 엉덩골절
랄록시펜	↑BMD [A]	↓척추 골절
에스트로겐	↑BMD [A]	↓척추와 엉덩 골절
칼시토닌	↑BMD [A]	↓척추 골절

치료에 대한 모니터링: 몇 가지 접근들

1. 치료 1년 후 DXA 스캔:
   - 한군데 측정으로는 정확히 반영이 안될 수 있다.; 그러므로, 척추와 엉덩이 BMD가 모두 측정되어야 한다.
   - 만약 두 군데서 유의한 감소시 치료법을 변형해야 한다.
   - 만약 한 곳에서 감소하고 다른 곳에서 변화가 없거나 감소시 1년 반복
2. 치료 2년 후 DXA 스캔:
   - 대부분에서 이것은 가장 의미 있는 정보를 제공한다.
   - 나쁜 반응에 대한 발견이 늦어질 수 있다.
3. DXA + 뼈전환의 생화학적 표지자

- 추천되는 접근
- 기저에서 측정하고 6개월마다 표지자 측정을 반복한다.
- 만약 표지자가 유의하게 감소하면 치료가 바람직한 효과를 나타내는 것으로, 2년 후 DXA를 반복한다.

4. 모니터링 없음
   - 치료에 반응하지 않는 사람들에서 결과가 개선되는 증거는 없다.

- 효과적인 항흡수적 치료는 뼈전환의 감소를 유도하여 1~3개월 안에 경구 비스포스포네이트의 안정기에 이르고, 다양한 종류의 에스트로겐, 랄록시펜, 비강 칼시토닌은 역가와 투여경로, 표지자에 따라서 보통 6개월까지 걸린다. 뼈전환 표지자에서의 변화는 랄록시펜과 칼시토닌이 비스포스포네이트와 호르몬치료에 의한 것 보다 전반적으로 적다.

발달

- 성장호르몬과 IGF-I는 뼈성장과 골모세포의 활성을 자극한다.
  - 성장호르몬이 부족한 여성에게 이익; 성장호르몬 결핍이 없는 여성에 대한 결과는 상반된다.
- Hydroxymethylglutaryl coenzyme A reductase inhibitor (statins): 전향적 연구가 필요하다.
  - 메타분석은 엉덩골절이나 비척추골절에 대한 스타틴 사용에 보호적효과를 받침해주지 않는다.; 통제된 시험이 필요하다.
- 3세대 비스포스포네이트
  - 이반드로네이트
- Fluoride
  - Fluoride의 느린 유리: 미국 FDA 검토중; 뼈생성 증가
- 경구 활성 약인 strontium ranelate는 뼈흡수를 뼈 생성으로부터 분리한다.
  - strontium ranelate (2 g/day)치료는 안전하고 효과적으로 보이며, 골다공증을 가진 폐경 후 여성에서 척추골절의 위험 감소를 일찍 보이고 지속시킨다.
- 선택적 에스트로겐 수용체 조절자 (SERM)
  - Idoxifene
- 뼈 형성 단백
- 사이토카인
- 포타슘 중탄산염

A. 골다공증 치료

약물	용량	설명
에스트로겐	접합말에스트로겐 0.625 mg 또는 에스트라디올 1 mg	비용관련 최대효과. 새로운 골절의 50%감소 호르몬 치료 중단후에 급작스런 골밀도 감소.
알렌드로네이트 (Fosamax)	예방: 하루 5 mg 또는 일주일에 35 mg 치료: 매일 10 mg 또는 일주일에 70 mg	6~8 oz의 물과 함께 섭취할 것. 30분 이내에는 마시거나 먹지말것. 적어도 30분 동안은 눕지말것. 새로운 골절의 50%감소. 반감기 3주로 약을 끊은 후 갑작스럽게 감소하지 않음.
리스페리돈 (Actonel)	예방과 치료: 매일 5 mg	6~8 oz의 물과 함께 섭취할 것. 30분 이내에는 마시거나 먹지말것. 적어도 30분 동안은 눕지말것. 새로운 골절의 50%감소 반감기 3주로 약을 끊은 후 갑작스럽게 감소하지 않음.
칼시토닌 코스프레이 (Miacalcin)	200 IU/일 (1스프레이)	매일 다른 콧구멍에 사용 언제든 복용가능 골 진통효과 새로운 골절의 50%감소
랄록시펜 (Evista)	예방: 매일 60 mg	언제든 복용가능 새로운 골절의 30%감소

약물	작용기전	골에 대한 효과	골절에 대한 효과	추천대상	위험요소	설명
칼슘	가용성 증가	결핍은 골손실을 일으킨다.; 공급은 손실을 감소시킨다.	칼슘과 비타민D의 사용은 골절 위험을 감소시킨다.	청소년기, 수유산모, 저에스트로겐 여성, 골다공증 위험요소에 해당되는 나이	하루에 2000 mg을 초과 하면 안된다.; 고칼슘뇨증 고칼슘혈증	하루 요구량을 개정한다.
비타민 D	칼슘의 장흡수 증가	직접적 효과 모름; 칼슘과 결합하여 골질량을 증가시킴	칼슘과 비타민 D의 사용은 골절 위험을 감소시킨다.	기관의 노인과 70세 이상 여자	양을 증량하면 고칼슘뇨증과 고 칼슘뇨증 동반	노인의 과사용은 신부전을 초래할 수 있다.
에스트로겐	파골세포 억제에 의한 골흡수 감소	골손실을 감소시키고 골질량을 약간 증가 시킨다.; 모든 형태의 골에 영향	모든 골절의 감소; 엉덩이 골절의 50%감소	금기대상을 제외한 첫 번째 예방 선택약제; 골다공증 또는 비정상 골밀도로 진단된 사람에 적응증	자궁출혈, 자궁내막비후, 자궁내막암	추가적인 심혈관효과 및 다른 장점은 본문에 기술 되어 있다.
알렌드로네이트	파골세포 억제에 의한 골흡수 감소	골손실을 감소시키고 골질량을 증가시킨다.	새로운 척추 골절의 현저한 감소 (48%)	골다공증 치료 (10 mg); 반복되는 척추 골절의 예방	신부전이나 상부위장관 문제가 있는 환자에서는 추천되지 않는다.	정상 인구에서 예방적으로 사용한다. (5 mg)
칼시토닌	파골세포 억제로 골흡수 감소	척추 골질량 증가	새로운 척추 골절의 현저한 감소	에스트로겐 치료전환	항체를 중화시킨다.; 효과는 알려져 있지 않다.	주사에서 코속 스프레이로 바뀜; 흡수가능
랄록시펜	파골세포 억제로 골흡수 감소	2~3년 이상 골질량의 약간증가		골다공증 예방		자궁출혈 발생율이 낮음

약물	작용기전	골에 대한 효과	골절에 대한 효과	추천대상	위험요소	설명
프로제스틴	파골세포 억제로 골흡수 감소	골손실의 속도저하	프로제스틴 단독 요법의 장기간 연구는 없음	만일 자궁이 수술적 제거 되지 않은 여성에서 여성호르몬 대체요법을 받는경우; 단독으로 사용은 추천되지 않는다.	골에 작용 하는 용량으로는 HDL을 낮추고 LDL을 증가시킨다.	
플르오 라이드	뼈의 저장과 농축; 느린 흡수	지속적 방법으로 골질량 증가; 새로운 뼈는 구조적으로 비정상	증명된 척추골절 감소는 없음; 비척추 골절은 아마도 증가시킨다.	미국에서는 추천되지 않는다.	새로운 뼈는 더 약해지고 골절 위험은 증가한다.	천천히 나오는 것이 플루오라이드의 효과를 개선시킨다.
에티드로 네이트	파골세포의 골흡수능력을 감소시킴으로 골흡수를 방해	골질량증가; 골재형성 감소	골절감소는 명백하지 않음	FDA승인을 받지 못했다.	약간 높은 농도에서 무기질화를 방해; 장기간의 효과는 알려져 있지 않음	골다공증 개선 치료로 캐나다에서 사용
타목시펜	약한 엘스트로겐의 효과로 흡수의 반대 작용이 추청됨.	실험실 골감소가 쥐에서 증명	장기 사용 데이타는 없음	골다공증 예방목적으로 추천되지 않음	자궁내막암 유병율이 증가된다고 보고	골다공증 보호정도에 대해서는 알려져 있지 않음; 다른 약물의 추가가 필요

Source: Reproduced with permission from American College of Obstetricians and Gynecologists. Educational Bulletin no.264. Washington, DC: American College of Obstericians and Gynecologists, 1998.

36. 일과성 열감

유병율

- 전체 유병율
  - 폐경전: 25%
  - 폐경전후기: 69%
  - 폐경후기: 39%

배경

- 보통 열감, 발한, 홍조, 어지러움, 심계항진, 과민성, 걱정 그리고/또는 공황
- 고전적 일과성 열감 (HF): 머리에서 발끝까지 열감, 발한이 최고점에 달하다.
- 발병율 변화의 문화적 큰 다양성

%	문화
0	멕시코 마야 여자
18	홍콩의 중국 공장 직원
70	북아메리카 여자 (흑인>백인)
80	독일 여자

- 이러한 거대한 차이에도 불구하고 특정한 경향이 보인다.;
  - HF는 보통 0.5~5.0년간 지속된다 (15년간 지속되기도 한다).; 한 연구에서는 중등도에서 심한 HF를 경험한 여성에서 58%는 5년간, 12%는 8년간, 10%는 15년간 지속되었다고 보고한다.
  - 일반적으로 수술적 폐경을 경험한 여성에서 더 심하다. 한 연구에서는 수술적 폐경 여성의 100%에서 혈관운동성 증상이 나타났고, 90%에서 8.5년간 증상이 지속되었다고 한다. 이는 더 느리고 지속적인 생식스테로이드 농도의 감소가 자연 (vs 수술)폐경여성에서 시상하부의 호르몬 수용체의 하강조절을 일으킨다는 것을 타당하게 한다.
  - 최근에 HF와 수면 방해와는 연관이 없다고 하여 그간 학설인 HF가 수면방해의 원인이라는 것에 대치되는 결과를 내놓았다 (Freedman과 Roehrs, 2004).
  - HFs는 (피로, 과민성, 낮은 집중력, 걱정형 증상과 같은 것의 결과로) 웰빙감소와 연관있다.

- 증상이 있는 폐경전/조기 전후기폐경에서 후기 전후기 폐경여성 보다 웰빙이 감소한 것이 더 심할 수 있다.
- 몇몇 연구에서는 약 50%의 유방암 생존자들이 HF로 고통받고 있다고 하였다.

역학

- 에스트로겐 중단이후 발생하는 것으로 위험성을 내포하고는 있지는 않다고 믿어지고 있다 (45XO환자에서는 보이지 않는다).
- 에스트로겐은 쥐 실험에서 온도 자극에 반응하여 시상하부의 시각교차앞부분에서 온도민감성 뉴런의 발화수준을 조절한다.
- 카테콜아민에 세동맥의 반응정도는 HFs가 없는 경우보다 있는 여성에서 더 크게 나타난다. 에스트로겐은 $\alpha 2$ 아드레날성 활성도를 높이는데, 에스트로겐이 중단되는 경우 $\alpha 2$ 아드레날성 활성도 감소에 의해 혈관수축성 얼굴홍조가 나타나게 된다.
- HFs를 경험하는 여성의 경우 HFs가 없는 여성에 비해 유의하게 작은 열중립역을 갖고 있었다. 중심온도의 작은 상승에도 HFs증가를 가져온다.
- 다른 원인들: 갑상선질환, 간질, 감염, 불면증, 갈색세포종, 유암종증, 백혈병, 췌장암, 자가면역 질환, 비만세포의 장애

치료 선택사항

생활방식 개선	
중심체도	기록 주변온도 낮춤 → HFs 감소
운동	조언: 선풍기, 여러 층으로 입음, 시원한 음식/음료 관찰연구에서 신체적으로 활동적인 여성에서 HFs 감소
BMI	RCTs 없음 BMI 높으면 HFs 높음
담배	체중 감소시 HFs 감소 여부는 모름
이완연습	HFs 증가와 관련 호흡페이스 조절 (느리게, 조절해서, 가로막을 이용한 호흡) HFs 감소
처방필요없는 물질	
콩	HFs 감소 거의 없음. 효과가 없어 보임
붉은 토끼풀에서 추출한 이소플라본	HFs 감소 거의 없음. 효과가 없어 보임 장기간 사용시 안정성 알려지지 않음
검은 코호시	효과 없음 장기간 사용시 안정성 알려지지 않음
당귀	효과 없음 와파린 사용하는 여성에서 금기
달맞이꽃 종자유	효과 없음
인삼	효과 없음
감초	효과 없다. 많은 양 사용시에 알도스테론 항진증과 같은 증상이 나타난다.
중국차	효과 없다.
비타민 E	거의 효과 없거나 효과가 없다.

Flaxseed	40 g/day가 무작위 대조군 시험에서 HF 38% 감소 가져옴 (아직 공인중)
Topical P	Topical P + Vitamine E + aloe vera (Pro-Gest) 20 mg/day는 위약을 복용한 그룹에 비해 HF 83% 감소를 가져온다. 다른 RCTs는 효과를 보이지 않는다.
침술	효과 없음
자석 치료	효과 없음

처방 물질들

호르몬

Estrogen	Estrogen 혹은 Estrogen+P: 위약에 비해 HF 발생 77% 감소를 가져온다. Conjugated eqiuine Estrogen 0.400~0.625 mg/day 17β-Estradiol 0.5~1.0 mg/day (PO) 17β-Estradiol 0.025~0.075 mg/day (Patch) Estradiol acetate 0.05~0.10 mg/day (vaginal ring) 자궁이 있는 경우 P를 더한다. MPA 2.5 mg/day Norethindrone 0.35 mg/day Norethindrone acetate 5 mg/day Norgestrel 0.075 mg/day Micronized p 100~200 mg/day 금기증: 호르몬에 민감한 암, 간질환, 정맥혈전색전증의 과거력, 심혈관계질환이 있는 경우
Progesterone	Depot medroxyprogesterone acetate 150 mg / mo IM. 25% 감소를 보인 위약에 비해 90%의 HF 감소 보인다. MPA, 20 mg/day PO HF가 뼈 미네랄 강도에 부작용 없고, 자궁출혈 없이 유의하게 감소한다. Megestrol acetate 20 mg b.i.d 21% 감소보인 위약에 비해 85%의 HF 감소보임 금기증: 유방암에 나타나는 효과

Estrogen + Progesterone patch	Climara Pro 일주일에 한번 붙이는 패치 45 ㎍/day estradiol + 15 ㎍/day levonorgesterol 두 개의 무작위 대조군 실험에서 HF 빈도와 위험도의 감소를 보인다. 효과는 1주가 지나야 나타난다.
OCs	소량의 OC (20 ㎍ ethinyl estradiol) 35년 이상 흡연한 사람은 OCs 사용해서는 안된다.
Androgen-estrogen	0.625 혹은 1.250 mg 에스터화된 estrogen + 1.25 또는 2.5 mg methyltestosterone. estrogeng 하나만 사용한 것과 비슷한 효과 장기간의 효과는 알려지지 않았다.
처방 물질들	
호르몬이외의 물질들	
항우울제	효과는 1~2주 사용시 나타나기 시작
Venlafaxine (Effexor)	75 mg/day 유방암환자에서 HF 발생율 60%감소
Fluoxetine (Prozac)	20 mg/day MAOI, thioridazine, warfarin 피해야
Paroxetine (PaxilCR)	12.5 mg/day Prozac 주의 사항과 같다.
항경련제	
Gabapentin (Neurontin)	100 mg/day에서 300 mg/day 하루 세 번: 위약의 29%에 비해 HF 발생 45%감소 부작용: 어지러움, 동요감, 말초부종 금기: gabapentin에 과민한 경우
항히스타민	
Cetrizine (Zyrtec)	10 mg/day, 9%의 위약감소에 비해 40%의 HF 빈도감소 (위약군은 9%에서 감소를 가져옴)

에스트로겐

- 여러 다양한 연구에서 HFs에 에스트로겐 치료가 효과적임이 입증되었다. 이와 같은 현상은 패치를 붙이든 구강으로 약을 복용하든지에 상관없이 나타났고, 용량 의존적으로 나타난다.
- 전반적으로 보면, 에스트라디올 치료는 자연적으로 폐경된 여성에서 HFs 발생을 감소시켰고, 수술 후 폐경이 된 여성에서는 70%의 감소를 가져왔다.
- 중요한 점 (1999 Bachmann)
  - HFs의 감소는 즉각적으로 이루어지지 않는다 (그래서 다른 치료를 시도하기 전에 4에서 6주 정도의 치료가 필요하다).
  - 위약 효과는 처음에만 잠시 일어나고 지속되지는 않는다.

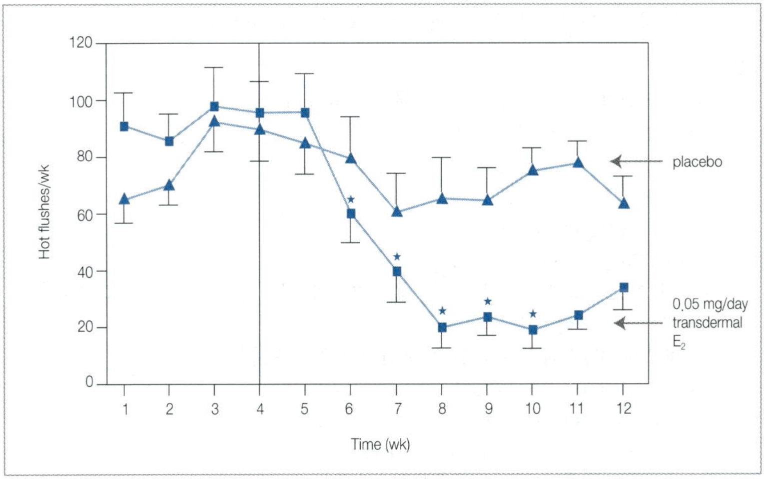

에스트라디올, E_2.

(자료: Bachmann GA , 폐경이후 여성에서 혈관 수축에 의한 얼굴홍조. Am J obstet Gynecol 180)

항고혈압제

- 폐경기 여성에서 4%의 빈도 감소가 나타난다.
- 유방암 환자에서의 타목시펜에 의한 HFs: 클로니딘 (0.1 mg/day) 경구투여로 8주간 치료 후에 24%인 위약에 비해 38%의 HFs 감소를 보인다.

항우울제

- Venlafaxine (Effexor) (75 mg/day) 아주 소수의 환자에서 식욕감퇴, 구토, 입마름과 같은 부작용을 경험하였다. 하지만 HF 치료에 사용되었던 다른 항우울제와는

달리 성욕 감퇴는 보이지 않았다.

- Fluoxetine (Prozac) (20 mg/day) 30명의 여성에서 실시한 예비검사에서 HF 빈도는 67% 감소하였고, 위험도는 75%감소하였다. 가장 흔한 부작용은 졸음 (퍼센트는 표기되지 않음): 30명중 25명에서 발생하였다.
- Paroxetine (PaxilCR) (12.5 mg/day) HF 빈도는 위약사용시의 38% 감소에 비해 62% 감소의 효과를 보였다. 현재 이 약은 계속 조사 중이다.

클로니딘

- 비타민 E정도의 비슷한 효과를 보이거나 그것보다 조금 더 많이 보인다.; 클로니딘의 효과는 위약에 비해 조금 유익하고, 몇몇 중요한 독성효과를 가져오기도 한다. (구강건조, 어지러움, 졸림, 수면장애) 이와 같은 효과가 이 약의 사용과 환자의 순응도를 떨어뜨려서 13명의 환자만이 이 약을 사용할 수 있었던 이유이기도 하다.

조언

- 생활습관 변화
  - 중심체온을 되도록 시원하게 유지
  - 규칙적인 운동
  - 호흡 조절
- 처방 필요 없는 물질.
  - 비타민 E (800 IU/day)
  - 이소플라본 (40~80 mg/day)
  - 금기: 프로게스테론 크림, 당귀, 검은 코호시, 달맞이꽃 종자유, 인삼, 감초 중국허브, 침술, 자석치료
- 처방치료, 2~3달간의 짧은 기간 동안 선택적 호르몬 사용
  - 17β-Estradiol 0.5~1.0 mg/day
  - conjugated estrogen 0.30~0.45 mg/day
  - 17β-Estradiol patch 0.025~0.075 mg/day
  - 17β-Estradiol gel 1.25~2.50 mg/day
  - Estradiol acetate ring 0.05~0.10 mg/day
  - 자궁이 있는 경우 프로게스테론을 같이 추가해야 한다 (프로게스테론 자궁내 삽입).
  - 경구 피임약 추가
- 호르몬을 제외한 처방치료
  - 항우울제
    - Venlafaxine (Effexor) 75 mg/day
    - Fluoxetine (Prozac) 20 mg/day
    - Paroxetine (PaxilCR) 12.5 mg/day
  - Gabapentin (Neurontin) 100 mg/day에서 300 mg/day 하루 세 번
  - Cetrizine (Zyrtec) 10 mg/day

37. 생식 내분비학과 불임에서 경질 초음파

Scanning의 기본 원칙

- 계통적으로 모든 골반 구조를 스캔하는 것을 기본으로 한다.
- 각각의 구조물은 두 수직판 모두로 스캔해야 한다.
- 탐지자의 자세는 삽입시 반드시 감시되어야 한다. 일단 탐색자가 한번 삽입되면, 시행자는 계속 화면을 봐야하고 탐색자는 골반 내장을 최적으로 시각화하기 위해 위치해야 한다. 탐색자의 방향은 경사 (탐지자 손잡이의 상하 움직임을 통해 수행)와 회전을 통해 조절되어야 한다:
  - 탐색자는 그 축을 기준으로 시상면과 관상면의 영상을 얻기 위해 90도 회전할 수 있다.
  - 탐색자는 영상면을 가리키기 위해 어떤 평면으로든 각을 돌릴 수 있다.
  - 깊은 삽입이나 후퇴는 흥미 있는 구역을 탐지자의 초점지역 내에 놓기 위해 사용할 수 있다.
- 스캔 구역은 탐지자로부터 유출되는 파이 모양의 구역이라고 생각되어질 필요가 있다.

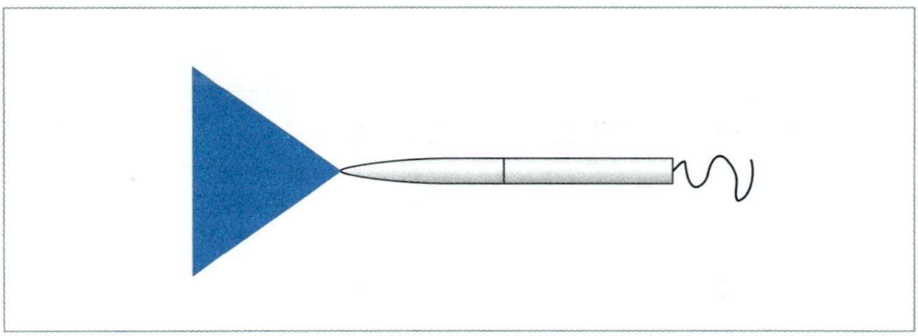

● 탐지자의회전은 공간 세로면과 관상면사이의 파이의 공간 방향을 바꾼다.

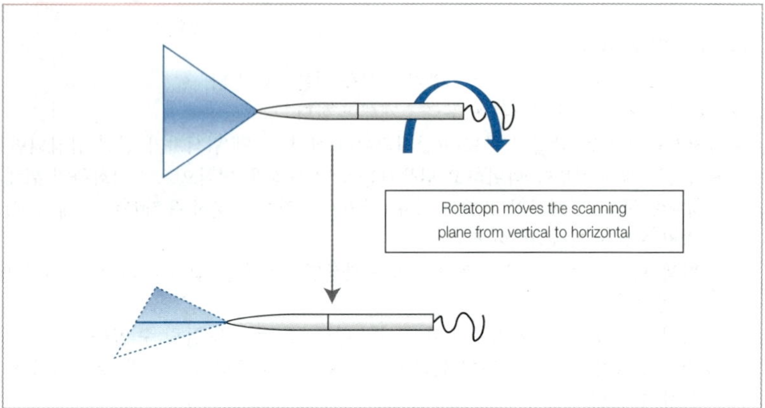

● 탐색자의 각도는 (탐색자를 위아래로 움직이는 것) 골반 안의 그 위치에 따라 골반 구조를 보는 적절한 위치를 가능하게 한다.

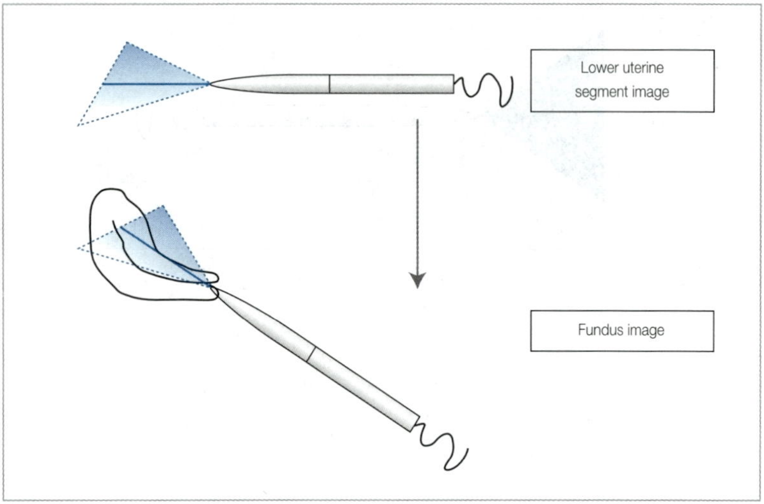

- 관상면에서 영상의 우좌편위는 두 방법으로 통제된다.
    1. 기계 자체의 영상 방향 단추
    2. 시상면으로 부터 직접 회전
        - 예를 들어 영상방향이 관상면을 스캔하고 있는 동안 방광이 좌상방에 위치하고 있는 식으로 설정이 되어 있다면, 탐색자를 시계방향으로 90도 돌리면 우좌편위를 유지한다 (환자의 왼쪽이 화면의 왼쪽에 표시된다). 탐색자를 시계반대방향으로 90도 돌리면 우좌편위를 바꿀 것이고, 이제 환자의 왼쪽이 화면의 오른쪽에 표시될 것이다.

난소 예비력 평가

- 난소의 노화는 난소 난포수의 감소와 세포질의 황폐화와 연관이 있다. 난모세포 수의 직접적인 측정은 현재 불가능하다. 그러나 난소 예비력 검사가 남은 난포 풀의 크기를 반영한다.
    - 동난포 월경주기 2~3일째에서 측정 가능한 직경 2~8 mm
    - 동난포 수는 남은 난포 풀의 재현 가능한 측정이고 도움 생식 기술 (assisted reproductive technology - ART)을 받은 후 임신이 가능한가와 직접적으로 연관이 있고 반대로 취소율과 연관이 있다. 그러나 동난포 수는 ART 치료동안 절대적인 임신이나 취소의 예측지표가 될 수 없다. <4의 동난포 수는 높은 (41~69%) 취소율과 관련이 있다. 반응을 얻기 위해 필요한 생식샘 호르몬과 동난포수 사이에 선형 연관은 없다.
    - 동난포 수는 연령이 증가할수록 감소한다. 이 감소율은 이중적인데, <37세엔 4.8%의 감소를 보이다가 그 이후엔 11.7%로 증가한다.

난소 반응의 주기적 감시

- ART 치료를 위한 감시동안 난포의 크기와 수 모두 측정된다.
- ≥18 mm의 난포는 성숙한 난모세포를 가지고 있다고 생각되고, 사람 융모성 생식샘 자극호르몬 (hCG)가 투여되었을 때의 표지자로 사용된다.

	시각적 반응
배란 유도	>18 mm의 난포 1개
통제된 난소 과자극	>18 mm의 난포 3개

동난포 수와 다태임신율

- 통제된 난소 과자극 (controlled ovarian hyperstimulation - COH) 주기에서 다태임신의 위험의 증가와 연관되는 인자
  - 여자 환자의 연령
  - Estradiol 혈청레벨
  - 발달된 난포의 총 수: 초음파의 사용이 다태임신율을 줄이기 위해 난포 크기의 측정뿐 아니라 난포 수를 결정하기 위해 제안된다.
- 그러나 최근의 몇몇 연구들은 난포 수와 다태임신 사이의 연관성을 보여주지 못했다. 3608의 COH주기를 분석한 대규모 메타-분석이 <35세의 환자에서 초음파로 >12 mm인 난포가 6개 이상이라고 확인될 경우 세쌍둥이 착상이 3배 증가한다는 것을 보여줬다. 그리하여 난포 수는 젊은 환자에서 다태임신의 위험을 증가시킨다는 직접 추정값으로 사용될 수 있다. 크고 중간 크기의 난포의 총 수는 그 접근에 사용되기 위해 필요하다. 난포 수는 나이 불문하고 두쌍둥이 위험을 최소화하는데 도움이 되질 않는다.

배란 유도시 자궁내막의 초음파 평가

- 자궁내막 비후는 앞뒤 자궁내막 층의 비후를 둘러싼 자궁의 세로/관상축으로 접근할 때 가장 좋다 (주: 비록 적당한 자궁내막 비후의 측정방법은 세로/관상축이지만 아래의 그림은 층을 형상화한 가로 그림이다.).

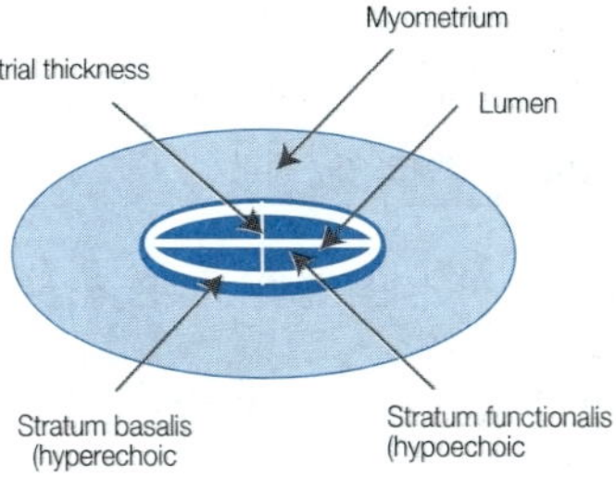

- 자궁내막 비후는 초기 황체기에 천천히 증가하나 후기 황체기에는 하루 1~2 mm씩 두꺼워진다 (주: 비록 적당한 자궁내막 비후의 측정방법은 세로/관상축이지만 아래 그림은 자궁내막 선의 변화를 종으로 나타낸 그림이다.).

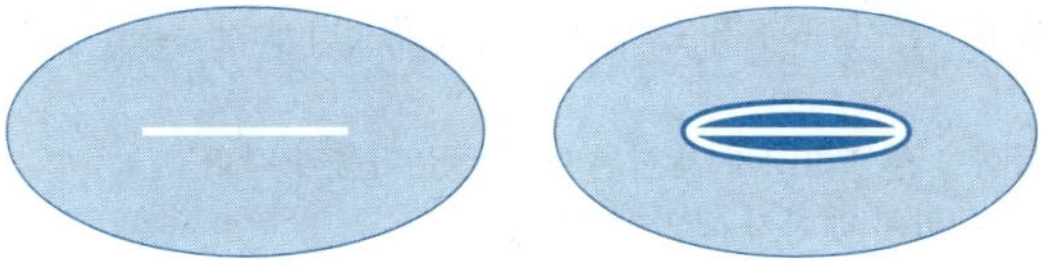

Early proliferative   Mid-proliferative

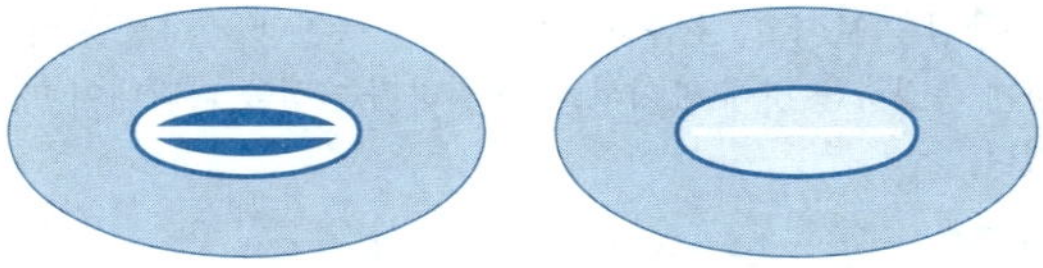

Late-proliferative (~CD14)   Mid-secretory (~CD21)

- 6 mm의 두께는 임신을 이룰 수 있는 결정적인 역가를 나타내는 것처럼 보인다. 자궁내막의 두께가 6 mm 이상이라고 해서 임신률이 증가하는 것은 아니다.
- 보통 삼중선 또는 삼층 형태라고 부르는 뚜렷한 다층 형태가 전형적으로 후기 황체기에 자궁 내막에서 발달한다.

A 형태: 고 에코영역에 의해 분리되는 세 고 에코선

B 형태: 세가지 층이 보이나, 중간 자궁내막이 이따금 고 에코하게 나타나는 중간적인 형태

C 형태: 전체적으로 균질하게 고 에코 자궁내막

· 동등하게 고 에코 자궁내막 형태는 낮은 착상률과 낮은 임신가능성과 연관이 있다.
- 분석한 주머니배를 이식받은 447명의 환자들 (B군의 hCG는 낮은 임신율과 연관이 있다.)

배아 이식의 결과에서 나타나는 초음파유도의 효과

- 최근에 복부경유초음파가 자궁경관을 통한 도관의 유도를 위해, 그리고 자궁강 내에 배아위치의 깊이를 측정하기 위해 배아 이식에서 사용되어왔다.
- 많은 연구에서 혼합된 결과로 이 접근의 영향을 평가하였다. 최근의 공인된 연구에서의 메타 분석은 초음파 유도 배아 이식이 뚜렷하게 착상율을 높여준다고 결론지었다.
  - 이런 향상을 설명하고자 제시된 이론들은 다음과 같다.
    - · 저절한 위치 배아가 확인될 수 있다.
    - · 자궁경부를 통한 쉽게 이식할 수 있다.
    - · 자궁기저부로부터 떨어진 배아의 위치
  - 한 최근 연구는 도관의 끝과 기저부 사이의 거리가 증가함에 따라 임상적 임신율의 향상됨을 보이고, 초음파가 임상적인 촉진만을 시행한 것에 비해 거리를 정확하게 측정하는 것에 있어서 더 우월하다는 점을 나타내어 마지막 이론을 지지하였다.

초음파 자궁조영술

- 풍선 도관을 통해 자궁강에 10~15 cc의 멸균된 식염수를 사용하는 초음파 기술이 도입되었다. 이 식염수는 자궁강 내에서 조영제 역할을 하며 자궁내막의 형태의 뚜렷한 시각화를 만든다.

- 2278개의 시술을 검사한 최근 메타 분석은 초음파 자궁조영술을 자궁내막 병변의 평가의 절대표준으로 여겨지는 자궁경검사와 비교하였다.
    - 질초음파 민감도: 95% (신뢰구간, 0.83~0.97)
    - 질초음파 특이도: 88% (신뢰구간, 0.85~0.92)
        - 시술은 폐경 전 여성에서 폐경 후 여성보다 더 성공적인 경향이 있다.; 93.0% (신뢰구간, 92~94) vs. 86.5% (신뢰구간, 83.2~89.8)
- 자궁난관조영술과 비교해 보았을 때, 초음파 자궁 조영술은 용종성 병변 (100% vs. 50%)과 자궁 기형 (77.8% vs. 44.0%)을 찾아내는데 있어서 더 높은 민감도를 가진다. 자궁내 유착의 검출의 민감도는 자궁난관조영술과 동일하다 (75%).
- 초음파 자궁조영술의 사용은 점막하근종과 자궁내막용종 모두에서 질경유초음파 단독 시행의 진단적 성능을 유의하게 증가시킨다. 한 연구는 114명의 환자의 비정상 출혈을 평가한 결과 초음파 자궁조영술의 사용은 선별 초음파 검사에서 정상이었던 환자들에서 16개 (14%)의 추가적 병변의 동정을 가능하게 하였다. 따라서 초음파 자궁조영술은 비정상 자궁 출혈의 평가를 위한 표준 프로토콜에 포함되어야 한다.

폐경 후 질 출혈

- 폐경 후 질 출혈은 진단적 평가의 적응증이 되는 임상적 고위험군의 상태이다. 정중시상 으로 자궁내막 두께를 측정하는 골반 초음파는 어떤 사람이 침습적 검사로서 좀더 이점이 있겠는가를 결정하는 선별검사용 도구로 여겨졌다. 호르몬 대체 요법 (순차적이고 연속적인 조합요법)은 자궁 내막 두께에 영향을 준다. 그러나, 일반적으로 호르몬 대체 요법을 사용 중 일지라도 침습적 검사에서 자궁내막 두께의 기준의 사용은 적용하지 않는 것이 추천되었다.
- 침습적 검사의 적응증으로서 사용되는 자궁내막의 두께는 논란이 있다. ≥5 mm의 기준 수치가 사용될 때, 자궁내막 암 검출의 초음파의 민감도는 무작위 자궁내막 생검과 동등하다.
- >4 mm의 자궁내막의 두께 기준수치의 사용은 자궁내막의 암을 검출하는데 초음파의 민감도를 겨우 25%의 양성 반응 예측력의 비용에서 100%로 향상시킨다.
- 폐경전과 폐경후 출혈의 진단적 알고리즘을 8장, 비정상 자궁출혈을 참고해 본다.

38. 자궁경검사

절제경 자궁경검사 설정

Electrode	Current	Watts
VaporTrode (all three types)	Pure cut	200
	Coag	75
Loop	Pure cut	90-120
	Coag	75
Roller ball coag	Pure cut	100-200
	Coag	75

Coag, coagulation.

자궁경 수액

- 압력:
  - 40~50 mmHg가 자궁강을 열기 위해 필요하다.
  - 70~75 mmHg가 대개의 수술에 적절하다.
  - 환자의 평균 동맥압으로 펌프 압력을 설정한다 마취과 의사에게 환자의 평균 동맥압을 묻는다.; 자궁위치에서 매 foot 높이마다 10 mmHg 압력이다.

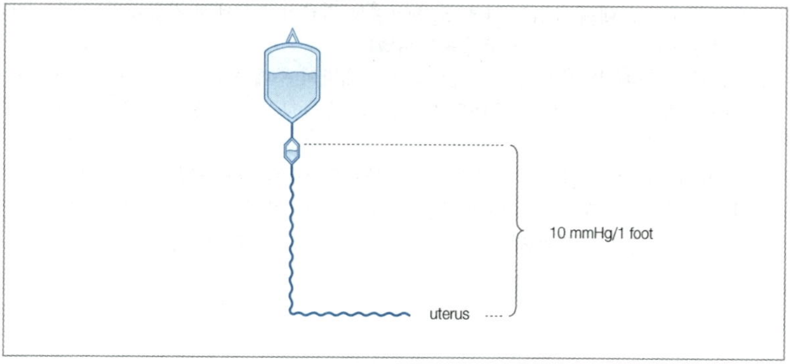

- Trendelenburg 자세를 피한다.; 머리를 아래로 기울임으로써 심장이 수술 부위보다 아래에 위치하게 하고, 음압력차를 만들어서 색전의 소인이 형성된다.
- 액체 흡수를 낮추고 근종을 자궁강안으로 밀어내기 위한 기전;
  - 100 mL의 생리식염수에 5 U의 바소프레신: 자궁경부 기질에 4시, 8시방향에 10 mL를 주사한다 (총 20 mL).
- 수액

Solution	Complication
Hypotonic, electrolyte-free solutions (osm)	Hypotonic fluid overload
Glycine 1.5% (200)	
Sorbitol/mannitol (178)	
Mannitol 5% (280)	
Isotonic, electrolyte-containing solutions (osm)	Isotonic fluid overload
Normal saline (308)	
Lactated Ringer solution (273)	

  - Ringer용액: 진단적 자궁경
  - 32% Dextran: 절연성/혈액과 혼합되지 않음 부작용: 아나필락시스 (드묾)
  - Glycine, sorbitol, mannitol: I10가 1000 cc결핍 시 → 진행하기 전에 멈추고 평가를 한다. Lasix의 사용이 가능하다 (실험실 수치를 고려한다: 전해질, 신장 수치 1 L흡수 시마다 Na^+ 10 mEq/L 하락).
- 체액과부하와 공기색전과의 구분:
  - 두 경우 모두 CO_2가 하락하지만 체액 과부하의 경우 이완기 혈압이 상승한다.
- 공기색전증의 치료;
  - 자궁경을 위치시킨채로 둔다 (더 이상의 공기 통과를 예방).
  - 100% 산소 공급
  - 왼쪽 옆으로 눕는 자세를 취한다.
  - 공기를 우심방으로부터 뽑아내기 위해 빗장밑정맥이나 오른속목정맥에 도관을 삽입한다.
- 저나트륨혈증의 치료
  - 산소
  - 저칼슘혈증이 동반될 수 있다 따라서 Ca^{2+}, K^+, Na+를 검사한다.
  - Na^+상승을 위해 3% NaCl를 1 mmol/L/hr투여한다.
- 60 kg인 여성의 리도카인 최대용량: 270 mg (에피네프린이 없을 때), 420 mg (에피네프린 사용 시)

아셔만 증후군과 자궁내 유착

- 경질초음파상 폐쇄 수준이상에서 정상으로 나타나는 자궁내막을 가진 질환들은 성공적인 자궁경 치료와 월경의 회복을 보이는 경향이 있다.
- Ringer용액 압력은 유착성 질환을 치료하기 위해 200 mmHg 이상 필요하기도 한다.
- 폐경후 유착의 예방;
  - 자궁내 부목;
    - 위쪽 자궁강에 14~16번 도뇨관을 위치시킨다.
    - 크기에 따라 4~8 cc의 멸균수로 부풀린다.
    - 주지 말고 배액 주머니를 다리에 붙인다.
    - 5~7일 유지한다.
  - 내과적 치료
  - 퇴원시 Estradiol valerate를 5 mg IM으로 주사한다 (마지막 5~10일간, 경구 에스트로겐으로 인한 오심증 예방필요).
  - 도뇨관 제거할 때 까지 Doxycycline을 경구로 100 mg을 하루에 두 번 준다.
  - 수술로 인한 통증을 경감시키고 유착형성으로 있을 수 있는 염증을 줄이기 위해 비스테로이드성 항염제를 수술 후 첫 48~72시간 동안 준다.
  - Premarin 수술 후 7일부터 30일간 2.5 mg/day로 준다.
  - Premarin치료를 시작한지 20일째 부터 MPA (provera)를 10일간 10 mg/day로 준다.

39. 복강경

추천되는 복강경 장비

장비

- 일극성-양극성 소작기
- 자궁 조작기
- 복강경
    - 5 mm와 10 mm
    - 0 degrees, 12 degrees, 30 degrees가 사용가능하다.
- 카메라 머리
- 광케이블
- CO_2 관
- 베리스침
    - 표준 길이: 11.5 cm
    - 긴 것: 17 cm
- 투관침: 5~15 mm의 다양한 크기

기구 (대개 35 cm의 길이)

- 흡인/세척 조합기
- 금속 탐사침
- 세단/둔단 겸자
- 비외상 겸자
- 일극성 가위
- 가위: 곡선형, 톱니형, 갈고리형
- Kleppinger 양극성 기구
- 미세 복강경 기구 (3 mm 기구들): 수복성 난관 수술에 적합

환자 준비와 자세

장 준비

- 모든 환자들, 또는 자궁내막증의 과거력이나 유착, 이전의 개복술, 골반내감염/난관 난소농양의 과거력, 그리고 여러 번의 복강경의 과거력이 있는 환자에서 고려한다.
- 종류: Fleets Phosphosoda, 구연산 마그네슘, GoLYTELY

자세

- 변형된 쇄석위
  - 엉덩이를 펴고, 넓적다리를 복부에 평행하게 한다 이것은 상부 골반/복부 구조물과 조직 제거의 통로 역할을 한다.
  - 다리가 잘 위치되고 보호되고 있는지 확인한다 (아래의 자세에 따른 손상 참고).
  - 어깨 고정기
  - 하지의 순차적인 압박 기구
- 엉치뼈: 꼬리뼈 통증을 일으킬 수 있는 과도한 압박은 피한다.
- 방광의 감압을 위한 도뇨관과 두덩위 포트의 적절한 위치
- 팔을 모아서 옆으로 내전시키고 환자의 옆에 감싸놓는다.
  - 손가락, 손, 팔꿈치를 폼 쿠션으로 보호한다.
- 첫 베레스침 삽입과 일차 투관침을 위해 환자가 앙와위 (0 degrees)를 취하게 한다.
- 병상에서 경사진 Trendelenburg자세 (20~30 degrees)를 취하게 한다.

자세에 따른 손상

- 팔 신경
  - 바깥쪽으로 신장된 팔이나 경사진 Trendelenburg 자세 동안 어깨 고정기의 직접적인 압박으로 인함
  - *결과*: 손의 측면쪽 2/3의 감각 손실, 심한 경우 손목 처짐
- 자신경
  - 옆쪽으로 감싸져 있는 경우 팔의 뒤침이나 팔이 바깥으로 신전된 경우의 엎침에 의함
  - *결과*: 4, 5번째 손가락의 자쪽 1/2 감각 손실, 심한 경우 갈퀴손
- 종아리 신경
  - 종아리뼈머리 가쪽의 압박
  - *결과*: 다리 아래쪽의 가쪽면 감각 손실, 발처짐
- 넙다리 신경
  - 등쪽 쇄석위의 악화 또는 신전 손상
  - *결과*: 넓적다리 앞쪽의 감각 손실, 다리를 들어 올릴 수 없음

인체공학

- 테이블을 허리 높이로 하고 자세를 취해서 팔꿈치를 편안하게 90도로 고정시키고 어깨는 안정위를 취하게 한다.
- 모니터는 다리사이에 위치하게 한다. 또는 이상적으로는 두 개의 모니터를 환자의 무릎 바깥에 위치하게 하여 목긴장을 최소화한다.

마취학적 고려

- 전신 마취가 난관 결찰을 제외한 모든 시술에서 사용된다.
- 투관침에 의한 위 손상의 가능성과 소장의 팽창을 낮추기 위해 입위관을 사용
- CO_2와 Trendelenburg 자세는 횡경막의 부목고정을 이끌어낸다. → 환기 유지가 어려움 → 고탄산혈증

복부 진입 기술 (베레스침)

- 절개 전에 5 mL의 0.25% bupivacaine을 투관침 부위로 주사하여 수술후 통증을 경감시킨다.
- 복강내압은 비만한 환자를 제외하고는 <8~10 mmHg가 되어야 한다.
- 베레스침 준비:
  - 사용하기 전 spring loaded obturator가 제대로 작동하는지 확인한다.
  - 마개는 열려있어야 하고 공기관이 연결되어있지 않아 복강내에 음압이 걸려 실내 공기가 복강내로 들어가고, 장과 장간막이 베레스침의 끝에서 떨어지도록 한다.
- 베레스침을 두 번 누름: 배곧은근집과 복막의 뚫기
- 확인:
  - 주사기로 당겨본다.:
    - 혈관의 손상을 의심 만약 큰 혈관이 손상받았다면 즉시 개복하여야 하며 혈관외과의사의 자문을 구해야 한다.
    - 소장이나 담낭의 손상을 의심
    - 장 ? 베레스침을 제거하면, 소장의 천공부위를 찾기 어려워진다. 일반외과의사에 자문을 구하거나 대체 진입 부위와 추가 투관침의 위치를 확보해놓고 복강경 수복을 고려해야 한다.
  - 베레스침의 끝으로부터 피부나 피하조직을 제거하기위해 약 1 mL의 생리 식염수를 주사한다.
  - 복강내 음압을 나타내는 징후로 생리식염수로 Drop test를 해본다.
  - Schriock sign: 초기에, 복강내압의 약간의 상승은 장과 복벽이 분리되기 위해서는 약간의 압력이 필요하다는 surfactant-like effect 때문이다.

- 만약 진입 압력이 >8~10 mmHg라면:
  - · 복막 전/근막 밑 구획에서 잘못된 위치로 피하공기증을 일으킨 것이다.
- 복막 내 통로가 획득:
  - 저유량 CO_2 흡인 (1 L/min)과 간 위로의 타진 (0.5 L가 흡인된 이 후 간의 둔탁음이 사라지고 공명음이 나타난다.)
  - CO_2를 고유량으로 (2.0~2.5 L/min) 증가하여 위치를 재확인한다.
  - Trendelenburg 자세를 취하기 전에 내장과 후복막 구조물을 시진한다.
  - CO_2의 압력이 12~15 mmHg인 상태에서 수술을 한다 (비만한 환자에서는 더 높을 수 있다.).

대체 진입 기술

대체 진입 부위

좌상복부 (Palmer' s Point)

- 빗장중간선
- 늑골모서리에서 2 cm아래
- 입위관을 위치시킴
- 간비장비대나 위 수술의 과거력이 있는 환자에서는 추천되지 않는다.

뒤 질천장

- Trendelenburg, 긴 베레스침, 뒤 자궁목의 지지고리
- 중간선 진입을 유지
- 직접 시각화하에 제거
- Cul-de-sac 종양, 고정된 자궁 후굴, 질뒤 자궁내막증, 또는 이전의 질등근천장 수술을 한 경우 추천되지 않는다.

기저부경유

- 질을 통한 접근, Trendelenburg, 긴 베레스침, 앞 자궁목의 지지고리
- 자궁의 중간선 진입 유지
- 진입시 전굴 자궁 시각하에서 제거
- 여러 개의 근종, 고정된 후굴, 자궁 유착의 고위험군에서는 추천되지 않는다

직접 진입 (베레스침 사용하지 않음)

- 이점: 수술 시간을 줄이고 베레스침과 연관된 위험도를 줄일 수 있다.
- 투관침이 들어가고 피부 난산을 피할 수 있을 만큼 크게 절개한다.
- 복벽을 들어올린다 투관침을 직접 넣고, 엉치뼈 공동으로의 진행을 주시한다.

- 복벽을 들어올린 것을 복막확인이 될 때까지 유지한다.
- 마개를 제거하고 복강경을 넣어 위치를 확인한다.
- 만약 장간막이 천공되었었다면, 복강경/투관침을 수직방향으로 조심스럽게 제거하고 장간막은 투관침 관으로부터 떨어지도록 해야 한다.

복강경을 사용하여 직접 진입

- 진입시 첫번째 투관침내에 복강경을 위치시킨다.

개복 진입

- Allis clamps로 피부를 들어올리고 피부의 절개, 피부가장자리에 Allis clamps의 재위치, S-retractors위치, 근막층까지 절개, 근막위 작은 Kocher clamps위치, 조심스럽게 근막 절개, 가쪽 가장자리의 봉합, 복막내 진입, 투관침 위치시키고 CO_2흡인 시작, 삽관의 봉합 결찰, 버팀 봉합으로 근막을 닫음, 근막의 결손부위 검사 (필요하다면 추가 봉합)

추가 투관침 삽입

투과조명법

- 얕은 상복부 정맥의 시각화를 돕는다.
- 만약 보는 것이 불가능하다면 (비만 환자), 중간선으로부터 6~8 cm에 위치시킨다. (배곧은근집을 피해서)
- 하복부 피부 장력의 가로 선 (Langer' s lines)을 따라 적절한 피부 절개를 한다.
- 천천히, 꾸준하게 삽입하며 회전 운동을 한다.
- 피부와 피하조직에 수직이 되게 한다.

합병증

투관침 출혈

- 복벽: 얕은 또는 깊은 상복부 또는 깊은 휘돌이 혈관
  - 시각화 하에서 수복한다.
  - Endoclose device: 바늘을 위치시키고 출혈하는 혈관의 한쪽을 봉합한다. 봉합을 풀고 출혈 혈관의 반대쪽 면에 바늘이 다시 들어가도록 하고 봉합을 복부의 바깥으로 끌어 올린다.
  - Keith needle: 같은 방법이지만 바늘이 투관침을 통해서 돌아나온다 (제거를 위해 바늘 대신에 봉합을 잡는다.).
  - 30 cc 풍선 도뇨관: 일시적인 눌림증
  - 소작기: 얕은 복막 혈관인 경우에만

- 골반/대동맥 혈관계
  - 즉시 개복술을 시행하고, 압력을 가하고, 혈관외과의의 자문을 구한다.
  - 가장 흔한 혈관 손상: 우측 온엉덩혈관

장기 손상

- 방광: 층의 복구, 비뇨기과의사의 자문을 구할 수 있다.
- 장: 투관침/베레스침을 제거하지 말고 일반외과의의 자문을 구한다.

정맥 출혈

- 시각화를 돕기 위해 복강내압을 8 mmHg까지 낮춘다.
- 평균 정맥압을 기억한다.
- 세척과 낮은 CO_2압력하에서 시각화한다.

전기수술

절개 (30~50 W)

- 높은 전류, 낮은 전압의 (연속적인) 파형
- 빠르게 조직온도를 상승시키고, 기화를 일으키거나 최소한의 응고효과를 가지고 조직을 절개한다.
- 절개의 비접촉성 방법
  - 조직에 닿기 전에 전극이 활성화된다.
- 만약 에너지원이 사라지면 최대 온도와 온도 분포 폭이 시간에 따라 증가한다.

혼합 파형

- 전류를 방해하고 전압을 증가시킨다 (비연속적).
- 절개와 응고의 혼합
- 절개에 더 많은 시간이 필요로 하고, 같은 파워 설정에서 온도 상승 분포가 더 높다.

응고/방전요법

- 높은 전압, 낮은 전류 (비연속적) 파형
- 조직에 긴 전기적 스파크를 가한다.
- 괴사의 최소한의 깊이로 얕은 딱지가 생긴다.
- 비접촉성 방법

일극성 원리

- 접지
  - 전류가 발생기로 돌아오는 것이 필요하다.
  - 접지 부위에서 화상을 막기 위해 정확하게 적용되어야 한다.

- 직류 결합
  - 에너지 전달은 물리적 접촉에 의해 이루어진다.
    - 전극은 또 다른 금속 기구들과 의도하지 않은 접촉을 일으킨다 (예: 복강경, 투관침).
- 용량 결합
  - 한 회로에서 다른 회로로의 에너지의 전달은 회로사이의 상호 전기용량의 방법으로 이루어진다.
    - 적절한 절연을 통해 주위 전도체로의 포유 전류의 유도
    - 금속/플라스틱제 투관침 (두가지 다 동시에 사용된)을 피한다. 일극성 전기수술에서는 모두 금속제이거나 모두 플라스틱제만을 사용한다.
- 절연 실패
  - 절연의 실패는 에너지 전도의 대체 경로를 제공한다.

양극성 원리

- 활성화 전극을 같은 쪽의 돌아온 전극과 조합한다.
- 용량 결합과 대체 전류 경로를 제거한다.
- 중간 전류와 낮은 전압 (연속적인) 파형
- 고온 손상을 낮추기 위한 전략
  - 박동성 형태로 전류를 흐르게 한다.
  - 주위 조직을 세척한다.
  - 조직 부피를 최소화한다.

합병증

- 장의 고온 손상: 1,000명당 1.3의 유병율
  - 복강경시 밝혀지지 않았다면 대개 수술 후 2~3일에 나타난다.
  - 지속적이고 상대적으로 극심한 투관침 부위 통증은 장 손상에 가장 가깝다.
  - 다른 가능한 증상: 장폐색증, 복통, 복부 경직, 좌측 편위가 동반된 백혈구증가증, 발열, 빈맥과 저혈압에 따른 큰 용량의 수액의 필요

초음파 에너지

Harmonic Scalpel/Autosonic Scalpel

- 초음파 에너지를 선형 진동을 통해 기계적 에너지로 전환한다.
- 2 mm 가쪽 전파
- 설정
  - Level 3
    - 유착 (가위)

· 낭종 (갈고리)
· 난소절제술 (가위)

- Level 5
    · 유착 (갈고리 또는 가위)
    · 절제 (공)
    · 절개

복강경 근종절제술

- 복강경 바늘을 바소프레신으로 창백해질 때까지 장막밑조직으로 넣는다.
    - 용량: 바소프레신; 50 cc 생리식염수에 20 U
- 근종 절개
    - 출혈을 줄이고 봉합을 시행하기 위해 가로로 절개한다.
    - 기구
        · armonic scalpel
        · 바늘: 연기를 많이 생성한다, 흡인기를 사용하여 처리한다.
- 복강경 근종 나사 또는 근종을 다루기 위한 5~10 mm 지지고리
- Onion-skinning technique
    - 근종은 절개하고 자궁근육층 조직으로는 들어가지 않는다.
    - 혈액 손실을 줄이고 봉합의 결손을 최소화한다.
- 검체 제거
    - Electromorcelator (Gynecare: 12mm; Storz: 12, 15 mm)또는
    - 제거를 위한 Mini-lap 절개
- 봉합
    - 천천히 흡수되는 봉합 (PDS, Maxon, Vicryl, Polysorb)
    - 체내 바늘 잡개 또는 체외 매듭 밀대 또는 mini-lap 절개

자궁외 임신

- 큰 혈액복막이 있을 때 진입시 복강내압의 상승이 발견될 수 있다.
- 만약 큰 혈액복막이 있다면 혈액 응고의 빠른 제거를 위해 10 mm 흡인 세척의 사용을 고려한다.
- 선형 난관절개술
    - 희석 바소프레신의 장간막 주입
    - 장간막 대측 가장자리의 일극성 바늘 또는 가위를 이용한 선형 절개 (1~2 cm)
        · 난관의 근위부로부터 대략 0.5 cm부위를 절개한다.
    - 필요하다면 수력분리술을 시행한다.

- 이차적 의도에 의한 치유
- 만약 큰 절개를 했다면 5-0 또는 6-0 흡수 봉합을 고려한다.
- 검체 제거
- abcock forceps, EndoCatch bag, 10~12 port로부터 제거
- 매주 β-hCG가 <2 mIU/mL가 되는 지 추적 검사한다.
- 만약 모든 자궁외 조직이 제거 불가능하다면 methotrexate를 고려한다.

● 난관절제술
- 심각하게 손상받은 난관의 보존, 난관의 파열, 또는 미래에 임신을 원하지 않는 경우
- 가능한 난관에 가깝도록 자궁관간막을 전기응고한다.
  - 혈액 공급의 손상을 피한다.
- 매주 β-hCG가 <2 mIU/mL가 되는 지 추적 검사한다. 특히 배란 유도제를 사용한 경우
- 만약 자궁관 잘룩에 자궁외 임신이 있는 경우 부분적 난관절제술

복강경 낭종 절제술

● 날카로운 가위, 곡선형 또는 직선형 레이저도 같이 사용된다.
- 낭종 벽으로부터 난소 피질을 분리해내기 위해 작은 절제를 시행한다.
- 일극성 바늘을 사용할 수 있다. 그러나 낭종의 파열의 위험이 증가한다.

● 견인-대항견인
- 조직을 천천히 움직여 떼어 놓아 박리면에 가까이 유지시킨다.
- 흡인 세척기를 사용한 수력분리술이 도움이 될 수 있다.
- 작은 출혈의 전기응고를 할 수 있으나, 최대 난소기능의 보전을 위해 최소로 유지하여야 한다.

● 복구
- 대개 이차적으로 난소의 퇴화가 필요하지 않다.
- 만약 큰 결손이 있다면, 4-0 흡수 봉합사를 사용한 봉합을 한다.

● 검체 제거
- EndoCatch bag: 직접적인 시각화하에서 낭종을 감압한다.
- 필요하다면 투관침 절개부위를 넓힌다.
- 뒤 질벽 절개

A. Pelvic Anatomy (Yreters) during Laparoscopy

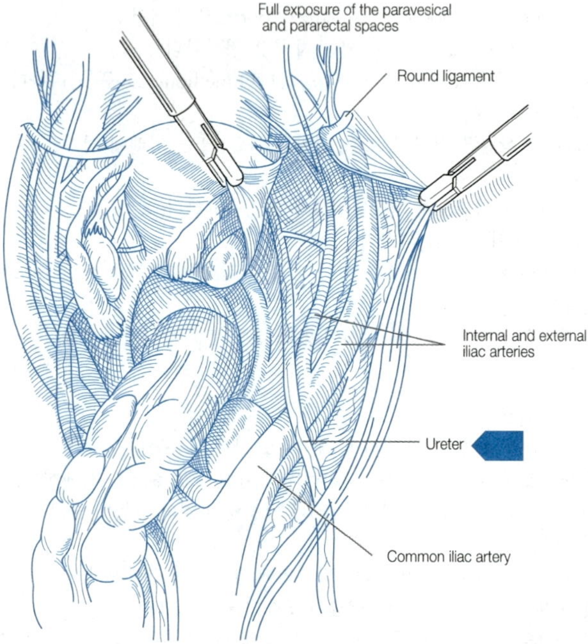

40. 저널 클럽 지침서

참고문헌

- 기사, 저자, 저널의 제목, 연구 사이트

주제에 대한 배경지식

- 기사의 목적과 그것이 특정분야의 학문에 얼마나 기여하는지에 대해 제시한 문헌의 리뷰

가정

- (명확히 기술되거나 내포된) 질문의 조사
- 어느 집단에게 연구결과가 적용되나? (조사의 타당성)

방법/ 연구구성

- 연구의 유형 (예: 사실연구, 단면조사연구, 코호트, 환자대조연구, 무작위대조시험 [RCT], 메타분석, 기타)
- 연구대상의 선정 (예: 어떻게 환자들이 선정됐는가? 바이어스의 가능성이 있는가? 비슷한 집단들로 연구를 시작하였는가? 교란변수는 무작위대조시험을 통해 조절될 수 있다 [예: stratification].)
- 환자와 보건요원과 연구요원들은 모두 치료를 위해 맹검법을 실시하였나?
- 포함제외기준
- 예상되는 바이어스 (확인 바이어스? 뭐가 노출되었나?)
- 대조 연구
- 적절한 무작위화 : 잠복? SNOSE (순차적 번호매김, 불투명, 밀봉)?
- 적절한 순응도?
- 결과 측정 (명확히 한정되었나?)
- 사용된 측정방법
- 집단에서 할당된 모든 환자들이 분석되었나?
- 충분히 길고 완전하게 추적관찰을 하였나?

결과

- 사용된 통계분석
- 사용된/도달된 유의수준
- Power analysis
- 소견 (결과 세부사항 검토)
    - 치료효과는 얼마나 컸나?

결론

- 진술된 결론
- 저자는 가설에서 제안한 질문에 대한 답을 하고 있는가?
- 제시된 분석 방법에 의해 도출된 결론이 합리적인가?

해석

- 내적 타당성/ 외적 타당성 (예: 이 연구가 어떻게 표본 집단을 정했고, 임상적 방법에 어떻게 접근했는가?)
- 임상적 대 통계학적 중요성
- 임상적으로 중요한 모든 결과들이 고려되었는가?
- 치료로 얻는 이득이 잠재적인 손해나 비용에 비해 가치가 있는가?
- 다른 대안적인 치료법에는 무엇이 있는가?
- 이 연구가 다른 연구에 중요한 공헌을 하는가?
- 이 연구를 재현할 수 있는가?

구조 제안

- 어떻게 하면 이 연구가 개선될 수 있을까?
- 이 문제를 다룰 수 있는 다른 연구 디자인 (이 문제에 대한 해답을 얻기 위해 접근할 수 있는 또 다른 방법을 제안)
- 이 연구는 미래에 이 영역에서의 학술연구 필요성을 제시하고 있는가?

자료의 질

I.	Evidence obtained from at least one properly designed, randomized controlled trial.
II-1.	Evidence obtained from well-designed controlled trials without randomization
II-2.	Evidence obtained from well-designed cohort or case-control studies, preferably from more than one center or research group
II-3.	Evidence obtained from multiple time series with or without the intervention. Dramatic results in uncontrolled experiments could also be regarded as this type of evidence.
III.	Opinions of respected authorities, based on clinical experience, descriptive studies, or reports of expert committees.

민감도와 특이도

- 경험적 법칙에 따르면, 훌륭한 시험의 민감도와 특이도의 합은 1.50이상, 아주 훌륭한 시험의 민감도와 특이도의 합은 1.80이상이다 (Griffith와 Grimes, 1990).

통계

	2 집단		>2 집단		
	관계변수	독립변수	관계변수	독립변수	관련성 측정 방법
Nominal	McNemar test	Chi^2, Fisher exact test	Cochran Q test	Chi^2	—
Ordinal	Wilcoxon signed rank test	Mann-Whitney U	Friedman 2-way, ANOVA	Kruskal-Wallis test	Spearman rank correlation
Interval	Paired t-test	Unpaired t-test	ANOVA	ANOVA	Pearson correlation, linear regression

ANOVA, 변수 분석.
참고: Nominal: 예, 수술적 합병증; Ordinal: 비모수적인, 예: 자궁내막증의 stage; Interval: 정상 분포, 연속 변수, 예: 혈압. Parametric distribution: 정상 분포, 무작위 선택.

● 치료를 요하는 수 (NNT) : 한가지 추가적 결과를 얻거나 피하기 위해 필요한 수

NNT = 1/EER-CER

■ EER = 실험군 집단에서의 사건발생률
CER = 대조군 집단에서의 사건발생률

치료를 요하는 수 계산도표

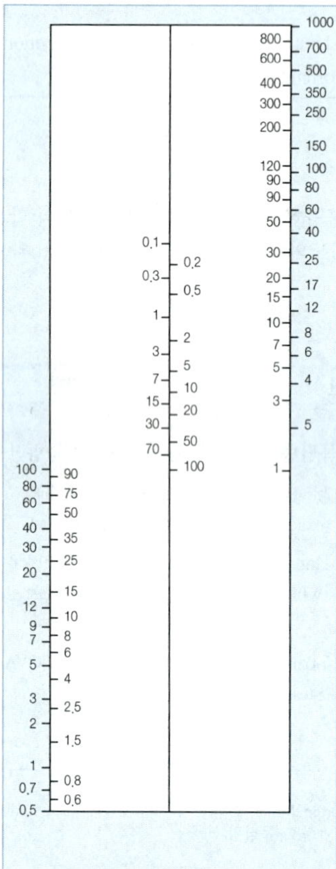

376

Abdalla H, Thum MY. An elevated basal FSH reflects a quantitative rather than qualitative decline of the ovarian reserve. *Hum Reprod* 19(4):893, 2004.

Abdel Gadir A, Alnaser HMI, et al. The response of patients with polycystic ovarian disease to human menopausal gonadotropin therapy after ovarian electrocautery or a luteinizing hormone-releasing hormone agonist. *Fertil Steril* 57:309, 1992.

Abdel Gadir A, Mowafi RS, et al. Ovarian electrocautery versus human menopausal gonadotrophins and pure follicle stimulating hormone therapy in the treatment of patients with polycystic ovarian disease. *Clin Endocrinol (Oxf)* 33(5):585, 1990.

Aboulghar M, Evers JH, et al. Intra-venous albumin for preventing severe ovarian hyperstimulation syndrome. *Cochrane Database Syst Rev* (2):CD001302, 2002.

Adam Z, Poulin F, et al. Increased risk of neural tube defects after recurrent pregnancy losses. *Am J Med Genet* 55(4):512, 1995.

Advincula AP, Song A. Chronic pelvic pain. In Sanfilippo J, Smith R, eds. *Primary Care in Obstetrics & Gynecology A Handbook for Clinicians.* New York: Springer, 2004.

Affinito P, Palomba S, et al. Ultrasonographic measurement of endometrial thickness during hormonal replacement therapy in postmenopausal women. *Ultrasound Obstet Gynecol* 11(5):343, 1998.

Ailawadi RK, Jobanputra S, et al. Treatment of endometriosis and chronic pelvic pain with letrozole and norethindrone acetate: a pilot study. *Fertil Steril* 81(2):290, 2004.

Ailawadi M, Lorch SA, et al. Cost-effectiveness of presumptively medically treating women at risk for ectopic pregnancy compared with first performing a dilatation and curettage. *Fertil Steril* 83(2):376, 2005.

Aitken RJ, Clarkson JS, et al. Analysis of the relationship between defective sperm function and the generation of reactive oxygen species in cases of oligozoospermia. *J Androl* 10(3):214, 1989.

Akande VA, Hunt LP, et al. Differences in time to natural conception between women with unexplained infertility and infertile women with minor endometriosis. *Hum Reprod* 19(1):96, 2004.

Alberman E. The epidemiology of repeated abortion. In Beard RW, Sharp F. *Early Pregnancy Loss: Mechanisms and Treatment.* New York: Springer-Verlag, 1988:9.

Amar AP, Couldwell WT, et al. Predictive value of serum prolactin levels measured immediately after transsphenoidal surgery. *J Neurosurg* 97(2):307, 2002.

Amer SA, Li TC, et al. Ovulation induction using laparoscopic ovarian drilling in women with polycystic ovarian syndrome: predictors of success. *Hum Reprod* 19(8):1719, 2004.

American College of Obstetricians and Gynecologists. Educational Bulletin no. 246. Washington, DC: American College of Obstetricians and Gynecologists, 1998.

The American Fertility Society. The American Fertility Society classifications of adnexal adhesions, distal tubal occlusion, tubal occlusion secondary to tubal ligation, tubal pregnancies, mullerian anomalies and intrauterine adhesions. *Fertil Steril* 49(6):944, 1988.

American Psychiatric Association. *Diagnostic and Statistical Manual of Mental Disorders* (4th ed, text revision). Washington, DC: American Psychiatric Association, 2004:367.

American Society for Reproductive Medicine. Revised American Society for Reproductive Medicine classification of endometriosis: 1996. *Fertil Steril* 67(5):817, 1997.

Anasti JN. Premature ovarian failure: an update. *Fertil Steril* 70(1):1, 1998.

Andersen AG, Als-Nielsen B, et al. Time interval from human chorionic gonadotrophin (HCG) injection to follicular rupture. *Hum Reprod* 10(12):3202, 1995.

Anderson GL, Limacher M, et al.; Women's Health Initiative Steering Committee. Effects of conjugated equine estrogen in postmenopausal women with hysterectomy: the Women's Health Initiative randomized controlled trial. *JAMA* 291(14):1701, 2004.

Apter D, Viinikka L, et al. Hormonal pattern of adolescent menstrual cycles. *J Clin Endocrinol Metab* 47(5):944, 1978.

Arici A, Byrd W, et al. Evaluation of clomiphene citrate and human chorionic gonadotropin treatment: a prospective, randomized, crossover study during intrauterine insemination cycles. *Fertil Steril* 61(2):314, 1994.

Association of Professors of Gynecology and Obstetrics Clinical management of abnormal uterine bleeding. Association of Professors of Gynecology and Obstetrics educational series on women's health issues, 2002.

Awonuga A, Govindbhai J. Is waiting for an endogenous luteinizing hormone surge and/or administration of human chorionic gonadotrophin of benefit in intrauterine insemination? *Hum Reprod* 14(7):1765, 1999.

Ayvaliotis B, Bronson R, et al. Conception rates in couples where autoimmunity to sperm is detected. *Fertil Steril* 43(5):739, 1985.

Bachmann GA. Vasomotor flushes in menopausal women. *Am J Obstet Gynecol* 180(3 Pt 2):S312, 1999.

Bachmann GA, Kemmann E. Prevalence of oligomenorrhea and amenorrhea in a college population. *Am J Obstet Gynecol* 144(1):98, 1982.

Bagratee JS, Khullar V, et al. A randomized controlled trial comparing medical and expectant management of first trimester miscarriage. *Hum Reprod* 19(2):266, 2004.

Baillargeon JP, Jakubowicz DJ, et al. Effects of metformin and rosiglitazone, alone and in combination, in nonobese women with polycystic ovary syndrome and normal indices of insulin sensitivity. *Fertil Steril* 82(4):893, 2004.

Baird DT. A model for follicular selection and ovulation: lessons from superovulation. *J Steroid Biochem* 27(1–3):15, 1987.

Bajekal N, Li TC. Fibroids, infertility and pregnancy wastage. *Hum Reprod Update* 6(6):614, 2000.

Bakalov VK, Vanderhoof VH, et al. Adrenal antibodies detect asymptomatic auto-immune adrenal insufficiency in young women with spontaneous premature ovarian failure. *Hum Reprod* 17(8):2096, 2002.

Baker VL, Adamson GD. Minimum intrauterine pressure required for uterine distention. *J Am Assoc Gynecol Laparosc* 5(1):51, 1998.

Balasch J, Creus M, et al. Lack of endometriosis in patients with repeated abortion. *Hum Reprod* 3(2):263, 1988.

Balasch J, Creus M, et al. Visible and non-visible endometriosis at laparoscopy in fertile and infertile women and in patients with chronic pelvic pain: a prospective study. *Hum Reprod* 11(2):1163, 1996.

Balasch J, Creus M, et al. Pentoxifylline versus placebo in the treatment of infertility associated with minimal or mild endometriosis: a pilot randomized clinical trial. *Hum Reprod* 12(9):2046, 1997.

Bancsi LF, Broekmans FJ, et al. Predictors of poor ovarian response in in vitro fertilization: a prospective study comparing basal markers of ovarian reserve. *Fertil Steril* 77(2):328, 2002.

Barbieri RL. Hormone treatment of endometriosis: the estrogen threshold hypothesis. *Am J Obstet Gynecol* 166:740, 1992.

Barnhart K, Dunsmoor-Su R, et al. Effect of endometriosis on in vitro fertilization. *Fertil Steril* 77(6):1148, 2002.

Barnhart K, Osheroff J. Follicle stimulating hormone as a predictor of fertility. *Curr Opin Obstet Gynecol* 10(3):227, 1998.

Barnhart K, Sammel MD, et al. Decline of serum human chorionic gonadotropin and spontaneous complete abortion: defining the normal curve. *Obstet Gynecol* 104(5):975, 2004a.

Barnhart KT, Sammel MD, et al. Symptomatic patients with an early viable intrauterine pregnancy: HCG curves redefined. *Obstet Gynecol* 104(1):50, 2004b.

Basaria S, Nguyen T, et al. Effect of methyl testosterone administration on plasma viscosity in postmenopausal women. *Clin Endocrinol (Oxf)* 57(2):209, 2002.

Bateman BG, Taylor PT, Jr. Reproductive considerations during abdominal surgical procedures in young women. *Surg Clin North Am* 71(5):1053, 1991.

Bates G.W, Jr., Hill JA. Autoimmune ovarian failure. *Infertil Reprod Med Clinics NA* 13(1):65, 2002.

Bauer DC, Mundy GR, et al. Use of statins and fracture: results of 4 prospective studies and cumulative meta-analysis of observational studies and controlled trials. *Arch Intern Med* 164(2):146, 2004.

Bayram N, van Wely M, et al. Using an electrocautery strategy or recombinant follicle stimulating hormone to induce ovulation in polycystic ovary syndrome: randomised controlled trial. *BMJ* 328(7433):192, 2004.

Beck LE, Gevirtz R, Mortola JF. The predictive role of psychosocial stress on symptom severity in premenstrual syndrome. *Psychosom Med* 52(5):536, 1990.

Beerendonk CC, van Dop PA, et al. Ovarian hyperstimulation syndrome: facts and fallacies. *Obstet Gynecol Surv* 53(7):439, 1998.

Belker AM, Thomas AJ, Jr., et al. Results of 1,469 microsurgical vasectomy reversals by the Vasovasostomy Study Group. *J Urol* 145(3):505, 1991.

Belli SH, Graffigna MN, et al. Effect of rosiglitazone on insulin resistance, growth factors, and reproductive disturbances in women with polycystic ovary syndrome. *Fertil Steril* 81(3):624, 2004.

Beretta P, Franchi M, et al. Randomized clinical trial of two laparoscopic treatments of endometriomas: cystectomy versus drainage and coagulation. *Fertil Steril* 70(6):1176, 1998.

Berube S, Marcoux S, et al. Fecundity of infertile women with minimal or mild endometriosis and women with unexplained infertility. The Canadian Collaborative Group on Endometriosis. *Fertil Steril* 69(6):1034, 1998.

Bishoff JT, Allaf ME, et al. Laparoscopic bowel injury: incidence and clinical presentation. *J Urol* 161(3):887, 1999.

Bissonnette F, Lapensee L, et al. Outpatient laparoscopic tubal anastomosis and subsequent fertility. *Fertil Steril* 72(3):549, 1999.

Blake D, Proctor M, et al. Cleavage stage versus blastocyst stage embryo transfer in assisted conception. *The Cochrane Database of Systematic Reviews* Issue 2, 2002.

Blumenfeld Z, Avivi I, et al. Prevention of irreversible chemotherapy-induced ovarian damage in young women with lymphoma by a gonadotrophin-releasing hormone agonist in parallel to chemotherapy. *Hum Reprod* 11(8):1620, 1996.

Boer-Meisel ME, te Velde ER, et al. Predicting the pregnancy outcome in patients treated for hydrosalpinx: a prospective study. *Fertil Steril* 45(1):23, 1986.

Bonduelle M, Aytoz A, et al. Incidence of chromosomal aberrations in children born after assisted reproduction through intracytoplasmic sperm injection. *Hum Reprod* 13(4):781, 1998a.

Bonduelle M, Wilikens A, et al. A follow-up study of children born after intracytoplasmic sperm injection (ICSI) with epididymal and testicular spermatozoa and after replacement of cryopreserved embryos obtained after ICSI. *Hum Reprod* 13[Suppl 1]:196, 1998b.

Boon J, Scholten PC, et al. Continuous intrauterine compared with cyclic oral progestin administration in perimenopausal HRT. *Maturitas* 46(1):69, 2003.

Boue A, Boue J, et al. Cytogenetics of pregnancy wastage. *Adv Hum Genet* 14:1, 1985.

Boue JG, Boue A. Increased frequency of chromosomal anomalies in abortions after induced ovulation. *Lancet* 1(7804):679, 1973.

Breitkopf DM, Frederickson RA, et al. Detection of benign endometrial masses by endometrial stripe measurement in premenopausal women. *Obstet Gynecol* 104(1):120, 2004.

Brenner B, Sarig G, et al. Thrombophilic polymorphisms are common in women with fetal loss without apparent cause. *Thromb Haemost* 82(1):6, 1999.

Brinton LA, Gridley G, et al. Cancer risk after a hospital discharge diagnosis of endometriosis. *Am J Obstet Gynecol* 176(3):572, 1997.

Braunstein GD, Grodin JM, et al. Secretory rates of human chorionic gonadotropin by normal trophoblast. *Am J Obstet Gynecol* 15;115(4):447, 1973.

Brown DL, Felker RE, et al. Serial endovaginal sonography of ectopic pregnancies treated with methotrexate. *Obstet Gynecol* 77:406, 1991.

Brzezinski AA, Wurtman JJ, et al. d-Fenfluramine suppresses the increased calorie and carbohydrate intakes and improves the mood of women with premenstrual depression. *Obstet Gynecol* 76(2):296, 1990.

Buckett WM. A meta-analysis of ultrasound-guided versus clinical touch embryo transfer. *Fertil Steril* 80(4):1037, 2003.

Burrow GN, Wortzman G, et al. Microadenomas of the pituitary and abnormal sellar tomograms in an unselected autopsy series. *N Engl J Med* 304(3):156, 1981.

Buster JE, Pisarska MD. Medical management of ectopic pregnancy. *Clinical Obstet Gynecol* 42(1):23, 1999.

Buttram VC, Jr. Mullerian anomalies and their management. *Fertil Steril* 40(2):159, 1983.

Buttram VC, Jr., Reiter RC. Abdominal myomectomy and subsequent fertility. *Fertil Steril* 36:433, 1981.

Buyalos RP, Daneshmand S, et al. Basal estradiol and follicle-stimulating hormone predict fecundity in women of advanced reproductive age undergoing ovulation induction therapy. *Fertil Steril* 68(2):272, 1997.

Buyalos RP, Ghosh K, et al. Infertile women of advanced reproductive age. Variability of day 3 FSH and E2 levels. *J Reprod Med* 43(12):1023, 1998.

Callen PW. *Ultrasonography in Obstetrics and Gynecology.* San Francisco: WB Saunders, 2000.

Camus E, Poncelet C, et al. Pregnancy rates after in-vitro fertilization in cases of tubal infertility with and without hydrosalpinx: a meta-analysis of published comparative studies. *Hum Reprod* 14(5):1243, 1999.

Carr B, Breslau N, et al. Oral contraceptive pill, GnRH agonists, or use in combination for treatment of hirsutism. *J Clin Endocrinol Metab* 60(4): 1169, 1995.

Carrington BM, Hricak H, et al. Mullerian duct anomalies: MR imaging evaluation. *Radiology* 176(3):715, 1990.

Casper RF. Treatment of premenstrual dysphoric disorder. UpToDate Patient Information Web site: http://www.utdol.com. Accessed February, 2005

Casson PR, Elkind-Hirsch KE, et al. Effect of postmenopausal estrogen replacement on circulating androgens. *Obstet Gynecol* 90(6):995, 1997.

Castelbaum AJ, Wheeler J, et al. Timing of the endometrial biopsy may be critical for the accurate diagnosis of luteal phase deficiency. *Fertil Steril* 61(3): 443, 1994.

Catarci T, Fiacco F, et al. Empty sella and headache. *Headache* 34(10):583, 1994.

Centers for Disease Control and Prevention. *2001 Assisted Reproductive Technology Success Rates*, December 2003.

Chan AF, Mortola JF, et al. Persistence of premenstrual syndrome during low-dose administration of the progesterone antagonist RU 486. *Obstet Gynecol* 84(6):1001, 1994.

Chang MY, Chiang CH, et al. Use of the antral follicle count to predict the outcome of assisted reproductive technologies. *Fertil Steril* 69(3):505, 1998.

Chatellier G, Zapletal E, et al. The number needed to treat: a clinically useful nomogram in its proper context. *BMJ* 312(7028):426, 1996.

Cheung AP. Ultrasound and menstrual history in predicting endometrial hyperplasia in polycystic ovary syndrome. *Obstet Gynecol* 98(2):325, 2001.

Chillon M, Casals T, et al. Mutations in the cystic fibrosis gene in patients with congenital absence of the vas deferens. *N Engl J Med* 332(22):1475, 1995.

Chipchase J, James D. Randomised trial of expectant versus surgical management of spontaneous miscarriage. *Br J Obstet Gynaecol* 104(7):840, 1997.

Choudhury SR, Knapp LA. Human reproductive failure II: immunogenetic and interacting factors. *Hum Reprod Update* 7(2):135, 2001.

Christiansen OB, Pedersen B, et al. A randomized, double-blind, placebo-controlled trial of intravenous immunoglobulin in the prevention of recurrent miscarriage: evidence for a therapeutic effect in women with secondary recurrent miscarriage. *Hum Reprod* 17(3):809, 2002.

Chuong CJ, Dawson EB, et al. Vitamin A levels in premenstrual syndrome. *Fertil Steril* 54(4):643, 1990a.

Chuong CJ, Dawson EB, et al. Vitamin E levels in premenstrual syndrome. *Am J Obstet Gynecol* 163(5 Pt 1):1591, 1990b.

Ciccarelli E, Camanni F. Diagnosis and drug therapy of prolactinoma. *Drugs* 51(6):954, 1996.

Ciotta L, Cianci A, et al. Clinical and endocrine effects of finasteride, a 5 α-reductase inhibitor, in women with idiopathic hirsutism. *Fertil Steril* 64(2): 299, 1995.

Clarke GN, Elliott PJ, et al. Detection of sperm antibodies in semen using the immunobead test: a survey of 813 consecutive patients. *Am J Reprod Immunol Microbiol* 7(3):118, 1985.

Clifford K, Rai R, et al. An informative protocol for the investigation of recurrent miscarriage: preliminary experience of 500 consecutive cases. *Hum Reprod* 9(7):1328, 1994.

Cnattingius S, Signorello LB, et al. Caffeine intake and the risk of first-trimester spontaneous abortion. *N Engl J Med* 343(25):1839, 2000.

Col NF, Pauker SG. The discrepancy between observational studies and randomized trials of menopausal hormone therapy: did expectations shape experience? *Ann Intern Med* 139(11):923, 2003.

Colao A, Di Sarno A, et al. Withdrawal of long-term cabergoline therapy for tumoral and nontumoral hyperprolactinemia. *N Engl J Med* 349(21):2023, 2003.

Colao A, Di Somma C, et al. Prolactinomas in adolescents: persistent bone loss after 2 years of prolactin normalization. *Clin Endocrinol (Oxf)* 52(3):319, 2000.

Colditz GA, Stampfer MJ, et al. Type of postmenopausal hormone use and risk of breast cancer: 12-year follow-up from the Nurses' Health Study. *Cancer Causes Control* 3(5):433, 1992.

Cole LA. Phantom hCG and phantom choriocarcinoma. *Gynecol Oncol* 71(2): 325, 1998.

Cole LA, Khanlian SA, et al. Accuracy of home pregnancy tests at the time of missed menses. *Am J Obstet Gynecol* 190(1):100, 2004.

Condon JT. The premenstrual syndrome: a twin study. *Br J Psychiatry* 162:481, 1993.

Cooper DS. Subclinical hypothyroidism. *New Engl J Med* 345(4):260, 2001.

Corenblum B, Donovan L. The safety of physiological estrogen plus progestin replacement therapy and with oral contraceptive therapy in women with pathological hyperprolactinemia. *Fertil Steril* 59(3):671, 1993.

Coulam CB, Adamson SC, et al. Incidence of premature ovarian failure. *Obstet Gynecol* 67:604, 1986.

Coulam CB, Bustillo M, et al. Ultrasonographic predictors of implantation after assisted reproduction. *Fertil Steril* 62(5):1004, 1994.

Coutifaris C, Myers ER, et al. Histological dating of timed endometrial biopsy tissue is not related to fertility status. *Fertil Steril* 82(5):1264, 2004.

Coutinho EM, Mascarenhas I, et al. Comparative study on the efficacy, acceptability, and side effects of a contraceptive pill administered by the oral and the vaginal route: an international multicenter clinical trial. *Clin Pharmacol Ther* 54(5):540, 1993.

Couzinet B, Meduri G, et al. The postmenopausal ovary is not a major androgen-producing gland. *J Clin Endocrinol Metab* 86(10):5060, 2001.

Craig LB, Ke RW, et al. Increased prevalence of insulin resistance in women with a history of recurrent pregnancy loss. *Fertil Steril* 78(3):487, 2002.

Creinin MD. Laboratory criteria for menopause in women using oral contraceptives. *Fertil Steril* 66(1):101, 1996.

Creinin MD, Schwartz JL, et al. Early pregnancy failure—current management concepts. *Obstet Gynecol Surv* 56(2):105, 2001.

Creus M, Penarrubia J, et al. Day 3 serum inhibin B and FSH and age as predictors of assisted reproduction treatment outcome. *Hum Reprod* 15(11):2341, 2000.

Csapo AI, Pulkkinen M. Indispensability of the human corpus luteum in the maintenance of early pregnancy. Luteectomy evidence. *Obstet Gynecol Surv* 33(2):69, 1978.

Curtis KM, Chrisman CE, et al. Contraception for women in selected circumstances. *Obstet Gynecol* 99(6):1100, 2002.

Dabirashrafi H, Bahadori M, et al. Septate uterus: new idea on the histologic features of the septum in this abnormal uterus. *Am J Obstet Gynecol* 172(1 Pt 1):105, 1995.

Daly DC, Walters CA, et al. A randomized study of dexamethasone in ovulation induction with clomiphene citrate. *Fertil Steril* 41(6):844, 1984.

Danforth DR, Roberts A, et al. Follicular preservation during cyclophosphamide treatment: GnRH agonist vs. antagonist. *J Soc Gynecol Investig* 10(2 [Suppl]): 135A, 2003.

Daniell JF, Miller W. Polycystic ovaries treated by laparoscopic laser vaporization. *Fertil Steril* 51(2):232, 1989.

Daniely M, Aviram-Goldring A, et al. Detection of chromosomal aberration in fetuses arising from recurrent spontaneous abortion by comparative genomic hybridization. *Hum Reprod* 13(4):805, 1998.

Davis OK, Berkeley AS, et al. The incidence of luteal phase defect in normal, fertile women, determined by serial endometrial biopsies. *Fertil Steril* 51(4): 582, 1989.

Davis RO, Katz DF. Computer-aided sperm analysis: technology at a crossroads. *Fertil Steril* 59(5):953, 1993.

Daya S, Ward S, et al. Progesterone profiles in luteal phase defect cycles and outcome of progesterone treatment in patients with recurrent spontaneous abortion. *Am J Obstet Gynecol* 158(2):225, 1988.

de Kroon CD, de Bock GH, et al. Saline contrast hysterosonography in abnormal uterine bleeding: a systematic review and meta-analysis. *BJOG* 110(10):938, 2003.

De Placido G, Alviggi C, et al. Serum concentrations of soluble human leukocyte class I antigens and of the soluble intercellular adhesion molecule-1 in endometriosis: relationship with stage and non-pigmented peritoneal lesions. *Hum Reprod* 13(11):3206, 1998.

De Souza MJ, Miller BE, et al. High frequency of luteal phase deficiency and anovulation in recreational women runners: blunted elevation in follicle-stimulating hormone observed during luteal-follicular transition. *J Clin Endocrinol Metab* 83(12):4220, 1998.

Deaton JL, Gibson M, et al. A randomized, controlled trial of clomiphene citrate and intrauterine insemination in couples with unexplained infertility or surgically corrected endometriosis. *Fertil Steril* 54(6):1083, 1990.

Deaton JL, Honore GM, et al. Early transvaginal ultrasound following an accurately dated pregnancy: the importance of finding a yolk sac or fetal heart motion. *Hum Reprod* 12(12):2820, 1997.

Delemarre-van de Waal HA. Regulation of puberty. *Best Pract Res Clin Endocrinol Metab* 16(1):1, 2002.

Delmas PD. Markers of bone turnover for monitoring treatment of osteoporosis with antiresorptive drugs. *Osteoporos Int* 11[Suppl 6]:S66, 2000.

Dennerstein L, Randolph J, et al. Hormones, mood, sexuality, and the menopausal transition. *Fertil Steril* 77[Suppl 4]:S42, 2002.

D'Hooghe TM, Debrock S, et al. Endometriosis and subfertility: is the relationship resolved? *Semin Reprod Med* 21(2):243, 2003.

D'Hooghe, TM, Hill JA. Killer cell activity, statistics, and endometriosis. *Fertil Steril* 64(1):226, 1995.

Dias Pereira G, Hajenius PJ, et al. Fertility outcome after systemic methotrexate and laparoscopic salpingostomy for tubal pregnancy. *Lancet* 353(9154):724, 1999.

Dickey RP, Olar TT, et al. Relationship of follicle number, serum estradiol, and other factors to birth rate and multiparity in human menopausal gonadotropin-induced intrauterine insemination cycles. *Fertil Steril* 56(1):89, 1991.

Dickey RP, Olar TT, et al. Relationship of endometrial thickness and pattern to fecundity in ovulation induction cycles: effect of clomiphene citrate alone and with human menopausal gonadotropin. *Fertil Steril* 59(4):756, 1993.

Dickey RP, Taylor SN, et al. Relationship of follicle numbers and estradiol levels to multiple implantation in 3,608 intrauterine insemination cycles. *Fertil Steril* 75(1):69, 2001.

DiSaia PJ, Creasman WT. Epithelial ovarian cancer. In *Clinical Gynecologic Oncology*. St. Louis: Mosby Year Book, 1997:529.

Dizerega GS, Barber DL, et al. Endometriosis: role of ovarian steroids in initiation, maintenance, and suppression. *Fertil Steril* 33(6):649, 1980.

Djahanbakhch O, McNeily AS, et al. Changes in plasma levels of prolactin, in relation to those of FSH, oestradiol, androstenedione and progesterone around the preovulatory surge of LH in women. *Clin Endocrinol (Oxf)* 20:463, 1984.

Dohle GR, Halley DJ, et al. Genetic risk factors in infertile men with severe oligozoospermia and azoospermia. *Hum Reprod* 17(1):13, 2002.

Donnelly ET, McClure N, et al. Cryopreservation of human semen and prepared sperm: effects on motility parameters and DNA integrity. *Fertil Steril* 76(5):892, 2001.

Donnez J, Dolmans MM, et al. Livebirth after orthotopic transplantation of cryopreserved ovarian tissue. *Lancet* 364(9443):1405, 2004.

Donnez J, Nisolle M, et al. Peritoneal endometriosis and "endometriotic" nodules of the rectovaginal septum are two different entities. *Fertil Steril* 66:362, 1996.

Dorflinger LJ. Relative potency of progestins used in oral contraceptives. *Contraception* 31(6):557, 1985.

Dorman JS, Burke JP, et al. Temporal trends in spontaneous abortion associated with Type 1 diabetes. *Diabetes Res Clin Pract* 43(1):41, 1999.

Dorn C, Mouillet JF, et al. Insulin enhances the transcription of luteinizing hormone-beta gene. *Am J Obstet Gynecol* 191(1):132, 2004.

Dubowy RL, Feinberg RF, et al. Improved endometrial assessment using cyclin E and p27. *Fertil Steril* 80(1):146, 2003.

Duggan MA, Brashert P, et al. The accuracy and interobserver reproducibility of endometrial dating. *Pathology* 33(3):292, 2001.

Dunaif A. Insulin resistance and the polycystic ovary syndrome: mechanism and implications for pathogenesis. *Endocr Rev* 18(6):774, 1997.

Dunaif A, Zia J, et al. Excessive insulin receptor serine phosphorylation in cultured fibroblasts and in skeletal muscle. A potential mechanism for insulin resistance in the polycystic ovary syndrome. *J Clin Invest* 96(2):801, 1995.

Dunn JF, Nisula BC, et al. Transport of steroid hormones: binding of 21 endogenous steroids to both testosterone-binding globulin and corticosteroid-binding globulin in human plasma. *J Clin Endocrinol Metab* 53(1):58, 1981.

Dunson DB, Colombo B, et al. Changes with age in the level and duration of fertility in the menstrual cycle. *Hum Reprod* 17(5):1399, 2002.

Eagleson CA, Gingrich MB, et al. Polycystic ovarian syndrome: evidence that flutamide restores sensitivity of the gonadotropin-releasing hormone pulse generator to inhibition by estradiol and progesterone. *J Clin Endocrinol Metab* 85(11):4047, 2000.

Ecochard R, Gougeon A. Side of ovulation and cycle characteristics in normally fertile women. *Hum Reprod* 15(4):752, 2000.

Edmonds DK, Lindsay KS, et al. Early embryonic mortality in women. *Fertil Steril* 38(4):447, 1982.

Elias KA, Weiner RI. Direct arterial vascularization of estrogen-induced prolactin-secreting anterior pituitary tumors. *Proc Natl Acad Sci U S A* 81(14):4549, 1984.

Elting MW, Korsen TJ, et al. Women with polycystic ovary syndrome gain regular menstrual cycles when ageing. *Hum Reprod* 15(1):24, 2000.

Empson M, Lassere M, et al. Recurrent pregnancy loss with antiphospholipid antibody: a systematic review of therapeutic trials. *Obstet Gynecol* 99(1):135, 2002.

Endo T, Kitajima Y, et al. Low-molecular-weight dextran infusion is more effective for the treatment of hemoconcentration due to severe ovarian hyperstimulation syndrome than human albumin infusion. *Fertil Steril* 82(5):1449, 2004.

Erick M. Hyperemesis gravidarum: a practical management strategy. *OBG Management*, November 2000: 25–35.

Erickson GF, Magoffin DA, et al. The ovarian androgen producing cells: a review of structure/function relationships. *Endocr Rev* 6(3):371, 1985.

Eskenazi B, Wyrobek AJ, et al. The association of age and semen quality in healthy men. *Hum Reprod* 18(2):447, 2003.

Espeland MA, Rapp SR, et al. Conjugated equine estrogens and global cognitive function in postmenopausal women: Women's Health Initiative Memory Study. *JAMA* 291(24):2959, 2004.

Ettinger B, Ensrud KE, et al. Effects of ultralow-dose transdermal estradiol on bone mineral density: a randomized clinical trial. *Obstet Gynecol* 104(3):443, 2004.

Ettinger MP. Aging bone and osteoporosis: strategies for preventing fractures in the elderly. *Arch Intern Med* 163(18):2237, 2003.

Evers JL, Collins JA. Assessment of efficacy of varicocele repair for male subfertility: a systematic review. *Lancet* 361(9372):1849, 2003.

Facchinetti F, Borella P, et al. Oral magnesium successfully relieves premenstrual mood changes. *Obstet Gynecol* 78(2):177, 1991.

Falcone T, Attaran M, et al. Ovarian function preservation in the cancer patient. *Fertil Steril* 81(2):243, 2004.

Fanchin R, Righini C, et al. New look at endometrial echogenicity: objective computer-assisted measurements predict endometrial receptivity in in vitro fertilization-embryo transfer. *Fertil Steril* 74(2):274, 2000.

Farhi J, Ashkenazi J, et al. Effect of uterine leiomyomata on the results of in-vitro fertilization treatment. *Hum Reprod* 10(10):2576, 1995.

Farley TM, Meirik O, et al. Cardiovascular disease and combined oral contraceptives: reviewing the evidence and balancing the risks. *Hum Reprod Update* 5(6):721, 1999.

Farquhar CM, Lethaby A, et al. An evaluation of risk factors for endometrial hyperplasia in premenopausal women with abnormal menstrual bleeding. *Am J Obstet Gynecol* 181(3):525, 1999.

Fassnacht M, Schlenz N, et al. Beyond adrenal and ovarian androgen generation: increased peripheral 5 alpha-reductase activity in women with polycystic ovary syndrome. *J Clin Endocrinol Metab* 88(6):2760, 2003.

Fedele L, Bianchi S, et al. Superovulation with human menopausal gonadotropins in the treatment of infertility associated with minimal or mild endometriosis: a controlled randomized study. *Fertil Steril* 58(1):28, 1992.

Fedele L, Bianchi S, et al. Residual uterine septum of less than 1 cm after hysteroscopic metroplasty does not impair reproductive outcome. *Hum Reprod* 11(4):727, 1996a.

Fedele L, Bianchi S, et al. Ultrastructural aspects of endometrium in infertile women with septate uterus. *Fertil Steril* 65(4):750, 1996b.

Fedele L, Bianchi S, et al. Transrectal ultrasonography in the assessment of rectovaginal endometriosis. *Obstet Gynecol* 91:444, 1998.

Feicht CB, Johnson TS, et al. Secondary amenorrhoea in athletes. *Lancet* 2(8100): 1145, 1978.

Feigenbaum SL, Downey DE, et al. Transsphenoidal pituitary resection for preoperative diagnosis of prolactin-secreting pituitary adenoma in women: long term follow-up. *J Clin Endocrinol Metab* 81(5):1711, 1996.

Felemban A, Tan SL, et al. Laparoscopic treatment of polycystic ovaries with insulated needle cautery: a reappraisal. *Fertil Steril* 73(2):266, 2000.

Fernandez E, La Vecchia C, et al. Oral contraceptives and colorectal cancer risk: a meta-analysis. *Br J Cancer* 84(5):722, 2001.

Ferriman D, Gallway JD. Clinical assessment of body hair growth in women. *J Clin Endocrinol Metab* 21:1440, 1961.

Fertility Plus Web Site: http://www.fertilityplus.org. Accessed February, 2005.

Filicori M, Cognigni GE. Roles and novel regimens of luteinizing hormone and follicle-stimulating hormone in ovulation induction. *J Clin Endocrinol Metab* 86(4):1437, 2001.

Filicori M, Santoro N, et al. Characterization of the physiological pattern of episodic gonadotropin secretion throughout the human menstrual cycle. *J Clin Endocrinol Metab* 62(6):1136, 1986.

Fishel SB, Edwards RG, et al. Human chorionic gonadotropin secreted by preimplantation embryos cultured in vitro. *Science* 223(4638):816, 1984.

Foka ZJ, Lambropoulos AF, et al. Factor V Leiden and prothrombin G20210A mutations, but not methylenetetrahydrofolate reductase C677T, are associated with recurrent miscarriages. *Hum Reprod* 15(2):458, 2000.

Foma F, Gulmezoglu AM. Surgical procedures to evacuate incomplete abortion (Cochrane Review). In *The Cochrane Library.* Chichester, UK: John Wiley and Sons, 2003.

Foresta C, Moro E, et al. Prognostic value of Y deletion analysis. The role of current methods. *Hum Reprod* 16(8):1543, 2001.

Foulk RA, Martin MC, et al. Hyperreactio luteinalis differentiated from severe ovarian hyperstimulation syndrome in a spontaneously conceived pregnancy. *Am J Obstet Gynecol* 176(6):1300; discussion, 1302, 1997.

Frank RT. The hormonal causes of premenstrual tension. *Arch Neurol Psychiatr* 26:1052, 1931.

Frank RT. Formation of artificial vagina without operation. *Am J Obstet Gynecol* 35:1053, 1938.

Frattarelli JL, Lauria-Costab DF, et al. Basal antral follicle number and mean ovarian diameter predict cycle cancellation and ovarian responsiveness in assisted reproductive technology cycles. *Fertil Steril* 74(3):512, 2000.

Frattarelli JL, Levi AJ, et al. A prospective assessment of the predictive value of basal antral follicles in in vitro fertilization cycles. *Fertil Steril* 80(2):350, 2003.

Freedman RR, Roehrs TA. Lack of sleep disturbance from menopausal hot flashes. *Fertil Steril* 82(1):138, 2004.

Freeman EW, Kroll R, et al.; PMS/PMDD Research Group. Evaluation of a unique oral contraceptive in the treatment of premenstrual dysphoric disorder. *J Womens Health Gend Based Med* 10(6):561, 2001.

Friedler S, Margalioth EJ, et al. Incidence of post-abortion intra-uterine adhesions evaluated by hysteroscopy—a prospective study. *Hum Reprod* 8(3):442, 1993.

Friedman AJ, Daly M, et al. Recurrence of myomas after myomectomy in women pretreated with leuprolide acetate depot or placebo. *Fertil Steril* 58(1):205, 1992.

Friedman SA, de Groot CJM, et al. Plasma cellular fibronectin as a measure of endothelial cell injury in preeclampsia and intrauterine growth retardation. Proceedings of the 8th World Congress on Hypertension in Pregnancy. Presented in Buenos Aires, November 1992: 54.

Frisch RE, McArthur JW. Menstrual cycles: fatness as a determinant of minimum weight for height necessary for their maintenance or onset. *Science* 185(4155): 949, 1974.

Fritz B, Hallermann C, et al. Cytogenetic analyses of culture failures by comparative genomic hybridisation (CGH)-Re-evaluation of chromosome aberration rates in early spontaneous abortions. *Eur J Hum Genet* 9(7):539, 2001.

Fruzzetti F, Bersi C, et al. Treatment of hirsutism: comparisons between different antiandrogens with central and peripheral effects. *Fertil Steril* 71:445, 1999.

Fujimoto VY, Clifton DK, et al. Variability of serum prolactin and progesterone levels in normal women: the relevance of single hormone measurements in the clinical setting. *Obstet Gynecol* 76(1):71, 1990.

Garcia-Velasco JA, Arici A, et al. Macrophage derived growth factors modulate Fas ligand expression in cultured endometrial stromal cells: a role in endometriosis. *Mol Hum Reprod* 5(7):642, 1999.

Garcia-Velasco JA, Mahutte NG, et al. Removal of endometriomas before in vitro fertilization does not improve fertility outcomes: a matched, case-control study. *Fertil Steril* 81(5):1194, 2004.

Gene Tests Web Site: http://www.genereviews.org. Accessed February, 2005.

George L, Mills JL, et al. Plasma folate levels and risk of spontaneous abortion. *JAMA* 288(15):1867, 2002.

Ghazeeri G, Kutteh WH, et al. Effect of rosiglitazone on spontaneous and clomiphene citrate-induced ovulation in women with polycystic ovary syndrome. *Fertil Steril* 79(3):562, 2003.

Ghezzi F, Beretta P, et al. Recurrence of ovarian endometriosis and anatomical location of the primary lesion. *Fertil Steril* 75(1):136, 2001.

Ghezzi F, Raio L, et al. Vaginal extraction of pelvic masses following operative laparoscopy. *Surg Endosc* 16(12):1691, 2002.

Givens JR. Polycystic ovaries—a sign, not a diagnosis. *Semin Reprod Endocrinol* 34:67, 1984.

Gjønnæss H. Polycystic ovarian syndrome treated by ovarian electrocautery through the laparoscope. *Fertil Steril* 41(1):20, 1984.

Gjønnæss H. Late endocrine effects of ovarian electrocautery in women with polycystic ovary syndrome. *Fertil Steril* 69(4):697, 1998.

Glasow A, Breidert M, et al. Functional aspects of the effect of prolactin (PRL) on adrenal steroidogenesis and distribution of the PRL receptor in the human adrenal gland. *J Clin Endocrinol Metab* 81(8):3103, 1996.

Glick H, Endicott J, et al. Premenstrual changes: are they familial? *Acta Psychiatr Scand* 88(3):149, 1993.

Glueck CJ, Phillips H, et al. Continuing metformin throughout pregnancy in women with polycystic ovary syndrome appears to safely reduce first-trimester spontaneous abortion: a pilot study. *Fertil Steril* 75(1):46, 2001.

Glueck CJ, Wang P, et al. Metformin therapy throughout pregnancy reduces the development of gestational diabetes in women with polycystic ovary syndrome. *Fertil Steril* 77(3):520, 2002a.

Glueck CJ, Wang P, et al. Pregnancy outcomes among women with polycystic ovary syndrome treated with metformin. *Hum Reprod* 17(11):2858, 2002b.

Gnoth C, Godehardt D, et al. Time to pregnancy: results of the German prospective study and impact on the management of infertility. *Hum Reprod* 18(9): 1959, 2003.

Golan A, Ron-El R, et al. Ovarian hyperstimulation syndrome: an update review. *Obstet Gynecol Surv* 44:430, 1989.

Golbus MJ. Chromosome aberrations and mammalian reproduction. In Mastroianni L, Biggers JD, eds. *Fertilization and Embryonic Development In Vitro*. New York: Plenum Press, 1981.

Goldstein RB, Bree RL, et al. Evaluation of the woman with postmenopausal bleeding: Society of Radiologists in Ultrasound–Sponsored Consensus Conference statement. *J Ultrasound Med* 20(10):1025, 2001.

Gordon JD, Rydfors JT, et al., eds. *Obstetrics Gynecology and Infertility* (5th ed). Arlington, VA: Scrub Hill Press, Inc., 2001.

Gottlieb N. Nonhormonal agents show promise against hot flashes. *J Natl Cancer Inst* 92(14):1118, 2000.

Gougeon A. Dynamics of follicular growth in the human: a model from preliminary results. *Hum Reprod* 1(2):81, 1986.

Grady D, Herrington D, et al. Cardiovascular disease outcomes during 6.8 years of hormone therapy: Heart and Estrogen/Progestin Replacement Study Follow-up (HERS II). *JAMA* 288(1):49, 2002.

Gravholt CH, Fedder J, et al. Occurrence of gonadoblastoma in females with Turner syndrome and Y chromosome material: a population study. *J Clin Endocrinol Metab* 85(9):3199, 2000.

Green J, Berrington de Gonzalez A, et al. Risk factors for adenocarcinoma and squamous cell carcinoma of the cervix in women aged 20–44 years: the UK National Case-Control Study of Cervical Cancer. *Br J Cancer* 89(11):2078, 2003.

Green LK, Harris RE. Uterine anomalies. Frequency of diagnosis and associated obstetric complications. *Obstet Gynecol* 47(4):427, 1976.

Greene R, Dalton K. The premenstrual syndrome. *Br Med J* i:1007, 1953.

Greenspan SL, Resnick NM, et al. Combination therapy with hormone replacement and alendronate for prevention of bone loss in elderly women: a randomized controlled trial. *JAMA* 289(19):2525, 2003.

Greer IA. Exploring the role of low-molecular-weight heparins in pregnancy. *Semin Thromb Hemost* 28[Suppl 3]:25, 2002.

Griffin JE, Edwards C, et al. Congenital absence of the vagina. *Ann Intern Med* 85:224, 1976.

Griffith CS, Grimes DA. The validity of the postcoital test. *Am J Obstet Gynecol* 162(3):615, 1990.

Groome NP, Illingworth PJ, et al. Measurement of dimeric inhibin B throughout the human menstrual cycle. *J Clin Endocrinol Metab* 81(4):1401, 1996.

Guermandi E, Vegetti W, et al. Reliability of ovulation tests in infertile women. *Obstet Gynecol* 97:92, 2001..

Guidelines on the number of embryos transferred. The Practice Committee of the Society for Assisted Reproductive Technology and the American Society for Reproductive Medicine. *Fertil Steril* 82[Suppl 1]:S1, 2004.

Gull B, Karlsson B, et al. Can ultrasound replace dilation and curettage? A longitudinal evaluation of postmenopausal bleeding and transvaginal sonographic measurement of the endometrium as predictors of endometrial cancer. *Am J Obstet Gynecol* 188(2):401, 2003.

Gupta JK, Chien PF, et al. Ultrasonographic endometrial thickness for diagnosing endometrial pathology in women with postmenopausal bleeding: a meta-analysis. *Acta Obstet Gynecol Scand* 81(9):799, 2002.

Gupta S. Weight gain on the combined pill—is it real? *Hum Reprod Update* 6(5):427, 2000.

Guttuso T, Jr., Kurlan R, et al. Gabapentin's effects on hot flashes in postmenopausal women: a randomized controlled trial. *Obstet Gynecol* 101(2):337, 2003.

Guzick D, Wing R, et al. Endocrine consequences of weight loss in obese, hyperandrogenic, anovulatory women. *Fertil Steril* 61(4):598, 1994.

Guzick DS, Carson SA, et al. Efficacy of superovulation and intrauterine insemination in the treatment of infertility. National Cooperative Reproductive Medicine Network. *N Engl J Med* 340(3):177, 1999.

Guzick DS, Overstreet JW, et al. Sperm morphology, motility, and concentration in fertile and infertile men. *N Engl J Med* 345(19):1388, 2001.

Guzick DS, Sullivan MW, et al. Efficacy of treatment for unexplained infertility. *Fertil Steril* 70(2):207, 1998.

Gysler M, March CM, et al. A decade's experience with an individualized clomiphene treatment regimen including its effect on the postcoital test. *Fertil Steril* 37(2):161, 1982.

Hak AE, Pols HA, et al. Subclinical hypothyroidism is an independent risk factor for atherosclerosis and myocardial infarction in elderly women: the Rotterdam Study. *Ann Intern Med* 132(4):270, 2000.

Halbreich U, Smoller JW. Intermittent luteal phase sertraline treatment of dysphoric premenstrual syndrome. *J Clin Psychiatry* 58(9):399, 1997.

Halbreich U, Tworek H. Altered serotonergic activity in women with dysphoric premenstrual syndromes. *Int J Psychiatry Med* 23(1):1, 1993.

Halme J, Becker S, et al. Altered maturation and function of peritoneal macrophages: possible role in pathogenesis of endometriosis. *Am J Obstet Gynecol* 156(4):783, 1987.

Hammond KR, Steinkampf MP, et al. The effect of routine breast examination on serum prolactin levels. *Fertil Steril* 65(4):869, 1996.

Hammond MG, Jordan S, et al. Factors affecting pregnancy rates in a donor insemination program using frozen semen. *Am J Obstet Gynecol* 155(3): 480, 1986.

Hankinson SE, Willett WC, et al. Plasma prolactin levels and subsequent risk of breast cancer in postmenopausal women. *J Natl Cancer Inst* 91(7):629, 1999.

Hansen KR, Morris JL, et al. Reproductive aging and variability in the ovarian antral follicle count: application in the clinical setting. *Fertil Steril* 80(3):577, 2003.

Hansen LM, Batzer FR, et al. Evaluating ovarian reserve: follicle stimulating hormone and oestradiol variability during cycle days 2–5. *Hum Reprod* 11(3):486, 1996.

Hansen M, Bower C, et al. Assisted reproductive technologies and the risk of birth defects—a systematic review. *Hum Reprod* 20(2):328, 2005.

Hansen M, Kurinczuk JJ, et al. The risk of major birth defects after intracytoplasmic sperm injection and in vitro fertilization. *N Engl J Med* 346(10):725, 2002.

Harada M, Osuga Y, et al. Concentration of osteoprotegerin (OPG) in peritoneal fluid is increased in women with endometriosis. *Hum Reprod* 19(10):2188, 2004.

Hardiman P, Pillay OC, et al. Polycystic ovary syndrome and endometrial carcinoma. *Lancet* 361(9371):1810, 2003.

Harlap S, Shiono PH. Alcohol, smoking, and incidence of spontaneous abortions in the first and second trimester. *Lancet* 2(8187):173, 1980.

Harrison RF, Barry-Kinsella C. Efficacy of medroxyprogesterone treatment in infertile women with endometriosis: a prospective, randomized, placebo-controlled study. *Fertil Steril* 74(1):24, 2000.

Hassold TJ. A cytogenetic study of repeated spontaneous abortions. *Am J Hum Genet* 32(5):723, 1980.

Haynes PJ, Hodgson H, et al. Measurement of menstrual blood loss in patients complaining of menorrhagia. *Br J Obstet Gynaecol* 84(10):763, 1977.

Heard MJ, Pierce A, et al. Pregnancies following use of metformin for ovulation induction in patients with polycystic ovary syndrome. *Fertil Steril* 77(4):669, 2002.

Hecht BR, Bardawil WA, et al. Luteal insufficiency: correlation between endometrial dating and integrated progesterone output in clomiphene citrate-induced cycles. *Am J Obstet Gynecol* 163(6 Pt 1):1986, 1990.

Heck KE, Schoendorf KC, et al. Delayed childbearing by education level in the United States, 1969–1994. *Matern Child Health J* 1(2):81, 1997.

Heinonen PK. Unicornuate uterus and rudimentary horn. *Fertil Steril* 68(2):224, 1997.

Hellmuth E, Damm P, et al. Oral hypoglycaemic agents in 118 diabetic pregnancies. *Diabet Med* 17(7):507, 2000.

Herman-Giddens ME, Slora EJ, et al. Secondary sexual characteristics and menses in young girls seen in office practice: a study from the Pediatric Research in Office Settings network. *Pediatrics* 99(4):505, 1997.

Hickman TN, Namnoum AB, et al. Timing of estrogen replacement therapy following hysterectomy with oophorectomy for endometriosis. *Obstet Gynecol* 91(5 Pt 1):673, 1998.

Hill JA. Recurrent pregnancy loss: male and female factor, etiology and treatment. Frontiers in Reproductive Endocrinology, Washington, DC, Serono Symposia USA, Inc., 2001.

Hill JA, Polgar K, et al. T-helper 1-type immunity to trophoblast in women with recurrent spontaneous abortion. *JAMA* 273(24):1933, 1995.

Hirata J, Kikuchi Y, et al. Endometriotic tissues produce immunosuppressive factors. *Gynecol Obstet Invest* 37(1):43, 1994.

Hobbs L, Ort R, et al. Synopsis of laser assisted hair removal systems. *Skin Therapy Lett* 5(3):1, 2000.

Hock DL, Sharafi K, et al. Contribution of diminished ovarian reserve to hypofertility associated with endometriosis. *J Reprod Med* 46(1):7, 2001.

Hoff JD, Quigley ME, et al. Hormonal dynamics at midcycle: a reevaluation. *J Clin Endocrinol Metab* 57(4):792, 1983.

Hofmann GE, Khoury J, et al. Recurrent pregnancy loss and diminished ovarian reserve. *Fertil Steril* 74(6):1192, 2000.

Homer HA, Li TC, et al. The septate uterus: a review of management and reproductive outcome. *Fertil Steril* 73(1):1, 2000.

Honda I, Sato T, et al. [Uterine artery embolization for leiomyoma: complications and effects on fertility]. *Nippon Igaku Hoshasen Gakkai Zasshi* 63(6):294, 2003.

Hook EB, Cross PK, et al. Chromosomal abnormality rates at amniocentesis and in live-born infants. *JAMA* 249(15):2034, 1983.

Hornstein MD, Hemmings R, et al. Use of nafarelin versus placebo after reductive laparoscopic surgery for endometriosis. *Fertil Steril* 68(5):860, 1997.

Hornstein MD, Surrey ES, et al. Leuprolide acetate depot and hormonal add-back in endometriosis: a 12-month study. Lupron Add-Back Study Group. *Obstet Gynecol* 91(1):16, 1998.

Hornstein MD, Yuzpe AA, et al. Prospective randomized double-blind trial of 3 versus 6 months of nafarelin therapy for endometriosis associated pelvic pain. *Fertil Steril* 63(5):955, 1995.

Hovatta O. Pregnancies in women with Turner's syndrome. *Ann Med* 31(2):106, 1999.

Howard FM. The role of laparoscopy in chronic pelvic pain: promise and pitfalls. *Obstet Gynecol Surv* 48(6):357, 1993.

Howards SS. Treatment of male infertility. *N Engl J Med* 332(5):312, 1995.

Huang KE. The primary treatment of luteal phase inadequacy: progesterone versus clomiphene citrate. *Am J Obstet Gynecol* 155(4):824, 1986.

Hubacher D, Lara-Ricalde R, et al. Use of copper intrauterine devices and the risk of tubal infertility among nulligravid women. *N Engl J Med* 345(8):561, 2001.

Hughes E, Collins J, et al. Clomiphene citrate for unexplained subfertility in women. *Cochrane Database Syst Rev* (3):CD000057, 2000.

Hull MG, Savage PE, et al. The value of a single serum progesterone measurement in the midluteal phase as a criterion of a potentially fertile cycle ("ovulation") derived form treated and untreated conception cycles. *Fertil Steril* 37(3):355, 1982.

Hulley S, Furberg C, et al. Noncardiovascular disease outcomes during 6.8 years of hormone therapy: Heart and Estrogen/Progestin Replacement Study Follow-up (HERS II). *JAMA* 288(1):58, 2002.

Hurd WW. Criteria that indicate endometriosis is the cause of chronic pelvic pain. *Obstet Gynecol* 92:1029, 1998.

Hurd WW, Whitfield RR, et al. Expectant management versus elective curettage for the treatment of spontaneous abortion. *Fertil Steril* 68(4):601, 1997.

Imani B, Eijkemans MJ, et al. Predictors of patients remaining anovulatory during clomiphene citrate induction of ovulation in normogonadotropic oligoamenorrheic infertility. *J Clin Endocrinol Metab* 83(7):2361, 1998.

Imani B, Eijkemans MJ, et al. Predictors of chances to conceive in ovulatory patients during clomiphene citrate induction of ovulation in normogonadotropic oligoamenorrheic infertility. *J Clin Endocrinol Metab* 84(5):1617, 1999.

Isik AZ, Gulekli B, et al. Endocrinological and clinical analysis of hyperprolactinemic patients with and without ultrasonically diagnosed polycystic ovarian changes. *Gynecol Obstet Invest* 43(3):183, 1997.

Israel R, Mishell DRJ, et al. Single luteal phase serum progesterone assay as an indicator of ovulation. *Am J Obstet Gynecol* 112(8):1043, 1972.

Jaffe R, Jauniaux E, et al. Maternal circulation in the first-trimester human placenta—myth or reality? *Am J Obstet Gynecol* 176(3):695, 1997.

Jakimiuk AJ, Weitsman SR, et al. Luteinizing hormone receptor, steroidogenesis acute regulatory protein, and steroidogenic enzyme messenger ribonucleic acids are overexpressed in thecal and granulosa cells from polycystic ovaries. *J Clin Endocrinol Metab* 86(3):1318, 2001.

Jakubowicz DJ, Iuorno MJ, et al. Effects of metformin on early pregnancy loss in the polycystic ovary syndrome. *J Clin Endocrinol Metab* 87(2):524, 2002.

Jansen R, Elliott P. Angular and interstitial pregnancies should not be called 'cornual'. *Aust N Z J Obstet Gynaecol* 23(2):123, 1983.

Jansen RP. Surgery-pregnancy time intervals after salpingolysis, unilateral salpingostomy, and bilateral salpingostomy. *Fertil Steril* 34(3):222, 1980.

Jarow JP, Ogle SR, et al. Seminal improvement following repair of ultrasound detected subclinical varicoceles. *J Urol* 155(4):1287, 1996.

Jasonni VM, Raffelli R, et al. Vaginal bromocriptine in hyperprolactinemic patients and puerperal women. *Acta Obstet Gynecol Scand* 70(6):493, 1991.

Jeng GT, Scott JR, et al. A comparison of meta-analytic results using literature vs individual patient data. Paternal cell immunization for recurrent miscarriage. *JAMA* 274(10):830, 1995.

Jenkins S, Olive DL, et al. Endometriosis: pathogenic implications of the anatomic distribution. *Obstet Gynecol* 67:335, 1986.

Jensen I, Rinaldo CH, et al. Human umbilical vein endothelial cells lack expression of the estrogen receptor. *Endothelium* 6(1):9, 1998.

Jirecek S, Lee A, et al. Raloxifene prevents the growth of uterine leiomyomas in premenopausal women. *Fertil Steril* 81(1):132, 2004.

Joffe H, Cohen LS, Harlow BL. Impact of oral contraceptive pill use on premenstrual mood: predictors of improvement and deterioration. *Am J Obstet Gynecol* 189(6):1523, 2003.

Johnson J, Canning J, et al. Germline stem cells and follicular renewal in the postnatal mammalian ovary. *Nature* 428(6979):145, 2004a.

Johnson NP, Farquhar CM, et al. A double-blind randomised controlled trial of laparoscopic uterine nerve ablation for women with chronic pelvic pain. *BJOG* 111(9):950, 2004b.

Johnson NP, Mak W, et al. Laparoscopic salpingectomy for women with hydrosalpinges enhances the success of IVF: a Cochrane review. *Hum Reprod* 17(3):543, 2002.

Jordan J, Craig K, et al. Luteal phase defect: the sensitivity and specificity of diagnostic methods in common clinical use. *Fertil Steril* 62(1):54, 1994.

Jordan RM, Kendall JW, et al. The primary empty sella syndrome: analysis of the clinical characteristics, radiographic features, pituitary function and cerebrospinal fluid adenohypophysial hormone concentrations. *Am J Med* 62(4):569, 1977.

Jurkovic D, Ross JA, et al. Expectant management of missed miscarriage. *Br J Obstet Gynaecol* 105(6):670, 1998.

Kahsar-Miller MD, Nixon C, et al. Prevalence of polycystic ovary syndrome (PCOS) in first-degree relatives of patients with PCOS. *Fertil Steril* 75(1):53, 2001.

Kamel HS, Darwish AM, et al. Comparison of transvaginal ultrasonography and vaginal sonohysterography in the detection of endometrial polyps. *Acta Obstet Gynecol Scand* 79(1):60, 2000.

Kanis JA. Diagnosis of osteoporosis and assessment of fracture risk. *Lancet* 359(9321):1929, 2002.

Kaplowitz P. Clinical characteristics of 104 children referred for evaluation of precocious puberty. *J Clin Endocrinol Metab* 89(8):3644, 2004.

Kaplowitz PB, Oberfield SE. Reexamination of the age limit for defining when puberty is precocious in girls in the United States: implications for evaluation and treatment. Drug and Therapeutics and Executive Committees of the Lawson Wilkins Pediatric Endocrine Society. *Pediatrics* 104(4 Pt 1):936, 1999.

Katsuragawa H, Kanzaki H, et al. Monoclonal antibody against phosphatidylserine inhibits in vitro human trophoblastic hormone production and invasion. *Biol Reprod* 56(1):50, 1997.

Kaufman RH, Adam E, et al. Continued follow-up of pregnancy outcomes in diethylstilbestrol-exposed offspring. *Obstet Gynecol* 96(4):483, 2000.

Kavtaradze N, Dominguez CE, et al. P-301 Vitamin E and C supplementation reduces endometriosis related pelvic pain. 59th Annual Meeting of the American Society for Reproductive Medicine, San Antonio, TX. *Fertil Steril* 80[Suppl 3]:S221, 2003.

Ke RW, Portera SG, et al. A randomized, double-blinded trial of preemptive analgesia in laparoscopy. *Obstet Gynecol* 92(6):972, 1998.

Khalifa E, Toner JP, et al. Significance of basal follicle-stimulating hormone levels in women with one ovary in a program of in vitro fertilization. *Fertil Steril* 57(4):835, 1992.

Kiddy DS, Hamiton-Fairley D, et al. Improvement in endocrine and ovarian function during dietary treatment of obese women with polycystic ovary syndrome. *Clin Endocrinol (Oxf)* 36:105, 1992.

Klein JR, Litt IF. Epidemiology of adolescent dysmenorrhea. *Pediatrics* 68(5):661, 1981.

Kodama H, Fukuda J, et al. Characteristics of blood hemostatic markers in a patient with ovarian hyperstimulation syndrome who actually developed thromboembolism. *Fertil Steril* 64:1207, 1995.

Koga K, Osuga Y, et al. Increased concentrations of soluble tumour necrosis factor receptor (sTNFR) I and II in peritoneal fluid from women with endometriosis. *Mol Hum Reprod* 6(10):929, 2000.

Koninckx PR, Mueleman C, et al. Suggestive evidence that pelvic endometriosis is a progressive disease, whereas deeply infiltrating endometriosis is associated with pelvic pain. *Fertil Steril* 55(4):759, 1991.

Kouides PA, Phatak PD, et al. Gynaecological and obstetrical morbidity in women with type I von Willebrand disease: results of a patient survey. *Haemophilia* 6(6):643, 2000.

Kratzer PG, Golbus MS, et al. Corpus luteum function in early pregnancies is primarily determined by the rate of change of human chorionic gonadotropin levels. *Am J Obstet Gynecol* 163(5 Pt 1):1497, 1990.

Kreitmann O, Nixon WE, et al. Induced corpus luteum dysfunction after aspiration of the preovulatory follicle in monkeys. *Fertil Steril* 35(6):671, 1981.

Kriplani A, Agarwal N. Effects of metformin on clinical and biochemical parameters in polycystic ovary syndrome. *J Reprod Med* 49(5):361, 2004.

Kruger TF, Acosta AA, et al. New method of evaluating sperm morphology with predictive value for human in vitro fertilization. *Urology* 30(3):248, 1987.

Kruger TF, Coetzee K. The role of sperm morphology in assisted reproduction. *Hum Reprod Update* 5(2):172, 1999.

Kundsin RB, Driscoll SG, et al. Ureaplasma urealyticum incriminated in perinatal morbidity and mortality. *Science* 213(4506):474, 1981.

Kupfer MC, Schwimer SR, et al. Transvaginal sonographic appearance of endometrioma: spectrum of findings. *J Ultrasound Med* 11:129, 1992.

Kurman RJ, Kaminski PF, et al. The behavior of endometrial hyperplasia. A long-term study of "untreated" hyperplasia in 170 patients. *Cancer* 56(2): 403, 1985.

Kutteh WH. Antiphospholipid antibody-associated recurrent pregnancy loss: treatment with heparin and low-dose aspirin is superior to low-dose aspirin alone. *Am J Obstet Gynecol* 174(5):1584, 1996.

Kutteh WH. Antisperm antibodies. Do antisperm antibodies bound to spermatozoa alter normal reproductive function? *Hum Reprod* 14(10):2426, 1999.

Kutteh WH, Chao CH, et al. Vaginal lubricants for the infertile couple: effect on sperm activity. *Int J Fertil Menopausal Stud* 41(4):400, 1996.

Kutteh WH, Ermel LD. A clinical trial for the treatment of antiphospholipid antibody-associated recurrent pregnancy loss with lower dose heparin and aspirin. *Am J Reprod Immunol* 35(4):402, 1996.

Laifer-Narin S, Ragavendra N, et al. False-normal appearance of the endometrium on conventional transvaginal sonography: comparison with saline hysterosonography. *AJR Am J Roentgenol* 178(1):129, 2002.

Lanigan SW. Incidence of side effects after laser hair removal. *J Am Acad Dermatol* 49(5):882, 2003.

Lashen H, Fear K, et al. Obesity is associated with increased risk of first trimester and recurrent miscarriage: matched case-control study. *Hum Reprod* 19(7):1644, 2004.

Laufer MR, Ecker JL, et al. Pregnancy outcome following ultrasound-detected fetal cardiac activity in women with a history of multiple spontaneous abortions. *J Soc Gynecol Investig* 1(2):138, 1994.

Laughlin GA, Barrett-Connor E, et al. Hysterectomy, oophorectomy, and endogenous sex hormone levels in older women: the Rancho Bernardo Study. *J Clin Endocrinol Metab* 85(2):645, 2000.

Laughlin GA, Yen SS. Nutritional and endocrine-metabolic aberrations in amenorrheic athletes. *J Clin Endocrinol Metab* 81(12):4301, 1996.

Laughlin GA, Yen SS. Hypoleptinemia in women athletes: absence of a diurnal rhythm with amenorrhea. *J Clin Endocrinol Metab* 82(1):318, 1997.

Lazovic G, Milacic D, et al. Medicaments or surgical therapy of PCOS. *Fertil Steril* 70(3):472 (abst), 1998.

Lebovic DI, Chao VA, et al. IL-1beta induction of RANTES (regulated upon activation, normal T cell expressed and secreted) chemokine gene expression in endometriotic stromal cells depends on a nuclear factor-kappaB site in the proximal promoter. *J Clin Endocrinol Metab* 86(10):4759, 2001a.

Lebovic DI, Mueller MD, et al. Immunobiology of endometriosis. *Fertil Steril* 75(1):1, 2001b.

Legro R, Finegood D, et al. Fasting glucose to insulin ratio is a useful measure of insulin sensitivity in women with polycystic ovary syndrome. *J Clin Endocrinol Metab* 83(8):2694, 1998.

Legro RS, Kunselman AR, et al. Prevalence and predictors of risk for type 2 diabetes mellitus and impaired glucose tolerance in polycystic ovary syndrome: a prospective, controlled study in 254 affected women. *J Clin Endocrinol Metab* 84(1):165, 1999.

Lessey BA, Yeh I, et al. Endometrial progesterone receptors and markers of uterine receptivity in the window of implantation. *Fertil Steril* 65(3):477, 1996.

Lethaby A, Hickey M. Endometrial destruction techniques for heavy menstrual bleeding: a Cochrane review. *Hum Reprod* 17(11):2795, 2002.

Lethaby A, Vollenhoven B, et al. Efficacy of pre-operative gonadotrophin hormone releasing analogues for women with uterine fibroids undergoing hysterectomy or myomectomy: a systematic review. *BJOG* 109(10):1097, 2002.

Lev-Toaff AS, Coleman BG, et al. Leiomyomas in pregnancy: sonographic study. *Radiology* 164:375, 1987.

Levi AJ, Raynault MF, et al. Reproductive outcome in patients with diminished ovarian reserve. *Fertil Steril* 76(4):666, 2001.

Li DK, Liu L, et al. Exposure to non-steroidal anti-inflammatory drugs during pregnancy and risk of miscarriage: population based cohort study. *BMJ* 327(7411):368, 2003.

Li S, Qayyum A, et al. Association of renal agenesis and mullerian duct anomalies. *J Comput Assist Tomogr* 24(6):829, 2000.

Li TC, Dockery P, et al. How precise is histologic dating of endometrium using the standard dating criteria? *Fertil Steril* 51(5):759, 1989.

Liewan H, Santoro N. Premature ovarian failure: a modern approach to diagnosis and treatment. *Endocrinologist* 7:314, 1997.

Lincoln SR, Ke RW, et al. Screening for hypothyroidism in infertile women. *J Reprod Med* 44(5):455, 1999.

Linden MG, Bender BG, et al. Intrauterine diagnosis of sex chromosome aneuploidy. *Obstet Gynecol* 87(3):468, 1996.

Lindsay R, Gallagher JC, et al. Effect of lower doses of conjugated equine estrogens with and without medroxyprogesterone acetate on bone in early postmenopausal women. *JAMA* 287(20):2668, 2002.

Lippman SA, Warner M, et al. Uterine fibroids and gynecologic pain symptoms in a population-based study. *Fertil Steril* 80(6):1488, 2003.

Lipscomb GH, Bran D, et al. Analysis of three hundred fifteen ectopic pregnancies treated with single-dose methotrexate. *Am J Obstet Gynecol* 178:1354, 1998.

Lipscomb GH, Givens VA, et al. Previous ectopic pregnancy as a predictor of failure of systemic methotrexate therapy. *Fertil Steril* 81(5):1221, 2004.

Lipscomb GH, McCord ML, et al. Predictors of success of methotrexate treatment in women with tubal ectopic pregnancies. *N Engl J Med* 341:1974, 1999a.

Lipscomb GH, Puckett KJ, et al. Management of separation pain after single-dose methotrexate therapy for ectopic pregnancy. *Obstet Gynecol* 93:590, 1999b.

Lipscomb GH, Stovall TG, et al. Nonsurgical treatment of ectopic pregnancy. *N Engl J Med* 343(18):1325, 2000.

Liu HC, Kreiner D, et al. Beta-human chorionic gonadotropin as a monitor of pregnancy outcome in in vitro fertilization-embryo transfer patients. *Fertil Steril* 50(1):89, 1988.

Liu J, Rebar RW, et al. Neuroendocrine control of the postpartum period. *Clin Perinatol* 10(3):723, 1983.

Liu JH, Yen SS. Induction of midcycle gonadotropin surge by ovarian steroids in women: a critical evaluation. *J Clin Endocrinol Metab* 57(4):797, 1983.

Lo JC, Schwitzgebel VM, et al. Normal female infants born of mothers with classic congenital adrenal hyperplasia due to 21-hydroxylase deficiency. *J Clin Endocrinol Metab* 84(3):930, 1999.

Lobo R, Shoupe D, et al. The effects of two doses of spironolactone on serum androgens and anagen hair in hirsute women. *Fertil Steril* 43(2):200, 1985.

Lockhat FB, Emembolu JO, et al. The evaluation of the effectiveness of an intrauterine-administered progestogen (levonorgestrel) in the symptomatic treatment of endometriosis and in the staging of the disease. *Hum Reprod* 19(1):179, 2004.

Looker AC, Orwoll ES, et al. Prevalence of low femoral bone density in older U.S. adults from NHANES III. *J Bone Miner Res* 12(11):1761, 1997.

Loprinzi CL, Kugler JW, et al. Venlafaxine in management of hot flashes in survivors of breast cancer: a randomised controlled trial. *Lancet* 356(9247): 2059, 2000.

Lord JM, Flight IH, et al. Insulin-sensitising drugs (metformin, troglitazone, rosiglitazone, pioglitazone, D-chiro-inositol) for polycystic ovary syndrome. *Cochrane Database Syst Rev* (3):CD003053, 2003.

Loucks AB, Mortola JF, et al. Alterations in the hypothalamic-pituitary-ovarian and the hypothalamic-pituitary-adrenal axes in athletic women. *J Clin Endocrinol Metab* 68(2):402, 1989.

Luborsky JL, Meyer P, et al. Premature menopause in a multi-ethnic population study of the menopause transition. *Hum Reprod* 18(1):199, 2003.

Lutfallah C, Wang W, et al. Newly proposed hormonal criteria via genotypic proof for type II 3beta-hydroxysteroid dehydrogenase deficiency. *J Clin Endocrinol Metab* 87(6):2611, 2002.

Mahabeer S, Naidoo C, et al. Metabolic profiles and lipoprotein lipid concentrations in non-obese patients with polycystic ovarian disease. *Horm Metab Res* 22(10):537, 1990.

Makris M. Hyperhomocysteinemia and thrombosis. *Clin Lab Haematol* 22(3):133, 2000.

Manners CV. Endometrial assessment in a group of infertile women on stimulated cycles for IVF: immunohistochemical findings. *Hum Reprod* 5(2):128, 1990.

Manning AP, Thompson WG, et al. Towards positive diagnosis of the irritable bowel. *Br Med J* 2(6138):653, 1978.

Many A, Elad R, et al. Third-trimester unexplained intrauterine fetal death is associated with inherited thrombophilia. *Obstet Gynecol* 99(5 Pt 1):684, 2002.

Marchbanks PA, McDonald JA, et al. Oral contraceptives and the risk of breast cancer. *N Engl J Med* 346(26):2025, 2002.

Marcoux S, Maheux R, et al. Laparoscopic surgery in infertile women with minimal or mild endometriosis. *N Engl J Med* 337:217, 1997.

Markee JE. Menstruation in intraocular endometrial transplants in the rhesus monkey. *Contrib Embryol* 177:221, 1940.

Marshall WA, Tanner JM. Variations in pattern of pubertal changes in girls. *Arch Dis Child* 44(235):291, 1969.

Martin JS, Nisker JA, et al. Future in vitro fertilization pregnancy potential of women with variably elevated day 3 follicle-stimulating hormone levels. *Fertil Steril* 65(6):1238, 1996.

Martinelli I, Mannucci PM, et al. Different risks of thrombosis in four coagulation defects associated with inherited thrombophilia: a study of 150 families. *Blood* 92(7):2353, 1998.

Maruo T, Laoag-Fernandez JB, et al. Effects of the levonorgestrel-releasing intrauterine system on proliferation and apoptosis in the endometrium. *Hum Reprod* 16(10):2103, 2001.

Mayani A, Barel S, et al. Dioxin concentrations. *Hum Reprod* 12(2):373, 1997.

McConnell HJ, O'Connor KA, et al. Validity of methods for analyzing urinary steroid data to detect ovulation in athletes. *Med Sci Sports Exerc* 34(11):1836, 2002.

McCord ML, Muram D, et al. Single serum progesterone as a screen for ectopic pregnancy: exchanging specificity and sensitivity to obtain optimal test performance. *Fertil Steril* 66(4):513, 1996.

McDonough PG. Puberty. In *Precis, Reproductive Endocrinology: an Update in Obstetrics and Gynecology.* Washington, DC: American College of Obstetricians and Gynecologists, 1998:32.

McElreavey K, Krausz C, et al. The human Y chromosome and male infertility. *Results Probl Cell Differ* 28:211, 2000.

McKenna TJ, Cunningham SK. Adrenal androgen production in polycystic ovary syndrome. *Eur J Endocrinol* 133:383, 1995.

McNatty KP, Makris A, et al. Metabolism of androstenedione by human ovarian tissues in vitro with particular reference to reductase and aromatase activity. *Steroids* 34(4):429, 1979.

Meade TW. Oral contraceptives, clotting factors, and thrombosis. *Am J Obstet Gynecol* 142(6 Pt 2):758, 1982.

Meunier PJ, Roux C, et al. The effects of strontium ranelate on the risk of vertebral fracture in women with postmenopausal osteoporosis. *N Engl J Med* 350(5):459, 2004.

Meyer WR, Castelbaum AJ, et al. Hydrosalpinges adversely affect markers of endometrial receptivity. *Hum Reprod* 12(7):1393, 1997.

Michaelsson K, Baron JA, et al. Oral-contraceptive use and risk of hip fracture: a case-control study. *Lancet* 353(9163):1481, 1999.

Migeon CJ, Wisniewski AB. Human sex differentiation and its abnormalities. *Best Pract Res Clin Obstet Gynaecol* 17(1):1, 2003.

Miller L, Hughes JP. Continuous combination oral contraceptive pills to eliminate withdrawal bleeding: a randomized trial. *Obstet Gynecol* 101(4):653, 2003.

Miller JD, Shaw RW, et al. Historical prospective cohort study of the recurrence of pain after discontinuation of treatment with danazol or a gonadotropin-releasing hormone agonist. *Fertil Steril* 70(2):293, 1998.

Miller PB, Soules MR. The usefulness of a urinary LH kit for ovulation prediction during menstrual cycles of normal women. *Obstet Gynecol* 87(1):13, 1996.

Mishell DR, Jr. Noncontraceptive health benefits of oral steroidal contraceptives. *Am J Obstet Gynecol* 142(6 Pt 2):809, 1982.

Mishell DR, Darney PD, et al. Practice guidelines for OC selection: update. *Dialogues Contracept* 5(4):7, 1997.

Mitwally MF, Casper RF. Aromatase inhibition: a novel method of ovulation induction win women with polycystic ovarian syndrome. *Reprod Technol* 10:244, 2000.

Mitwally MF, Casper RF. Use of an aromatase inhibitor for induction of ovulation in patients with an inadequate response to clomiphene citrate. *Fertil Steril* 75(2):305, 2001.

Mittwally MF, Casper RF. P-486: Pregnancy outcome after the use of an aromatase inhibitor for ovarian stimulation. *Fertil Steril* 78(3, S1):S278, 2002.

Mitwally MF, Casper RF. Aromatase inhibition reduces gonadotrophin dose required for controlled ovarian stimulation in women with unexplained infertility. *Hum Reprod* 18(8):1588, 2003.

Mitwally MF, Casper RF. Single-dose administration of an aromatase inhibitor for ovarian stimulation. *Fertil Steril* 83(1):229, 2005.

Modan B, Hartge P, et al. Parity, oral contraceptives, and the risk of ovarian cancer among carriers and noncarriers of a BRCA1 or BRCA2 mutation. *N Engl J Med* 345(4):235, 2001.

Molitch ME. Pregnancy and the hyperprolactinemic woman. *N Engl J Med* 312(21):1364, 1985.

Molitch ME, Reichlin S. Hyperprolactinemic disorders. *Dis Mon* 28(9):1, 1982.

Morris JM, Mahesh BV. The syndrome of testicular feminization in male pseudohermaphrodites. *Am J Obstet Gynecol* 65:1192, 1953.

Morris RS, Paulson R. Ovarian hyperstimulation syndrome: classification and management. *Contemporary Ob/Gyn*, Sept:43, 1994.

Mortola JF, Girton L, et al. Diagnosis of premenstrual syndrome by a simple, prospective, and reliable instrument: the calendar of premenstrual experiences. *Obstet Gynecol* 76(2):302, 1990.

Muller P, Musset R, et al. [State of the upper urinary tract in patients with uterine malformations. Study of 133 cases]. *Presse Med* 75(26):1331, 1967.

Murphy AA, Green WR, et al. Unsuspected endometriosis documented by scanning electron microscopy in visually normal peritoneum. *Fertil Steril* 46(3): 522, 1986.

Murray DL, Reich L, et al. Oral clomiphene citrate and vaginal progesterone suppositories in the treatment of luteal phase dysfunction: a comparative study. *Fertil Steril* 51(1):35, 1989.

Murray MJ, Meyer WR, et al. A critical analysis of the accuracy, reproducibility, and clinical utility of histologic endometrial dating in fertile women. *Fertil Steril* 81(5):1333, 2004.

Muse KN, Cetel NS, et al. The premenstrual syndrome. Effects of "medical ovariectomy." *N Engl J Med* 311(21):1345, 1984.

Naftolin F, Taylor HS, et al. The Women's Health Initiative could not have detected cardioprotective effects of starting hormone therapy during the menopausal transition. *Fertil Steril* 81(6):1498, 2004.

Nagler et al. Varicocele: current concepts and treatment. In Lipschultz LI, Howards SS, eds. *Infertility in the Male* (3rd ed). St. Louis: Mosby, 1997.

Nakai Y, Plant TM, et al. On the sites of the negative and positive feedback actions of estradiol in the control of gonadotropin secretion in the rhesus monkey. *Endocrinology* 102(4):1008, 1978.

Nakajima ST, Brumsted JR, et al. Endometrial histology after first trimester spontaneous abortion. *Fertil Steril* 55(1):32, 1991.

Nakamura S, Douchi T, et al. Relationship between sonographic endometrial thickness and progestin-induced withdrawal bleeding. *Obstet Gynecol* 87(5 Pt 1):722, 1996.

Namnoum AB, Hickman TN, et al. Incidence of symptom recurrence after hysterectomy for endometriosis. *Fertil Steril* 64(5):898, 1995.

Narod SA, Risch H, et al. Oral contraceptives and the risk of hereditary ovarian cancer. Hereditary Ovarian Cancer Clinical Study Group. *N Engl J Med* 339(7):424, 1998.

Navot D, Rosenwaks Z, et al. Prognostic assessment of female fecundity. *Lancet* 2(8560):645, 1987.

Ness RB, Cramer DW, et al. Infertility, fertility drugs, and ovarian cancer: a pooled analysis of case-control studies. *Am J Epidemiol* 155(3):217, 2002.

Nestler JE. Metformin and the polycystic ovary syndrome. *J Clin Endocrinol Metab* 86(3):1430, 2001.

Nestler JE, Jakubowicz DJ, et al. Effects of metformin on spontaneous and clomiphene-induced ovulation in the polycystic ovary syndrome. *N Engl J Med* 338(26):1876, 1998.

Nestler JE, Powers LP, et al. A direct effect of hyperinsulinemia on serum sex hormone-binding globulin levels in obese women with the polycystic ovary syndrome. *J Clin Endocrinol Metab* 72(1):83, 1991.

Newfield L, Bradlow HL, et al. Estrogen metabolism and the malignant potential of human papillomavirus immortalized keratinocytes. *Proc Soc Exp Biol Med* 217(3):322, 1998.

Nezhat CR, Nezhat FR, et al. *Operative Gynecologic Laparoscopy: Principles and Techniques*. New York: McGraw-Hill, 1995.

Ng EH, Ajonuma LC, et al. Adverse effects of hydrosalpinx fluid on sperm motility and survival. *Hum Reprod* 15(4):772, 2000.

Nielsen S, Hahlin M. Expectant management of first-trimester spontaneous abortion. *Lancet* 345(8942):84, 1995.

Nishida M, Nasu K, et al. Endometriotic cells are resistant to interferon-g-induced cell growth inhibition and apoptosis: a possible mechanism involved in the pathogenesis of endometriosis. *Mol Hum Reprod* 11(1):29, 2005.

Nisolle M, Donnez J. Endoscopic treatment of Mullerian anomalies. *Gynecol Endocrinol* 5:155, 1996.

Nisolle M, Donnez J. Peritoneal endometriosis, ovarian endometriosis, and adenomyotic nodules of the rectovaginal septum are three different entities. *Fertil Steril* 68(4):585, 1997.

Norman RJ. Metformin—comparison with other therapies in ovulation induction in polycystic ovary syndrome. *J Clin Endocrinol Metab* 89(10):4797, 2004.

North American Menopause Society. Treatment of menopause-associated vasomotor symptoms: position statement of the North American Menopause Society. *Menopause* 11(1):11, 2004.

Novak ER, Woodruff JD. *Gynecologic and Obstetric Pathology*. Philadelphia: WB Saunders, 1979.

Noyes RW, Hertig AT, et al. Dating the endometrial biopsy. *Fertil Steril* 1(1):3, 1950.

Nuojua-Huttunen S, Tomas C, et al. Intrauterine insemination treatment in subfertility: an analysis of factors affecting outcome. *Hum Reprod* 14(3):698, 1999.

Oates RD. The genetics of male reproductive failure: what every clinician needs to know. *Sex Reprod Menopause* 2(4):213, 2004.

Ober C, Karrison T, et al. Mononuclear-cell immunisation in prevention of recurrent miscarriages: a randomised trial. *Lancet* 354(9176):365, 1999.

Oei SG, Helmerhorst FM, et al. Effectiveness of the postcoital test: randomised controlled trial. *BMJ* 317(7157):502, 1998.

Ogasawara M, Aoki K, et al. Embryonic karyotype of abortuses in relation to the number of previous miscarriages. *Fertil Steril* 73(2):300, 2000.

Oktay K, Buyuk E, et al. Embryo development after heterotopic transplantation of cryopreserved ovarian tissue. *Lancet* 363(9412):837, 2004.

Oliveira FG, Abdelmassih VG, et al. Impact of subserosal and intramural uterine fibroids that do not distort the endometrial cavity on the outcome of in vitro fertilization-intracytoplasmic sperm injection. *Fertil Steril* 81(3):582, 2004.

Omland AK, Abyholm T, et al. Pregnancy outcome after IVF and ICSI in unexplained, endometriosis-associated and tubal factor infertility. *Hum Reprod* 20(3):722, 2005.

Omland AK, Tanbo T, et al. Artificial insemination by husband in unexplained infertility compared with infertility associated with peritoneal endometriosis. *Hum Reprod* 13(9):2602, 1998.

Oral E, Arici A. Peritoneal growth factors and endometriosis. *Semin Reprod Endocrinol* 14:257, 1996.

Orio F, Jr., Palomba S, et al. The cardiovascular risk of young women with polycystic ovary syndrome: an observational, analytical, prospective case-control study. *J Clin Endocrinol Metab* 89(8):3696, 2004.

Osofsky JH, Blumenthal SJ, eds. *Premenstrual Syndrome: Current Findings and Future Directions*. Washington, DC: American Psychiatric Press, 1985.

Otis CL, Drinkwater B, et al. American College of Sports Medicine position stand. The Female Athlete Triad. *Med Sci Sports Exerc* 29(5):i, 1997.

Ottinger LW. *Fundamentals of Colon Surgery*. Boston: Little, Brown and Company, 1974.

Pache TD, de Jong FH, et al. Association between ovarian changes assessed by transvaginal sonography and clinical and endocrine signs of the polycystic ovary syndrome. *Fertil Steril* 59(3):544, 1993.

Page DC, de la Chapelle A, et al. Chromosome Y-specific DNA in related human XX males. *Nature* 315(6016):224, 1985.

Pagotto U, Marsicano G, et al. Normal human pituitary gland and pituitary adenomas express cannabinoid receptor type 1 and synthesize endogenous cannabinoids: first evidence for a direct role of cannabinoids on hormone modulation at the human pituitary level. *J Clin Endocrinol Metab* 86(6): 2687, 2001.

Pall M, Friden BE, et al. Induction of delayed follicular rupture in the human by the selective COX-2 inhibitor rofecoxib: a randomized double-blind study. *Hum Reprod* 16(7):1323, 2001.

Palmert MR, Boepple PA. Variation in the timing of puberty: clinical spectrum and genetic investigation. *J Clin Endocrinol Metab* 86(6):2364, 2001.

Palomba S, Orio F, Jr., et al. Raloxifene administration in women treated with gonadotropin-releasing hormone agonist for uterine leiomyomas: effects on bone metabolism. *J Clin Endocrinol Metab* 87(10):4476, 2002a.

Palomba S, Orio F, Jr., et al. Raloxifene administration in premenopausal women with uterine leiomyomas: a pilot study. *J Clin Endocrinol Metab* 87(8):3603, 2002b.

Palomba S, Orio F, Jr., et al. Metformin administration versus laparoscopic ovarian diathermy in clomiphene citrate-resistant women with polycystic ovary syndrome: a prospective parallel randomized double-blind placebo-controlled trial. *J Clin Endocrinol Metab* 89(10):4801, 2004.

Palomba S, Russo T, et al. Effectiveness of combined GnRH analogue plus raloxifene administration in the treatment of uterine leiomyomas: a prospective, randomized, single-blind, placebo-controlled clinical trial. *Hum Reprod* 17(12):3213, 2002c.

Panganiban W, Cornog JL. Endometriosis of the intestines and vermiform appendix. *Dis Colon Rectum* 15:253, 1972.

Papanikolaou EG, Tournaye H, et al. *Early Pregnancy Outcome Is Impaired in Early Ovarian Hyperstimulation Syndrome (OHSS) Comparing to Late OHSS*. St. Louis: American Society for Reproductive Immunology, 2004.

Parazzini F. Ablation of lesions or no treatment in minimal-mild endometriosis in infertile women: a randomized trial. Gruppo Italiano per lo Studio dell'Endometriosi. *Hum Reprod* 14(5):1332, 1999.

Parazzini F, Fedele L, et al. Postsurgical medical treatment of advanced endometriosis: results of a randomized clinical trial. *Am J Obstet Gynecol* 171(5):1205, 1994.

Parinaud J, Lesourd F. [Inhibin B is not a good marker of ovarian follicular reserve]. *Gynecol Obstet Fertil* 30(3):254, 2002.

Parsanezhad ME, Alborzi S, et al. Use of dexamethasone and clomiphene citrate in the treatment of clomiphene citrate-resistant patients with polycystic ovary syndrome and normal dehydroepiandrosterone sulfate levels: a prospective, double-blind, placebo-controlled trial. *Fertil Steril* 78(5):1001, 2002.

Pearlstein TB, Stone AB. Long-term fluoxetine treatment of late luteal phase dysphoric disorder. *J Clin Psychiatry* 55(8):332, 1994.

Pearlstone AC, Fournet N, et al. Ovulation induction in women age 40 and older: the importance of basal follicle-stimulating hormone level and chronological age. *Fertil Steril* 58(4):674, 1992.

Pellerito JS, McCarthy SM, et al. Diagnosis of uterine anomalies: relative accuracy of MR imaging, endovaginal sonography, and hysterosalpingography. *Radiology* 183(3):795, 1992.

Pellestor F, Andreo B, et al. Maternal aging and chromosomal abnormalities: new data drawn from in vitro unfertilized human oocytes. *Hum Genet* 112(2):195, 2003.

Phillips DR, Nathanson HG, et al. The effect of dilute vasopressin solution on blood loss during operative hysteroscopy: a randomized controlled trial. *Obstet Gynecol* 88(5):761, 1996.

Phipps WR. Polycystic ovary syndrome and ovulation induction. *Obstet Gynecol Clin North Am* 28(1):165, 2001.

Pierpoint T, McKeigue PM, et al. Mortality of women with polycystic ovary syndrome at long-term follow-up. *J Clin Epidemiol* 51(7):581, 1998.

Piippo S, Lenko H, et al. Use of percutaneous estrogen gel for induction of puberty in girls with Turner syndrome. *J Clin Endocrinol Metab* 89(7):3241, 2004.

Pisarska MD, Carson SA, et al. Ectopic pregnancy. *Lancet* 351(9109):1115, 1998.

Polson DW, Adams J, et al. Polycystic ovaries—a common finding in normal women. *Lancet* 1(8590):870, 1988.

Pope CS, Cook EK, et al. Influence of embryo transfer depth on in vitro fertilization and embryo transfer outcomes. *Fertil Steril* 81(1):51, 2004.

Poppe K, Glinoer D, et al. Assisted reproduction and thyroid autoimmunity: an unfortunate combination? *J Clin Endocrinol Metab* 88(9):4149, 2003.

Poretsky L, Garber J, et al. Primary amenorrhea and pseudoprolactinoma in a patient with primary hypothyroidism. Reversal of clinical, biochemical, and radiologic abnormalities with levothyroxine. *Am J Med* 81(1):180, 1986.

Potlog-Nahari C, Catherino WH, et al. *Pregnancy Rates of Blastocyst-Staged Embryos Are Reduced If Transferred to an Endometrium Classified As Grade B by Transvaginal Ultrasound.* San Antonio, TX: American Society of Reproductive Medicine, 2003.

Potlog-Nahari C, Catherino WH, et al. A suboptimal endometrial pattern is associated with a reduced likelihood of pregnancy after a day 5 embryo transfer. *Fertil Steril* 83(1):235, 2005.

Prader A. Der genitalbefund beim ppseudohermaphroditismus femininus der kengenitalen adrenogenitalen syndroms. *Helv Paediatr Acta* 9:231, 1954.

Preston FE, Rosendaal FR, et al. Increased fetal loss in women with heritable thrombophilia. *Lancet* 348(9032):913, 1996.

Price TM, Allen S, et al. Lack of effect of topical finasteride suggests an endocrine role for dihydrotestosterone. *Fertil Steril* 74(2):414, 2000.

Pritts EA. Fibroids and infertility: a systematic review of the evidence. *Obstet Gynecol Surv* 56(8):483, 2001.

Pritts EA, Atwood AK. Luteal phase support in infertility treatment: a meta-analysis of the randomized trials. *Hum Reprod* 17(9):2287, 2002.

Proctor JA, Haney AF . Recurrent first trimester pregnancy loss is associated with uterine septum but not with bicornuate uterus. *Fertil Steril* 80(5):1212, 2003.

Propst AM, Storti K, et al. Lateral cervical displacement is associated with endometriosis. *Fertil Steril* 70(3):568, 1998.

Purvin VA. Visual disturbance secondary to clomiphene citrate. *Arch Ophthalmol* 113(4):482, 1995.

Quere I, Perneger TV, et al. Red blood cell methylfolate and plasma homocysteine as risk factors for venous thromboembolism: a matched case-control study. *Lancet* 359(9308):747, 2002.

Querleu D, Brasme TL, et al. Ultrasound-guided transcervical metroplasty. *Fertil Steril* 54(6):995, 1990.

Raga F, Bauset C, et al. Reproductive impact of congenital Mullerian anomalies. *Hum Reprod* 12(10):2277, 1997.

Rai R, Backos M, et al. Polycystic ovaries and recurrent miscarriage—a reappraisal. *Hum Reprod* 15(3):612, 2000.

Rai R, Cohen H, et al. Randomised controlled trial of aspirin and aspirin plus heparin in pregnant women with recurrent miscarriage associated with phospholipid antibodies (or antiphospholipid antibodies). *BMJ* 314(7076):253, 1997.

Rai R, Shlebak A, et al. Factor V Leiden and acquired activated protein C resistance among 1000 women with recurrent miscarriage. *Hum Reprod* 16(5):961, 2001.

Raja SN, Feehan M, et al. Prevalence and correlates of the premenstrual syndrome in adolescence. *J Am Acad Child Adolesc Psychiatry* 31(5):783, 1992.

Ranke MB, Saenger P. Turner's syndrome. *Lancet* 358(9278):309, 2001.

Rarick LD, Shangold MM, et al. Cervical mucus and serum estradiol as predictors of response to progestin challenge. *Fertil Steril* 54(2):353, 1990.

Ray NF, Chan JK, et al. Medical expenditures for the treatment of osteoporotic fractures in the United States in 1995: report from the National Osteoporosis Foundation. *J Bone Miner Res* 12(1):24, 1997.

Rebar RW, Connolly HV. Clinical features of young women with hypergonadotropic amenorrhea. *Fertil Steril* 53(5):804, 1990.

Redmon JB, Carey P, et al. Varicocele—the most common cause of male factor infertility? *Hum Reprod Update* 8(1):53, 2002.

Regidor PA, Schindler AE, et al. Results of long-term follow-up in treatment of endometriosis with the GnRH agonist leuprorelin acetate depot (Enantone-Gyn monthly depot). *Zentralbl Gynakol* 118(5):283, 1996.

Reid IR, Brown JP, et al. Intravenous zoledronic acid in postmenopausal women with low bone mineral density. *N Engl J Med* 346(9):653, 2002.

Reid RL. Premenstrual syndrome. *Curr Probl Obstet Gynecol Fertil* 8:1, 1985.

Reindollar RH, Byrd JR, et al. Delayed sexual development: a study of 252 patients. *Am J Obstet Gynecol* 140(4):371, 1981.

Reindollar RH, Novak M, et al. Adult-onset amenorrhea: a study of 262 patients. *Am J Obstet Gynecol* 155(3):531, 1986.

Remohi J, Gallardo E, et al. Oocyte donation in women with recurrent pregnancy loss. *Hum Reprod* 11(9):2048, 1996.

Rey E, Kahn SR, et al. Thrombophilic disorders and fetal loss: a meta-analysis. *Lancet* 361(9361):901, 2003.

Rickenlund A, Carlstrom K, et al. Effects of oral contraceptives on body composition and physical performance in female athletes. *J Clin Endocrinol Metab* 89(9):4364, 2004.

Ridker PM, Miletich JP, et al. Factor V Leiden mutation as a risk factor for recurrent pregnancy loss. *Ann Intern Med* 128(12 Pt 1):1000, 1998.

Rivera JL, Lal S, et al. Effect of acute and chronic neuroleptic therapy on serum prolactin levels in men and women of different age groups. *Clin Endocrinol (Oxf)* 5(3):273, 1976.

Rivera-Tovar AD, Frank E. Late luteal phase dysphoric disorder in young women. *Am J Psychiatry* 147(12):1634, 1990.

Roca CA, Schmidt PJ, et al. Effects of metergoline on symptoms in women with premenstrual dysphoric disorder. *Am J Psychiatry* 159(11):1876, 2002.

Rock JA, Jones HW. The clinical management of the double uterus. *Fertil Steril* 28(8):798, 1977.

Rock JA, Zacur HA. The clinical management of repeated early pregnancy wastage. *Fertil Steril* 39(2):123, 1983.

Rodrigues I, Grou F, et al. Effectiveness of emergency contraceptive pills between 72 and 120 hours after unprotected sexual intercourse. *Am J Obstet Gynecol* 184(4):531, 2001.

Romer T, Lober R. Hysteroscopic correction of a complete septate uterus using a balloon technique. *Hum Reprod* 12(3):478, 1997.

Ron-El R, Raziel A, et al. Birth of healthy male twins after intracytoplasmic sperm injection of frozen-thawed testicular spermatozoa from a patient with nonmosaic Klinefelter syndrome. *Fertil Steril* 74(4):832, 2000.

Rosen GF, Stone SC, et al. Ovulation induction in women with premature ovarian failure: a prospective, crossover study. *Fertil Steril* 57(2):448, 1992.

Rosenfeld CS, Wagner JS, et al. Intraovarian actions of oestrogen. *Reproduction* 122(2):215, 2001.

Rosenheim NB, Leichner PK, et al. Radiocolloids in the treatment of ovarian cancer. *Obstet Gynecol Surv* 34:708, 1979.

Rossato M, Popa FI, et al. Human sperm express cannabinoid receptor CB1 which activation inhibits motility, acrosome reaction and mitochondrial function. *J Clin Endocrinol Metab* 90:984, 2005

Rossouw JE, Anderson GL, et al. Risks and benefits of estrogen plus progestin in healthy postmenopausal women: principal results from the Women's Health Initiative randomized controlled trial. *JAMA* 288(3):321, 2002.

Rotterdam ESCHRE/ASRM-Sponsored PCOS Consensus Workshop Group, 2004.

Royar J, Becher H, et al. Low-dose oral contraceptives: protective effect on ovarian cancer risk. *Int J Cancer* 95(6):370, 2001.

Rubinek T, Hadani M, et al. Prolactin (PRL)-releasing peptide stimulates PRL secretion from human fetal pituitary cultures and growth hormone release from cultured pituitary adenomas. *J Clin Endocrinol Metab* 86(6):2826, 2001.

Sachdev R, Kemmann E, et al. Detrimental effect of hydrosalpinx fluid on the development and blastulation of mouse embryos in vitro. *Fertil Steril* 68(3):531, 1997.

Salat-Baroux J. [Recurrent spontaneous abortions]. *Reprod Nutr Dev* 28(6B): 1555, 1988.

Saleh A, Morris D, et al. Effects of laparoscopic ovarian drilling on adrenal steroids in polycystic ovary syndrome patients with and without hyperinsulinemia. *Fertil Steril* 75(3):501, 2001.

Sammour A, Biljan MM, et al. Prospective randomized trial comparing the effects of letrozole (LE) and clomiphene citrate (CC) on follicular development, endometrial thickness and pregnancy rate in patients undergoing super-ovulation prior to intrauterine insemination (IUI). *Fertil Steril* 76[Suppl 1](3):S110, 2001.

Sampson JA. Peritoneal endometriosis due to menstrual dissemination of endometrial tissue into the peritoneal cavity. *Am J Obstet Gynecol* 14:422, 1927.

Sanborn CF, Jankowski CM. Physiologic considerations for women in sport. *Clin Sports Med* 13(2):315, 1994.

Sandlow JI, Zenni M, et al. Size of varicocele corresponds with pregnancy rates following surgical treatment: updated results. San Diego: American Society for Reproductive Medicine, *Fertil Steril*, 2000.

Sanson BJ, Friederich PW, et al. The risk of abortion and stillbirth in antithrombin, protein C-, and protein S-deficient women. *Thromb Haemost* 75(3):387, 1996.

Sargent IL, Wilkins T, et al. Maternal immune responses to the fetus in early pregnancy and recurrent miscarriage. *Lancet* 2(8620):1099, 1988.

Sarrel PM. Psychosexual effects of menopause: role of androgens. *Am J Obstet Gynecol* 180(3 Pt 2):S319, 1999.

Sawaya GF, Grady D, et al. Antibiotics at the time of induced abortion: the case for universal prophylaxis based on a meta-analysis. *Obstet Gynecol* 87(5 Pt 2):884, 1996.

Scheffer GJ, Broekmans FJ, et al. Antral follicle counts by transvaginal ultrasonography are related to age in women with proven natural fertility. *Fertil Steril* 72(5):845, 1999.

Schieve LA, Meikle SF, et al. Low and very low birth weight in infants conceived with use of assisted reproductive technology. *N Engl J Med* 346(10):731, 2002.

Schlaff WD, Hurst BS. Preoperative sonographic measurement of endometrial pattern predicts outcome of surgical repair in patients with severe Asherman's syndrome. *Fertil Steril* 63(2):410, 1995.

Schlaff WD, Zerhouni EA, et al. A placebo-controlled trial of a depot gonadotropin-releasing hormone analogue (leuprolide) in the treatment of uterine leiomyomata. *Obstet Gynecol* 74(6):856, 1989.

Schlechte J, Dolan K, et al. The natural history of untreated hyperprolactinemia: a prospective analysis. *J Clin Endocrinol Metab* 68(2):412, 1989.

Schlesselman JJ. Net effect of oral contraceptive use on the risk of cancer in women in the United States. *Obstet Gynecol* 85(5 Pt 1):793, 1995.

Schlesselman JJ, Collins JA. The influence of steroids on gynecologic cancers. In Fraser IS, Jansen RPS, et al., eds. *Estrogens and Progestogens in Clinical Practice*. London: Churchill Livingstone, 1999:831.

Schmidt PJ, Nieman LK, et al. Differential behavioral effects of gonadal steroids in women with and in those without premenstrual syndrome. *N Engl J Med* 338(4):209, 1998.

Schwartz D, Mayaux MJ. Female fecundity as a function of age: results of artificial insemination in 2193 nulliparous women with azoospermic husbands. Federation CECOS. *N Engl J Med* 306(7):404, 1982.

Schwimer SR, Lebovic J. Transvaginal pelvic ultrasonography. *J Ultrasound Med* 3(8):381, 1984.

Scott RT, Leonardi MR, et al. A prospective evaluation of clomiphene citrate challenge test screening of the general infertility population. *Obstet Gynecol* 82(4 Pt 1):539, 1993.

Scott RT, Opsahl MS, et al. Life table analysis of pregnancy rates in a general infertility population relative to ovarian reserve and patient age. *Hum Reprod* 10(7):1706, 1995.

Scott RT, Toner JP, et al. Follicle-stimulating hormone levels on cycle day 3 are predictive of in vitro fertilization outcome. *Fertil Steril* 51(4):651, 1989.

Scott RT, Jr., Hofmann GE, et al. Intercycle variability of day 3 follicle-stimulating hormone levels and its effect on stimulation quality in in vitro fertilization. *Fertil Steril* 54(2):297, 1990.

Seifer DB, Gutmann JN, et al. Comparison of persistent ectopic pregnancy after laparoscopic salpingostomy versus salpingostomy at laparotomy for ectopic pregnancy. *Obstet Gynecol* 81(3):378, 1993.

Seifer DB, Scott RT, Jr., et al. Women with declining ovarian reserve may demonstrate a decrease in day 3 serum inhibin B before a rise in day 3 follicle-stimulating hormone. *Fertil Steril* 72(1):63, 1999.

Seki K, Kato K, et al. Parallelism in the luteinizing hormone responses to opioid and dopamine antagonists in hyperprolactinemic women with pituitary microadenoma. *J Clin Endocrinol Metab* 63(5):1225, 1986.

Seligson U, Lebetsky A. Genetic susceptibility to venous thrombosis. *N Engl J Med* 16(344):1222, 2001.

Semino C, Semino A, et al. Role of major histocompatibility complex class I expression and natural killer-like T cells in the genetic control of endometriosis. *Fertil Steril* 64(5):909, 1995.

Shamma FN, Lee G, et al. The role of office hysteroscopy in in vitro fertilization. *Fertil Steril* 58(6):1237, 1992.

Sharara FI, Scott RT. Assessment of ovarian reserve. Is there still a role for ovarian biopsy? First do no harm! *Hum Reprod* 19(3):470, 2004.

Sharara FI, Scott RT, Jr., et al. The detection of diminished ovarian reserve in infertile women. *Am J Obstet Gynecol* 179(3 Pt 1):804, 1998.

Shelling AN, Burton KA, et al. Inhibin: a candidate gene for premature ovarian failure. *Hum Reprod* 15(12):2644, 2000.

Shifren JL, Braunstein GD, et al. Transdermal testosterone treatment in women with impaired sexual function after oophorectomy. *N Engl J Med* 343:682, 2000.

Shobokshi A, Shaarawy M. Correction of insulin resistance and hyperandrogenism in polycystic ovary syndrome by combined rosiglitazone and clomiphene citrate therapy. *J Soc Gynecol Investig* 10(2):99, 2003.

Shumaker SA, Legault C, et al. Conjugated equine estrogens and incidence of probable dementia and mild cognitive impairment in postmenopausal women: Women's Health Initiative Memory Study. *JAMA* 291(24):2947, 2004.

Siffroi JP, Le Bourhis C, et al. Sex chromosome mosaicism in males carrying Y chromosome long arm deletions. *Hum Reprod* 15(12):2559, 2000.

Silverberg KM. Ovulation induction in the ovulatory woman. *Semin Reprod Endocrinol* 14(4):339, 1996.

Silverberg SG, Haukkamaa M, et al. Endometrial morphology during long-term use of levonorgestrel-releasing intrauterine devices. *Int J Gynecol Pathol* 5(3):235, 1986.

Simpson J, Elias S, et al. Heritable aspects of endometriosis: genetic studies. *Am J Obstet Gynecol* 137:327, 1980.

Simpson JL, Carson SA, et al. Lack of association between antiphospholipid antibodies and first-trimester spontaneous abortion: prospective study of pregnancies detected within 21 days of conception. *Fertil Steril* 69(5):814, 1998.

Sinaii N, Cleary SD, et al. Autoimmune and related diseases among women with endometriosis: a survey analysis. *Fertil Steril* 77[Suppl 1]:S7, 2002.

Slater CA, Liang MH, et al. Preserving ovarian function in patients receiving cyclophosphamide. *Lupus* 8(1):3, 1999.

Slayden SM, Azziz R. The role of androgen excess in acne. In Azziz R, Nestler JE, Dewailly D. *Androgen Excess Disorders in Women*. Philadelphia: Lippincott–Raven Publishers: 131, 1997.

Sluijmer AV, Lappohn RE. Clinical history and outcome of 59 patients with idiopathic hyperprolactinemia. *Fertil Steril* 58(1):72, 1992.

Smith JS, Green J, et al. Cervical cancer and use of hormonal contraceptives: a systematic review. *Lancet* 361(9364):1159, 2003.

Smotrich DB, Widra EA, et al. Prognostic value of day 3 estradiol on in vitro fertilization outcome. *Fertil Steril* 64(6):1136, 1995.

Snyder PJ. The role of androgens in women. *J Clin Endocrinol Metab* 86(3): 1006, 2001.

Soares SR, Barbosa dos Reis MM, et al. Diagnostic accuracy of sonohysterography, transvaginal sonography, and hysterosalpingography in patients with uterine cavity diseases. *Fertil Steril* 73(2):406, 2000.

Somigliana E, Ragni G, et al. Does laparoscopic excision of endometriotic ovarian cysts significantly affect ovarian reserve? Insights from IVF cycles. *Hum Reprod* 18(11):2450, 2003.

Somigliana E, Vigano P, et al. Human endometrial stromal cells as a source of soluble intercellular adhesion molecule (ICAM)-1 molecules. *Hum Reprod* 11(6): 1190, 1996.

Somigliana E, Vigano P, et al. Endometriosis and unexplained recurrent spontaneous abortion: pathological states resulting from aberrant modulation of natural killer cell function? *Hum Reprod Update* 5(1):40, 1999.

Soysal S, Soysal ME, et al. The effects of post-surgical administration of goserelin plus anastrozole compared to goserelin alone in patients with severe endometriosis: a prospective randomized trial. *Hum Reprod* 19(1): 160, 2004.

Spandorfer SD, Davis OK, et al. Relationship between maternal age and aneuploidy in in vitro fertilization pregnancy loss. *Fertil Steril* 81(5):1265, 2004.

Speiser PW. Congenital adrenal hyperplasia owing to 21-hydroxylase deficiency. *Endocrinol Metab Clin North Am* 30(1):31, vi, 2001.

Speiser PW, White PC. Congenital adrenal hyperplasia. *N Engl J Med* 349(8):776, 2003.

Speroff L, Fritz MA, eds. *Clinical Gynecologic Endocrinology and Infertility* (7th ed). Philadelphia: Lippincott Williams & Wilkins, 2005.

Stallings SP, Paling JE. New tool for presenting risk in obstetrics and gynecology. *Obstet Gynecol* 98:345, 2001.

Stampfer MJ, Colditz GA, et al. Postmenopausal estrogen therapy and cardiovascular disease. Ten-year follow-up from the nurses' health study. *N Engl J Med* 325(11):756, 1991.

Stearns V, Beebe KL, et al. Paroxetine controlled release in the treatment of menopausal hot flashes: a randomized controlled trial. *JAMA* 289(21):2827, 2003.

Steege JF, Stout AL, et al. Reduced platelet tritium-labeled imipramine binding sites in women with premenstrual syndrome. *Am J Obstet Gynecol* 167(1):168, 1992.

Stein ZA. A woman's age: childbearing and child rearing. *Am J Epidemiol* 121 (3):327, 1985.

Steinauer J, Pritts EA, et al. Systematic review of mifepristone for the treatment of uterine leiomyomata. *Obstet Gynecol* 103(6):1331, 2004.

Steinberger E, Smith KD, et al. Testosterone levels in female partners of infertile couples. Relationship between androgen levels in the woman, the male factor, and the incidence of pregnancy. *Am J Obstet Gynecol* 133(2):133, 1979.

Steiner AZ, Chang L, et al. 3alpha-hydroxysteroid dehydrogenase type III deficiency: a novel cause of hirsutism (O-307). *J Soc Gynecol Invest* 11(2S):307, 2004.

Steiner M, Romano SJ, et al. The efficacy of fluoxetine in improving physical symptoms associated with premenstrual dysphoric disorder. *BJOG* 108(5):462, 2001.

Steiner M, Steinberg S, et al. Fluoxetine in the treatment of premenstrual dysphoria. Canadian Fluoxetine/Premenstrual Dysphoria Collaborative Study Group. *N Engl J Med* 332(23):1529, 1995.

Stewart FH, Harper CC, et al. Clinical breast and pelvic examination requirements for hormonal contraception: current practice vs evidence. *JAMA* 285(17): 2232, 2001.

Strandell A, Lindhard A. Why does hydrosalpinx reduce fertility? The importance of hydrosalpinx fluid. *Hum Reprod* 17(5):1141, 2002.

Strandell A, Lindhard A, et al. Hydrosalpinx and IVF outcome: a prospective, randomized multicentre trial in Scandinavia on salpingectomy prior to IVF. *Hum Reprod* 14(11):2762, 1999.

Strandell A, Lindhard A, et al. Hydrosalpinx and IVF outcome: cumulative results after salpingectomy in a randomized controlled trial. *Hum Reprod* 16(11):2403, 2001a.

Strandell A, Lindhard A, et al. Prophylactic salpingectomy does not impair the ovarian response in IVF treatment. *Hum Reprod* 16(6):1135, 2001b.

Strobelt N, Mariani E, et al. Fertility after ectopic pregnancy. Effects of surgery and expectant management. *J Reprod Med* 45(10):803, 2000.

Sung L, Mukherjee T, et al. Endometriosis is not detrimental to embryo implantation in oocyte recipients. *J Assist Reprod Genet* 14(3):152, 1997.

Surks MI. Commentary: Subclinical thyroid dysfunction: a joint statement on management from the American Association of Clinical Endocrinologists, the American Thyroid Association, and The Endocrine Society. *J Clin Endocrinol Metab* 90(1):586, 2005.

Surrey ES, Lietz AK, et al. Impact of intramural leiomyomata in patients with a normal endometrial cavity on in vitro fertilization-embryo transfer cycle outcome. *Fertil Steril* 75(2):405, 2001.

Surrey ES, Silverberg KM, et al. Effect of prolonged gonadotropin-releasing hormone agonist therapy on the outcome of in vitro fertilization-embryo transfer in patients with endometriosis. *Fertil Steril* 78(4):699, 2002.

Swerdloff RS, Wang C. Evaluation of male infertility. UpToDate Patient Information Web site: http://www.utdol.com. Accessed February, 2005.

Syrop CH, Dawson JD, et al. Ovarian volume may predict assisted reproductive outcomes better than follicle stimulating hormone concentration on day 3. *Hum Reprod* 14(7):1752, 1999.

Syrop CH, Hammond MG. Diurnal variations in midluteal serum progesterone measurements. *Fertil Steril* 47(1):67, 1987.

Syrop CH, Willhoite A, et al. Ovarian volume: a novel outcome predictor for assisted reproduction. *Fertil Steril* 64(6):1167, 1995.

Tanis BC, van den Bosch MA, et al. Oral contraceptives and the risk of myocardial infarction. *N Engl J Med* 345(25):1787, 2001.

Tarani L, Lampariello S, et al. Pregnancy in patients with Turner's syndrome: six new cases and review of literature. *Gynecol Endocrinol* 12(2):83, 1998.

Tartagni M, Schonauer MM, et al. Intermittent low-dose finasteride is as effective as daily administration for the treatment of hirsute women. *Fertil Steril* 82(3):752, 2004.

Taylor AE, Adams JM, et al. A randomized, controlled trial of estradiol replacement therapy in women with hypergonadotropic amenorrhea. *J Clin Endocrinol Metab* 81(10):3615, 1996.

Taylor DL, Mathew RJ, et al. Serotonin levels and platelet uptake during premenstrual tension. *Neuropsychobiology* 12(1):16, 1984.

Taylor JW. Plasma progesterone, oestradiol 17 beta and premenstrual symptoms. *Acta Psychiatr Scand* 60(1):76, 1979.

te Velde ER, Cohlen BJ. The management of infertility (editorial). *N Engl J Med* 340(3):224, 1999.

Teichmann AT, Brill K, et al. The influence of the dose of ethinylestradiol in oral contraceptives on follicle growth. *Gynecol Endocrincol* 9:229, 1995.

Telimaa S, Ronnberg L, et al. Placebo-controlled comparison of danazol and high-dose medroxyprogesterone acetate in the treatment of endometriosis after conservative surgery. *Gynecol Endocrinol* 1(4):363, 1987.

Thorneycroft IH, Stanczyk FZ, et al. Effect of low-dose oral contraceptives on androgenic markers and acne. *Contraception* 60(5):255, 1999.

Thys-Jacobs S, Ceccarelli S, et al. Calcium supplementation in premenstrual syndrome: a randomized crossover trial. *J Gen Intern Med* 4(3):183, 1989.

Tilford CA, Kuroda-Kawaguchi T, et al. A physical map of the human Y chromosome. *Nature* 409(6822):943, 2001.

Todd AS. Endothelium and fibrinolysis. *Bibl Anat* 12:98, 1973.

Toft A. Increased levothyroxine requirements in pregnancy—why, when, and how much? *N Engl J Med* 351(3):292, 2004.

Toma SK, Stovall DW, et al. The effect of laparoscopic ablation or danocrine on pregnancy rates in patients with stage I or II endometriosis undergoing donor insemination. *Obstet Gynecol* 80(2):253, 1992.

Toner JP. Age = egg quality, FSH level = egg quantity. *Fertil Steril* 79(3):491, 2003.

Toner JP, Philput CB, et al. Basal follicle-stimulating hormone level is a better predictor of in vitro fertilization performance than age. *Fertil Steril* 55(4):784, 1991.

Trio D, Strobelt N, et al. Prognostic factors for successful expectant management of ectopic pregnancy. *Fertil Steril* 63:469, 1995.

Trout SW, Seifer DB. Do women with unexplained recurrent pregnancy loss have higher day 3 serum FSH and estradiol values? *Fertil Steril* 74(2):335, 2000.

Trummer H, Tucker K, et al. Effect of storage temperature on sperm cryopreservation. *Fertil Steril* 70(6):1162, 1998.

Tulchinsky D, Hobel CJ. Plasma human chorionic gonadotropin, estrone, estradiol, estriol, progesterone, and 17 a-hydroxy-progesterone in human pregnancy. *Am J Obstet Gynecol* 117:884, 1973.

Tummon IS, Asher LJ, et al. Randomized controlled trial of superovulation and insemination for infertility associated with minimal or mild endometriosis. *Fertil Steril* 68(1):8, 1997.

Turek PJ. Male infertility. In Tanagho EA, McAninch JW, eds. *Smith's General Urology* (16th ed). Lange Medical Books. New York: McGraw-Hill, 2004.

Utian WH, Shoupe D, et al. Relief of vasomotor symptoms and vaginal atrophy with lower doses of conjugated equine estrogens and medroxyprogesterone acetate. *Fertil Steril* 75(6):1065, 2001.

Valbuena D, Simon C, et al. Factors responsible for multiple pregnancies after ovarian stimulation and intrauterine insemination with gonadotropins. *J Assist Reprod Genet* 13(8):663, 1996.

van Leeuwen I, Branch DW, et al. First-trimester ultrasonography findings in women with a history of recurrent pregnancy loss. *Am J Obstet Gynecol* 168(1 Pt 1):111, 1993.

van Montfrans JM, Dorland M, et al. Increased concentrations of follicle-stimulating hormone in mothers of children with Down's syndrome. *Lancet* 353(9167):1853, 1999.

van Montfrans JM, Hoek A, et al. Predictive value of basal follicle-stimulating hormone concentrations in a general subfertility population. *Fertil Steril* 74(1):97, 2000.

Van Voorhis BJ, Sparks AE. Semen analysis: what tests are clinically useful? *Clin Obstet Gynecol* 42(4):957, 1999.

Van Waart J, Kruger TF, et al. Predictive value of normal sperm morphology in intrauterine insemination (IUI): a structured literature review. *Hum Reprod Update* 7(5):495, 2001.

Vandenbroucke JP, Koster T, et al. Increased risk of venous thrombosis in oral-contraceptive users who are carriers of factor V Leiden mutation. *Lancet* 344(8935):1453, 1994.

Vandenbroucke JP, Rosing J, et al. Oral contraceptives and the risk of venous thrombosis. *N Engl J Med* 344(20):1527, 2001.

Vandermolen DT, Ratts VS, et al. Metformin increases the ovulatory rate and pregnancy rate from clomiphene citrate in patients with polycystic ovary syndrome who are resistant to clomiphene citrate alone. *Fertil Steril* 75(2):310, 2001.

Vanderpump MP, Tunbridge WM, et al. The incidence of thyroid disorders in the community: a twenty-year follow-up of the Whickham Survey. *Clin Endocrinol (Oxf)* 43(1):55, 1995.

Vanrell JA, Balasch J. Luteal phase defects in repeated abortion. *Int J Gynaecol Obstet* 24(2):111, 1986.

Vegetti W, Ragni G, et al. Laparoscopic ovarian drilling versus low-dose pure FSH in anovulatory clomiphene-resistant patients with polycystic ovarian syndrome: randomized prospective study. *Hum Reprod* 13(1):120 (abst), 1998.

Velazquez E, Acosta A, et al. Menstrual cyclicity after metformin therapy in polycystic ovary syndrome. *Obstet Gynecol* 90:392, 1997.

Vercammen EE, D'Hooghe TM. Endometriosis and recurrent pregnancy loss. *Semin Reprod Med* 18(4):363, 2000.

Vercellini P, Aimi G, et al. Laparoscopic uterosacral ligament resection for dysmenorrhea associated with endometriosis: results of a randomized, controlled trial. *Fertil Steril* 80(2):310, 2003a.

Vercellini P, Chapron C, et al. Coagulation or excision of ovarian endometriomas? Am J Obstet Gynecol 188(3):606, 2003b.

Vercellini P, Cortesi I, et al. Progestins for symptomatic endometriosis: a critical analysis of the evidence. *Fertil Steril* 68(3):393, 1997a.

Vercellini P, De Giorgi O, et al. Menstrual characteristics in women with and without endometriosis. *Obstet Gynecol* 90:264, 1997b.

Vercellini P, Frontino G, et al. Continuous use of an oral contraceptive for endometriosis-associated recurrent dysmenorrhea that does not respond to a cyclic pill regimen. *Fertil Steril* 80(3):560, 2003c.

Vercellini P, Maddalena S, et al. Abdominal myomectomy for infertility: a comprehensive review. *Hum Reprod* 13:873, 1998.

Verhelst J, Abs R, et al. Cabergoline in the treatment of hyperprolactinemia: a study in 455 patients. *J Clin Endocrinol Metab* 84(7):2518, 1999.

Verp MS, Simpson JL. Abnormal sexual differentiation and neoplasia. *Cancer Genet Cytogenet* 25(2):191, 1987.

Volker P, Grundker C, et al. Expression of receptors for luteinizing hormone-releasing hormone in human ovarian and endometrial cancers: frequency, autoregulation, and correlation with direct antiproliferative activity of luteinizing hormone-releasing hormone analogues. *Am J Obstet Gynecol* 186(2):171, 2002.

Vollenhoven BJ, Lawrence AS, et al. Uterine fibroids: a clinical review. *Br J Obstet Gynecol* 97:285, 1990.

Waggoner W, Boots LR, et al. Total testosterone and DHEAS levels as predictors of androgen-secreting neoplasms: a populational study. *Gynecol Endocrinol* 13(6):394, 1999.

Waldenstrom U, Hellberg D, et al. Low-dose aspirin in a short regimen as standard treatment in in vitro fertilization: a randomized, prospective study. *Fertil Steril* 81(6):1560, 2004.

Walker AF, De Souza MC, et al. Magnesium supplementation alleviates premenstrual symptoms of fluid retention. *J Womens Health* 7(9):1157, 1998.

Walker-Bone K, Dennison E, et al. Epidemiology of osteoporosis. *Rheum Dis Clin North Am* 27(1):1, 2001.

Wallach EE, Vu KK. Myomata uteri and infertility. *Obstet Gynecol Clin N Am* 22:791, 1995.

Wamsteker K, Emanuel MH, et al. Transcervical hysteroscopic resection of submucous fibroids for abnormal uterine bleeding: results regarding the degree of intramural extension. *Obstet Gynecol* 82:736, 1993.

Wang X, Chen C, et al. Conception, early pregnancy loss, and time to clinical pregnancy: a population-based prospective study. *Fertil Steril* 79(3):577, 2003.
Warburton D. De novo balanced chromosome rearrangements and extra marker chromosomes identified at prenatal diagnosis: clinical significance and distribution of breakpoints. *Am J Hum Genet* 49(5):995, 1991.
Warburton D, Fraser FC. Spontaneous abortion risks in man: data from reproductive histories collected in a medical genetics unit. *Am J Hum Genet* 16:1, 1964.
Warren MP, Vande Wiele RL. Clinical and metabolic features of anorexia nervosa. *Am J Obstet Gynecol* 117:435, 1973.
Weed JC, Ray JE. Endometriosis of the bowel. *Obstet Gynecol* 69:727, 1987.
Weiderpass E, Adami HO, et al. Use of oral contraceptives and endometrial cancer risk (Sweden). *Cancer Causes Control* 10(4):277, 1999.
Weiss MH, Teal J, et al. Natural history of microprolactinomas: six-year follow-up. *Neurosurg* 12:180, 1983.
White PC, Speiser PW. Congenital adrenal hyperplasia due to 21-hydroxylase deficiency. *Endocr Rev* 21(3):245, 2000.
Wilcox AJ, Baird DD, et al. On the frequency of intercourse around ovulation: evidence for biological influences. *Hum Reprod* 19(7):1539, 2004.
Wilcox AJ, Weinberg CR, et al. Timing of sexual intercourse in relation to ovulation. Effects on the probability of conception, survival of the pregnancy, and sex of the baby. *N Engl J Med* 333(23):1517, 1995.
Wild RA, Umstot ES, et al. Androgen parameters and their correlation with body weight in one hundred thirty-eight women thought to have hyperandrogenism. *Am J Obstet Gynecol* 146(6):602, 1983.
Wild S, Pierpoint T, et al. Cardiovascular disease in women with polycystic ovary syndrome at long-term follow-up: a retrospective cohort study. *Clin Endocrinol (Oxf)* 52(5):595, 2000.
Wilson WA, Gharavi AE, et al. International consensus statement on preliminary classification criteria for definite antiphospholipid syndrome: report of an international workshop. *Arthritis Rheum* 42(7):1309, 1999.
Wong IL, Morris RS, et al. A prospective randomized trial comparing finasteride to spironolactone in the treatment of hirsute women. *J Clin Endocrinol Metab* 80(1):233, 1995.
World Health Organization. *WHO Laboratory Manual for the Examination of Human Semen and Semen-Cervical Mucus Interaction.* New York: Cambridge University Press, 1999.
Yao M, Tulandi T. Current status of surgical and nonsurgical management of ectopic pregnancy. *Fertil Steril* 67:421, 1997.
Yates J, Barrett-Connor E, et al. Rapid loss of hip fracture protection after estrogen cessation: evidence from the National Osteoporosis Risk Assessment. *Obstet Gynecol* 103(3):440, 2004.

Yokoyama Y, Shimizu T, et al. Prevalence of cerebral palsy in twins, triplets and quadruplets. *Int J Epidemiol* 24(5):943, 1995.

Yoshimura Y, Wallach EE. Studies of the mechanism(s) of mammalian ovulation. *Fertil Steril* 47(1):22, 1987.

Young RL, Goldzieher JW, et al. The endocrine effects of spironolactone used as an antiandrogen. *Fertil Steril* 48(2):223, 1987.

Yucelten D, Erenus M, et al. Recurrence rate of hirsutism after 3 different antiandrogen therapies. *J Am Acad Dermatol* 41(1):64, 1999.

Zhu BP, Rolfs RT, et al. Effect of the interval between pregnancies on perinatal outcomes. *N Engl J Med* 340(8):589, 1999.

Zreik TG, Garcia-Velasco JA, et al. Prospective, randomized, crossover study to evaluate the benefit of human chorionic gonadotropin-timed versus urinary luteinizing hormone-timed intrauterine inseminations in clomiphene citrate-stimulated treatment cycles. *Fertil Steril* 71(6):1070, 1999.

Zullo F, Pellicano M, et al. A prospective randomized study to evaluate leuprolide acetate treatment before laparoscopic myomectomy: efficacy and ultrasonographic predictors. *Am J Obstet Gynecol* 178(1 Pt 1):108, 1998.

찾아보기

ㄷ

ㄹ

ㅁ

ㅂ

ㅅ

ㅈ

ㅊ

ㅋ

ㅌ

ㅍ

ㅎ

A

B

C

D

E

F

G

H

I

K

L

M

N

O

P

R

S

T

U

V

X

Y

Z

기타